U0110763

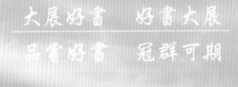

大展好書　好書大展
品嘗好書　冠群可期

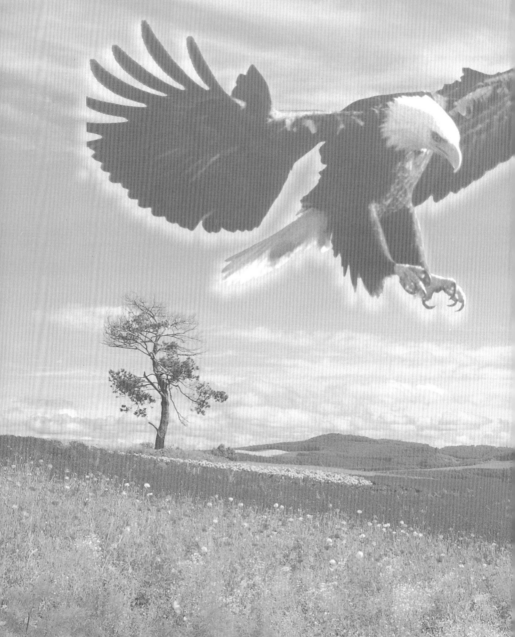

大展好書　好書大展
品嘗好書　冠群可期

健康加油站42

# 四高健康診療

## （四高管理手冊）

武星戶　主編

大展出版社有限公司

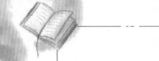

# 編 者 名 單

## 主編　武星斗

　　筆名：方一。《中國紅十字報》原副總編，科普作家。曾在北京市疾病預防控制中心從事流行病防治及研究工作二十餘年。主編了《家庭醫生》、《家庭保健全書》等50餘部醫學科普書籍，《家庭保健全書》獲全國第三屆優秀科普作品一等獎。

## 編者（以姓氏筆畫為序）

| | | |
|---|---|---|
| 史翌秋 | 成汝昌 | 杜敏安 |
| 武星斗 | 胡鳳全 | 倪振民 |
| 唐傑唐 | 許　槐 | 欒憶鷗 |

## 插圖　武　陽

# 前言

　　四高，即高血糖與糖尿病、高尿酸血症與痛風、高血壓、高血脂症的發生均與代謝紊亂密切相關，是構成代謝綜合徵的主要疾病。

　　這類疾病的共同特點，是隨著生活水準的不斷提高，發病率逐漸升高且日趨年輕化。這類疾病病程漫長、併發症多而重，雖有特效藥物治療，但不可能痊癒，對健康的影響和生命的威脅很大。

　　為了有效預防這類疾病，減輕症狀、延緩併發症的發生，特編寫本書。

　　書中詳細介紹每一種疾病的發病原因及誘發因素，闡明每一種疾病的表現和危害，以及診斷標準、應該做的化驗檢查等。特別是對如何早期發現、自我監測、治療用藥和常用療法以及常見的誤區等進行了詳盡闡述。

　　同時，提出對這類疾病不要恐懼，也不能麻痺，更不能放棄，只要平時注意按照書中「合理膳食、適量運動、心理平衡、戒菸限酒」等要求去做，並長期堅持，就可以有效預防這類疾病的發生。

　　一旦患了這類疾病，只要堅持正規治療、用藥，克服誤區，雖不能痊癒，但可以提高生活品質。本書

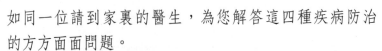

如同一位請到家裏的醫生，為您解答這四種疾病防治的方方面面問題。

　　由於個別方劑是偏方、驗方，其中個別藥物非常用藥材，故藥物名稱未用藥典名稱；另外，患者最好在中醫師指導下使用本書所列偏方、驗方。

　　限於作者水準，書中難免有不足之處，敬請專家和廣大讀者批評指正。

編者

# 目 錄

## 高血糖與糖尿病

一、血糖與糖尿病 …………………………………… 20

　1. 血糖的正常範圍 ……………………………… 20

　2. 高血糖 ………………………………………… 20

　3. 低血糖 ………………………………………… 21

　4. 糖耐量 ………………………………………… 21

　5. 什麼是尿糖 …………………………………… 22

　6. 糖尿病及其分型 ……………………………… 22

二、糖尿病的原因 …………………………………… 24

　1. 1 型糖尿病的病因 …………………………… 24

　2. 2 型糖尿病的病因 …………………………… 25

　3. 妊娠期糖尿病的原因 ………………………… 26

　4. 哪些人容易患糖尿病 ………………………… 27

三、糖尿病的表現 …………………………………… 27

　1. 糖尿病的早期信號 …………………………… 28

　2. 糖尿病的表現 ………………………………… 28

　3. 糖尿病的診斷 ………………………………… 29

四
高
健
康
診
療

4. 糖尿病應做的化驗檢查項目 ……………… 30

**四、糖尿病的併發症** ………………………… 32

1. 糖尿病的併發症及出現時間 ……………… 32

2. 糖尿病酮症酸中毒的定義 ………………… 33

3. 酮症酸中毒發生的誘發因素 ……………… 33

4. 酮症酸中毒的先兆及檢查 ………………… 34

5. 酮症酸中毒的應急措施及預防 …………… 34

6. 糖尿病高滲性昏迷的定義及誘因 ………… 35

7. 糖尿病高滲性昏迷的預防措施 …………… 36

8. 低血糖的定義及症狀 ……………………… 36

9. 低血糖的防治 ……………………………… 38

10. 糖尿病視網膜病變的定義 ……………… 39

11. 糖尿病視網膜病變的早期發現及預防 ……… 39

12. 糖尿病腎病的定義及表現 ……………… 40

13. 糖尿病腎病的早期發現 ………………… 40

14. 糖尿病足部病變的定義及症狀 ………… 41

15. 糖尿病足部病變的防治措施 …………… 41

**五、糖尿病的定期檢查與自我監測** ………… 44

1. 糖尿病的定期醫院檢查及內容 …………… 44

2. 糖尿病的自我監測及內容 ………………… 45

3. 如何選擇血糖自我監測的檢測方法 ……… 47

4. 血糖自我監測的時間及方法 ……………… 47

5. 血糖自我監測日記 ………………………… 49

6. 尿糖自我監測方法 ………………………… 49

7. 尿糖自我測試的步驟及缺點 ……………… 50

8. 尿糖自我測定的影響因素 ………………… 51

9. 體重的自我監測 …………………………………… 51

## 六、糖尿病的飲食治療 …………………………… 52

1. 糖尿病飲食治療原則 …………………………… 52

2. 計算飲食總熱量 ………………………………… 55

3. 糖尿病患者每天進食碳水化合物的量 ………… 58

4. 糖尿病患者每天進食脂肪的量 ………………… 59

5. 糖尿病患者每天應進食蛋白質的量 …………… 59

6. 糖尿病患者每天應進食膳食纖維的量 ………… 60

7. 糖尿病患者每天應攝入的食鹽量 ……………… 61

8. 糖尿病患者可以吃的食物 ……………………… 61

9. 糖尿病患者能吃水果 …………………………… 65

10. 糖尿病患者可以吃堅果 ………………………… 66

11. 糖尿病患者應禁忌或少吃的食物 ……………… 67

12. 飲酒對糖尿病患者的危害 ……………………… 67

13. 糖尿病的食療藥膳方 …………………………… 68

## 七、糖尿病的運動治療 …………………………… 74

1. 糖尿病患者運動的意義 ………………………… 74

2. 糖尿病患者的康復運動原則 …………………… 75

3. 做好準備和整理活動 …………………………… 75

4. 運動強度 ………………………………………… 76

5. 預防運動中出現低血糖 ………………………… 77

6. 選擇適宜的運動方式 …………………………… 77

7. 散步療法 ………………………………………… 78

8. 跑步療法 ………………………………………… 79

9. 游泳療法 ………………………………………… 80

10. 體操療法 ………………………………………… 81

11. 五禽戲療法 ································· 83

## 八、糖尿病的心理治療 ················· 83

1. 糖尿病患者應正確認識糖尿病 ········· 84

2. 糖尿病患者要避免情志刺激 ········· 85

3. 音樂及書畫療法 ················· 85

## 九、糖尿病的藥物治療 ················· 86

1. 磺脲類降血糖藥物 ············· 87

2. 雙胍類降血糖藥物 ············· 92

3. α-葡萄糖苷酶抑制藥 ··········· 94

4. 噻唑烷二酮類（胰島素增敏劑）··· 96

5. 非磺脲類促胰島素分泌劑 ······· 98

6. 胰島素 ····························· 99

7. 胰島素筆 ························· 105

8. 胰島素泵 ························· 107

## 十、糖尿病的中醫中藥治療 ··········· 108

1. 中醫治療 ························· 109

2. 治療糖尿病的中成藥 ··········· 110

3. 按摩療法 ························· 113

4. 糖尿病的偏方、驗方 ··········· 115

## 十一、糖尿病的預防與保健 ··········· 117

1. 糖尿病的一級預防 ············· 117

2. 糖尿病的二級預防 ············· 118

3. 糖尿病的三級預防 ············· 119

4. 常用的糖尿病自我保健方法 ····· 119

## 十二、糖尿病的誤區 ················· 121

# 尿酸血症與痛風

一、尿酸與痛風 ……………………………………… 126

　1. 尿酸 ……………………………………………… 126

　2. 血尿酸 …………………………………………… 126

　3. 尿尿酸 …………………………………………… 127

　4. 尿酸的形成和排泄 ……………………………… 127

　5. 什麼是高尿酸血症 ……………………………… 128

二、痛風的原因 …………………………………… 129

　1. 人為什麼會得痛風 ……………………………… 129

　2. 哪些人容易患痛風 ……………………………… 130

三、痛風的表現 …………………………………… 131

　1. 怎樣早期發現痛風 ……………………………… 131

　2. 痛風的表現 ……………………………………… 132

　3. 痛風的分期 ……………………………………… 133

四、痛風的併發症 ………………………………… 134

　1. 糖尿病 …………………………………………… 135

　2. 高血壓 …………………………………………… 135

　3. 高血脂和肥胖 …………………………………… 135

　4. 心絞痛、心肌梗塞、腦血管障礙 …………… 136

　5. 痛風性腎病 ……………………………………… 137

五、痛風的檢查與診斷 …………………………… 140

　1. 痛風需做的化驗檢查 …………………………… 140

　2. 痛風的診斷 ……………………………………… 144

四高健康診療

3. 痛風容易與哪些疾病混淆 ················· 144

4. 痛風與風濕性關節炎和類風濕關節炎的區別 ··· 146

## 六、痛風的監測 ····················· 147

1. 血尿酸的監測 ····················· 147

2. 尿尿酸的監測 ····················· 148

3. 關節滑液的監測 ····················· 148

4. 腎功能的監測 ····················· 150

5. 血沉的監測 ····················· 150

## 七、痛風的飲食治療 ····················· 151

1. 痛風防治的飲食原則 ················· 151

2. 少吃高嘌呤食物 ····················· 153

3. 飲食中蛋白質不要過量 ··············· 154

4. 培養良好的飲食習慣 ················· 155

5. 痛風患者吃哪些蔬菜、植物油 ········· 158

6. 具有抗痛風功效的水果 ··············· 159

7. 痛風患者遠離豆製品 ················· 159

8. 痛風患者要少吃雞精、多吃拉麵 ······· 160

9. 痛風防治需科學飲水 ················· 161

10. 痛風的食療藥膳方 ················· 162

## 八、痛風的運動治療 ····················· 169

1. 痛風患者與運動 ····················· 169

2. 適合及預防痛風的運動 ··············· 170

3. 防治痛風的體操 ····················· 172

## 九、痛風的一般治療 ····················· 173

1. 心理治療 ····················· 173

2. 痛風患者要戒菸、酒 ················· 174

3. 痛風患者應避免勞累 ……………………… 175

4. 痛風患者要避免肥胖 ……………………… 176

## 十、痛風的藥物治療 ……………………… 177

1. 痛風患者使用藥物治療的指徵 ………… 177

2. 痛風急性發作的特效藥——秋水仙鹼 … 178

3. 非甾體抗炎藥 ……………………………… 179

4. 腎上腺皮質激素類 ……………………… 180

5. 促尿酸排泄藥 ……………………………… 181

6. 抑制尿酸生成藥 ………………………… 182

7. 具有雙重作用的降尿酸藥 ……………… 182

8. 痛風發作後還需要用藥 ………………… 183

9. 痛風的治療不用抗生素 ………………… 184

10. 痛風患者最好不要吃的藥物 ………… 184

11. 痛風治療聯合用藥效果好 ……………… 185

## 十一、痛風石的手術治療 ………………… 185

1. 痛風石的形成及危害 …………………… 186

2. 什麼樣的痛風石適合手術治療 ………… 187

## 十二、痛風的中醫中藥治療 ……………… 189

1. 中醫辨證施治 …………………………… 189

2. 治療痛風的中成藥 ……………………… 190

3. 痛風的藥敷療法 ………………………… 191

4. 痛風的藥浴療法 ………………………… 192

5. 痛風的貼膏藥療法 ……………………… 193

6. 痛風的針灸療法 ………………………… 195

7. 痛風的偏方、驗方 ……………………… 196

十三、痛風的預防 ………………………………… 199

  1. 痛風的一級預防 ………………………… 199

  2. 痛風的二級預防 ………………………… 200

  3. 痛風的三級預防 ………………………… 201

十四、痛風防治的誤區 ……………………… 202

## 高血壓病

一、血壓與高血壓病 ……………………… 208

  1. 血壓形成的三大因素 …………………… 208

  2. 血壓的調解 ……………………………… 209

  3. 正常血壓的波動性 ……………………… 210

  4. 收縮壓及舒張壓 ………………………… 212

  5. 脈壓差及平均動脈壓 …………………… 212

  6. 高血壓病發病的一般規律 ……………… 213

  7. 高血壓病的種類 ………………………… 214

二、引起高血壓病的原因 ………………… 220

  1. 長期緊張 ………………………………… 220

  2. 家族遺傳 ………………………………… 221

  3. 肥　胖 …………………………………… 222

  4. 飲食習慣 ………………………………… 224

  5. 吸　菸 …………………………………… 224

  6. 年　齡 …………………………………… 226

  7. 妊　娠 …………………………………… 226

  8. 疾　病 …………………………………… 227

三、高血壓病的症狀與危害 ························· 229
　1.高血壓病的分級分期 ····················· 229
　2.早期發現高血壓 ························· 230
　3.高血壓病信號 ························· 230
　4.高血壓病的症狀 ····················· 235
　5.高血壓病患者何時易發病 ··········· 236
　6.中風先兆 ························· 238
　7.高血壓病的危害、危象 ············· 240
四、高血壓病的檢查與診斷 ················· 241
　1.尿常規化驗 ························· 242
　2.腎功能化驗 ························· 243
　3.血脂化驗 ························· 243
　4.血糖化驗 ························· 244
　5.心電圖檢查 ························· 244
　6.超聲心動圖檢查 ····················· 245
　7.X光及其他檢查 ····················· 245
　8.眼底檢查 ························· 246
　9.高血壓病的診斷 ····················· 247
五、高血壓病的自我監測 ················· 247
　1.對血壓的監測 ························· 247
　2.常用的血壓測量法 ················· 249
　3.什麼時間測血壓 ····················· 250
　4.測血壓時注意事項 ················· 252
六、高血壓病的飲食治療 ················· 253
　1.高血壓病的飲食治療原則 ········· 253
　2.高血壓病患者應注意清晨飲水 ··· 256

3. 高血壓病患者飲茶、喝咖啡的講究 ……… 257

4. 高血壓病患者不宜飽餐 ……………………… 258

5. 高血壓病的食療藥膳方 ……………………… 258

**七、高血壓病的運動療法** ………………………… 265

1. 赤腳行走療法 ………………………………… 265

2. 健身球療法 …………………………………… 266

3. 散步療法 ……………………………………… 267

4. 跑步療法 ……………………………………… 268

5. 舞蹈療法 ……………………………………… 270

6. 手指降壓保健操 ……………………………… 271

7. 太極拳、 氣功療法 …………………………… 272

**八、高血壓病的心理療法** ………………………… 276

1. 保持積極、樂觀的情緒 ……………………… 276

2. 學會克服不良的心理影響 …………………… 277

3. 抵禦不良的社會心理壓力 …………………… 279

**九、高血壓病的藥物治療** ………………………… 280

1. 利尿降壓藥 …………………………………… 281

2. $\beta$–受體阻滯藥 ……………………………… 281

3. 鈣通道阻滯藥 ………………………………… 282

4. 血管緊張素轉換酶抑制藥 …………………… 282

5. 血管緊張素 II 受體拮抗藥 …………………… 283

6. $\alpha$–受體阻滯藥 ……………………………… 283

7. 中樞降壓藥 …………………………………… 283

8. 服用降壓藥的注意事項 ……………………… 284

**十、高血壓病的中醫治療** ………………………… 286

1. 中藥治療 ……………………………………… 286

　　2. 常用中成藥 ·············· 287

　　3. 偏方、驗方 ·············· 290

　　4. 針灸治療 ··············· 293

　　5. 按摩療法 ··············· 294

十一、高血壓病的自然療法 ········· 296

　　1. 溫泉療法 ··············· 296

　　2. 冷水浴療法 ·············· 296

　　3. 鬆弛療法 ··············· 297

十二、高血壓病的預防 ··········· 299

　　1. 高血壓病的一級預防 ········· 299

　　2. 高血壓病的二級預防 ········· 303

　　3. 高血壓病的三級預防 ········· 305

十三、高血壓病患者保健的誤區 ······ 306

## 高血脂症

一、血脂與高血脂症 ············ 316

　　1. 何謂血脂及其來源 ·········· 316

　　2. 血脂蛋白的正常標準 ········· 317

二、血脂代謝異常的原因 ·········· 318

　　1. 什麼是血脂代謝異常及其原因 ····· 318

　　2. 影響血脂代謝的因素 ········· 322

　　3. 哪些人易患血脂代謝異常 ······· 326

三、血脂代謝異常的表現和危害 ······ 327

　　1. 血脂代謝異常分類和臨床分型 ····· 327

2. 血脂代謝異常的表現 ……………………… 329

3. 血脂代謝異常的危害 ……………………… 332

四、血脂代謝異常的檢查與監測 …………… 332

1. 血脂、脂蛋白 ……………………………… 332

2. 高脂蛋白血症診斷標準 …………………… 333

3. 血脂檢測前後的注意事項 ………………… 334

4. 自我監測 …………………………………… 336

5. 血脂代謝異常治療中的監測 ……………… 336

五、血脂代謝異常的飲食治療 ……………… 337

1. 調整飲食的原則 …………………………… 337

2. 血脂代謝異常的合理膳食結構 …………… 339

3. 血脂代謝異常的食療藥膳方 ……………… 341

六、血脂代謝異常的藥物治療 ……………… 348

1. 他汀類降脂藥 ……………………………… 348

2. 貝特類降脂藥 ……………………………… 351

3. 菸酸類降脂藥 ……………………………… 352

4. 常用降膽固醇藥物 ………………………… 354

5. 降低甘油三酯的藥物 ……………………… 355

6. 常用調脂藥物的用法 ……………………… 356

7. 藥物治療的注意事項 ……………………… 358

七、高血脂症的血漿淨化療法與外科手術

治療 …………………………………………… 359

1. 什麼叫高血脂症血漿淨化療法 …………… 359

2. 何者適用低密度脂蛋白去除法治療 ……… 359

3. 哪些患者需要手術治療 …………………… 360

八、高血脂症的中醫治療 …………………………… 360

　1. 中藥治療 ………………………………………… 360

　2. 高血脂症的偏方、驗方 ………………………… 364

　3. 足療法 …………………………………………… 367

　4. 中藥足浴療法 …………………………………… 369

　5. 呼吸操 …………………………………………… 375

　6. 按摩療法 ………………………………………… 375

九、血脂代謝異常的預防 …………………………… 376

　1. 血脂代謝異常可以預防 ………………………… 376

　2. 血脂代謝異常的三級預防 ……………………… 377

十、高血脂症的誤區 ………………………………… 378

　1. 重視甘油三酯和血液黏度，忽視膽固醇 ……… 378

　2. 過分害怕他汀類降脂藥的副作用 ……………… 378

　3. 高血脂症沒什麼要緊的 ………………………… 379

　4. 高血脂症患者沒有異常感覺就是沒有疾病 …… 379

　5. 只要血脂降至正常，就不用再治療 …………… 380

　6. 高血脂症的危害就是血液黏度高，血流緩慢 ‥‥ 380

　7. 控制飲食、改善生活方式後血脂就能降至
　　　正常 …………………………………………… 380

　8. 膽固醇越低越好 ………………………………… 381

　9. 老年再防高血脂也不遲 ………………………… 381

　10. 瘦人不會患高血脂症 …………………………… 382

　11. 瘦肉可以隨便吃 ………………………………… 383

　12. 血脂高了能「洗」掉 …………………………… 383

四高健康診療

# 高血糖與糖尿病

糖尿病是一種非常古老的疾病，中醫稱為「消渴」，即消瘦煩渴之意。現代醫學發現它是一種常見的內分泌疾病。隨著人們生活水準的不斷提高，糖尿病的發病率不斷升高。我國現有糖尿病病人大約 3000 萬例，同時還有幾乎同等數量的糖耐量減低者，即糖尿病前期患者。一些大城市居民的發病率較高，達 2%～4%，比農村高 1～4 倍。

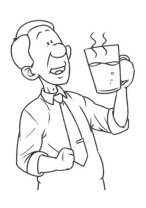

喝得多、吃得多、
尿得多，體重減少

# 一、血糖與糖尿病

## 1. 血糖的正常範圍

血糖就是指血液中的葡萄糖，其他各種糖類，如果糖、雙糖、多糖只有轉化為葡萄糖進入血液之後才能稱為血糖。正常人體的血糖濃度處於穩定和平衡之中，一旦平衡被破壞，如血糖異常升高，就會出現糖尿病。

由化學方法可以檢測出血糖的濃度，血糖濃度通常有兩種表示方法：

① 一種是毫摩／升（mmol / L）；

② 一種是毫克／分升（mg / dl）。

這兩個血糖濃度單位可以相互轉換，轉換係數是18，即毫摩／升轉換成毫克／分升需乘以18；反之，毫克／分升轉換成毫摩／升需除以18。

血中葡萄糖是為人體提供能量的主要物質。正常情況下，血糖濃度在一天之中是輕度波動的，一般來說餐前血糖略低，餐後血糖略高，但這種波動是保持在一定範圍內的。

正常人的血糖範圍：空腹血糖波動在 3.9～6.1 毫摩／升，餐後 2 小時血糖為 3.9～7.8 毫摩／升。

## 2. 高血糖

血糖升高超過正常範圍稱高血糖。當血糖明顯升高，如空腹血糖超過 7.0 毫摩／升或餐後 2 小時血糖超 11.1 毫摩／升，達到糖尿病的診斷標準，就稱為糖尿病。

如果血糖輕度升高，雖已超過正常範圍，但仍未達到糖尿病的診斷標準，如空腹血糖在 6.11～7.0 毫摩／升，餐後 2 小時血糖在 7.8～11.1 毫摩／升時，即為一種過渡狀態，稱為糖耐量減低，從某種意義上講，是糖尿病的危險信號，及早重視可防止其發展為糖尿病。

### 3. 低血糖

血糖過低超過正常範圍稱低血糖。低血糖與高血糖一樣對人體有害，血糖過低則可引起各種低血糖反應，甚至昏迷，可危及生命。

因此，在糖尿病的治療過程中，除了防止血糖升高的危害以外，同時也要注意低血糖的危害性。

### 4. 糖耐量

糖耐量即葡萄糖耐量，就是指人體對葡萄糖的耐受能力。正常人每餐的攝食量多少不一樣，但是飯後血糖應穩定在 10.0 毫摩／升以下；2 小時後恢復到 7.8 毫摩／升以下。人體每天血糖的含量隨進食、活動、情緒等情況的改變而波動。體內的胰島素分泌也與血糖濃度有密切關係，血糖增高，胰島素分泌增多；血糖下降，胰島素分泌減少。胰島素分泌的數量，隨著身體的生理需要而進行自動調節，使血糖水準維持在正常範圍。

人體對葡萄糖的這種調節作用，也就是人體對葡萄糖的耐受能力，稱為人體正常糖耐量。

口服或靜脈注射一定量的葡萄糖，進行化驗檢查，可以測試患者的糖耐量情況，稱為葡萄糖耐量試驗。糖耐量

減低又叫糖耐量異常（IGF），是指血糖雖未達到診斷糖尿病標準，但在口服葡萄糖耐量試驗中血糖水準處於正常與糖尿病之間，為 7.8～11.0 毫摩／升。這種情況叫做餐後糖耐量減低。

1997 年，美國糖尿病協會（ADA）提出了空腹血糖≥6.11 毫摩／升而＜7.0 毫摩／升為空腹葡萄糖耐量減低的新概念。糖耐量減低是糖尿病的前期，但也可能是其他疾病引起的糖代謝異常，如急慢性肝病、內分泌疾病等。1～5 年內很容易發展為糖尿病。

## 5. 什麼是尿糖

尿糖是指尿中出現葡萄糖。一般情況下，血糖超過腎糖閾值，尿中就會出現葡萄糖。一般人的腎糖閾值為 8.9～10 毫摩／升。正常情況下，血糖達到 8.9～10 毫摩／升（腎糖閾值），就會同時產生尿糖，並且隨著血糖的升高，尿糖的排出也相應增加。

在特殊情況下，腎糖閾發生改變，就可能失去這種平衡關係，而出現血糖雖然低於 8.9～10 毫摩／升（腎糖閾值）就出現尿糖或血糖高於 8.9～10 毫摩／升（腎糖閾值）也不出現尿糖的特殊情況。因此，不能只根據尿中是否有葡萄糖來診斷糖尿病。

## 6. 糖尿病及其分型

糖尿病是指胰島素絕對或相對分泌不足，引起血糖高於正常，使尿中有糖，並出現一系列代謝紊亂症狀的代謝內分泌疾病，分為原發性及繼發性兩大類。依其是否依賴

胰島素又分成胰島素依賴型（1型）和非胰島素依賴型（2型）兩種。

1型糖尿病多發生於青少年，14歲為發病高峰年齡，起病急，病情重，煩渴、多飲、多尿、多食、消瘦、疲乏等症狀明顯，對胰島素治療敏感。

2型糖尿病多發生於40歲以上中老年人，病人較肥胖，起病緩慢，病情較輕，不少人無症狀。首發症狀多種多樣，可出現1型糖尿病的部分或全部症狀，也可以發生併發症，如視網膜病變引起的視物模糊，腎病所致的水腫、貧血等。

聯合國衛生組織（WHO）和ADA專家修改後的糖尿病分型如下。

**（1）1型糖尿病**

胰島B細胞破壞，通常導致胰島素絕對缺乏。

**（2）2型糖尿病**

胰島素抵抗為主，伴隨相對胰島素缺乏；或胰島素分泌缺陷伴胰島素抵抗。

**（3）其他特異性糖尿病**

① 胰島B細胞功能基因缺陷。

② 胰島素作用基因缺陷，胰島素受體缺陷。

③ 胰腺外分泌疾病。

④ 內分泌疾病。

⑤ 藥物性或化學物所致。

⑥ 感染。

⑦ 其他遺傳性疾病有時伴有糖尿病。

（4）妊娠期糖尿病

另外，ADA 對糖尿病的診斷標準也作了修改，為空腹血糖≥7.0毫摩／升。

# 二、糖尿病的原因

糖尿病的病因及發病機制至今還沒有完全弄清楚，只是找到了一些與糖尿病有關的發病因素。目前知道 1 型糖尿病和 2 型糖尿病的病因是完全不同的。

## 1. 1 型糖尿病的病因

1 型糖尿病與下列因素有關。

### （1）自身免疫系統缺陷

因為在 1 型糖尿病患者的血液中可查出多種自身免疫抗體，如谷氨酸脫羧酶抗體、胰島細胞抗體等。這些異常的自身抗體可以損傷人體胰島分泌胰島素的細胞，使之不能正常分泌胰島素。

### （2）遺傳因素

目前的研究表明，遺傳缺陷是 1 型糖尿病的發病基礎，這種遺傳缺陷表現在人第 6 對染色體的組織相容性抗原（HLA）異常上。大量的觀察發現，1 型糖尿病有家族性發病的特點，即父母患有糖尿病者，與無此家族史的人相比，更易患糖尿病。

### （3）病毒感染

許多病例使人懷疑病毒也能引起 1 型糖尿病。這是因為 1 型糖尿病患者發病之前的一段時間內常感染過病毒，

而且 1 型糖尿病的「流行」，往往出現在病毒流行之後。如引起流行性腮腺炎和風疹的病毒，以及柯薩奇病毒家族，都可以在 1 型糖尿病發病中起作用。

### （4）其他因素

如牛奶、氧自由基、一些滅鼠藥等，這些因素是否可以引起糖尿病正在研究之中。

## 2. 2 型糖尿病的病因

2 型糖尿病與胰島素分泌低下及胰島素抵抗有關。而胰島素分泌低下及胰島素抵抗的真正原因還未搞清楚，可能與以下幾方面的因素有關。

### （1）遺傳因素

與 1 型糖尿病類似，2 型糖尿病也有家族發病的特點。因此很可能與基因遺傳有關。這種遺傳特性，在 2 型糖尿病中比在 1 型糖尿病中更為明顯。

例如，孿生（雙胞胎）中的一個患了 1 型糖尿病，另一個有 40%的可能患此病。但如果是一個患了 2 型糖尿病，則另一個就有 70%的機會患上 2 型糖尿病。

### （2）肥　胖

引發 2 型糖尿病的一個重要因素有可能是肥胖症。遺傳原因可引起肥胖，同樣也可引起 2 型糖尿病。中心型肥胖患者的多餘脂肪集中在腹部，他們比那些脂肪集中在臀部與大腿上的人更容易患 2 型糖尿病。

### （3）年　齡

年齡也與 2 型糖尿病的發病有關。有一半的 2 型糖尿病患者在 55 歲以後發病。高齡患者容易出現糖尿病，與年

紀大的人容易超重有關。

### （4）生活方式

吃高熱量食物和運動量減少能引起糖尿病，有人認為這也是由於肥胖而引起的。肥胖症和 2 型糖尿病一樣，在那些飲食和活動習慣均已「西化」的美籍亞裔和拉丁美洲人中更普遍。

## 3.妊娠期糖尿病的原因

妊娠期糖尿病的確切原因同樣也不太清楚。但科學家們發現與下列一些因素有關。

### （1）激素異常

妊娠時胎盤會產生多種供胎兒發育生長的激素，這些激素對胎兒的健康成長非常重要，但卻可以阻斷母親體內的胰島素作用，因此引發糖尿病。

妊娠第 24 週到第 28 週是這些激素分泌的高峰時期，也是妊娠期糖尿病的常發時間。

### （2）遺傳基礎

發生妊娠期糖尿病的患者多為 2 型糖尿病，因此，認為引起妊娠期糖尿病的基因可能與引起 2 型糖尿病的基因相關。

### （3）肥胖症

肥胖症不僅容易引起 2 型糖尿病，同樣也可引起妊娠期糖尿病。

## 4. 哪些人容易患糖尿病

### （1）不同年齡易患不同型的糖尿病

1 型糖尿病和 2 型糖尿病的易發人群往往是不同的，首先患病年齡有區別。一般來說，1 型糖尿病多在 35 歲以前發病，而 2 型糖尿病則常常在 35 歲之後發病。

### （2）有下列情況者易患糖尿病

出現下列情況中的一項或幾項，容易患糖尿病，或可能已經患有或將要患糖尿病，需及時就醫並進行糖尿病的相關檢查，明確是否患有糖尿病，及時進行治療。

① 出現糖尿病的一種或幾種典型症狀者。

② 出現糖尿病的不典型症狀者。

③ 家族成員中有 1 型糖尿病患者的人。

④ 家族成員中有 2 型糖尿病患者的人。

⑤ 患有其他自身免疫性疾病而且年齡小於 30 歲者。

⑥ 年齡為 55 歲或以上且已經明顯超重或肥胖者。

⑦ 曾經分娩過體重大於 4 千克的嬰兒，或以前被診斷為妊娠期糖尿病者。

# 三、糖尿病的表現

典型的糖尿病有「吃得多、喝得多、尿得多，體重減少」的三多一少症狀，但是這些症狀並不是在患病早期一同出現的。也就是說，出現這些症狀時，可能已經患上糖尿病很長時間了。要想早診斷、早治療，取得較好的療效，必須瞭解糖尿病早期的蛛絲馬跡。

四高健康診療

## 1.糖尿病的早期信號

① 極度口渴和食慾旺盛。

② 尿量增加，有時頻繁至每小時一次。

③ 體重減輕。

④ 疲勞。

⑤ 噁心，可能伴有嘔吐。

⑥ 視物模糊。

⑦ 婦女反覆出現陰道感染，並可能出現閉經。

⑧ 男子出現陽痿。

⑨ 真菌感染。

**\* 出現以下情況應就醫**

感到噁心、乏力和極度口渴；排尿頻繁；有腹痛；並比正常人呼吸深、快，呼氣帶有甜味，聞起來類似指甲油洗劑。需要立即就診，以明確有無酮症酸中毒。

感到乏力或虛弱；覺得心搏加速、顫抖，並出汗過多；感到易激惹、饑餓，或突然出現倦睡。可能存在低血糖，需要趕快吃或喝一些糖水，以免出現更嚴重的併發症。

## 2.糖尿病的表現

### （1）糖尿病的典型症狀

典型症狀包括口渴、多飲、多尿、多食和消瘦（體重下降），常常稱為「三多一少」。

1 型糖尿病患者發病時其「三多一少」的典型表現常常非常典型，而 2 型糖尿病患者的「三多一少」症狀則不一定非常明顯。

### （2）糖尿病的不典型症狀

糖尿病患者還有許多的不典型表現，比如經常感到疲乏、勞累；視力下降、視物不清；皮膚瘙癢；手、足經常感到麻木或者刺痛；傷口癒合非常緩慢；經常或者反覆發生感染，比如泌尿系感染、癤腫及真菌感染；男性發生陽痿，女性發生陰道異常乾燥；極易饑餓；噁心、嘔吐等。

糖尿病的不典型症狀往往在其他非糖尿病的情況下也可出現，這些症狀易被忽略，患者常不能及時發現自己已患有糖尿病。2 型糖尿病常常是以這些不典型症狀而開始的。

### 3. 糖尿病的診斷

根據 1997 年美國糖尿病協會的糖尿病最新診斷標準，如果血糖升高達到下列兩項標準中的任意一項時，就可診斷患有糖尿病。

### （1）空腹血糖 ＞7.0 毫摩／升或者餐後 2 小時血糖 ＞11.1 毫摩／升

這裏的餐後 2 小時，常常是以進餐 100 克（2 兩）饅頭為標準，因為進餐的多少也會影響血糖的高低。

### （2）糖耐量異常和空腹葡萄糖受損

① 糖耐量異常是 2 小時後的血糖水準升高，超過正常的 7.8 毫摩／升，但仍未達到 11.1 毫摩／升的糖尿病診斷標準。這些患者稱為葡萄糖耐量異常。

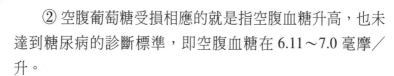

② 空腹葡萄糖受損相應的就是指空腹血糖升高，也未達到糖尿病的診斷標準，即空腹血糖在 6.11～7.0 毫摩／升。

糖耐量異常和空腹葡萄糖受損可以說是一種正常人向糖尿病的過渡狀態，這部分人雖然現在還不是糖尿病，但是將來發生 2 型糖尿病的危險性非常高，可以說是糖尿病的後備軍。

## 4. 糖尿病應做的化驗檢查項目

### （1）常規化驗檢查

空腹血糖和餐後 2 小時血糖。

### （2）尿糖檢查

尿糖檢查具有簡單、快速，無任何痛苦的優點。但也存在易受腎糖閾影響，有時檢查結果不可靠的問題。如老年人腎糖閾增高，當血糖升高時，尿糖可陰性。而妊娠婦女腎糖閾降低，血糖不高，尿糖可陽性。

尿糖檢查可用試劑法或紙片法，進行隨意尿檢查：即檢測某一時間的血糖變化，如要瞭解上午 9 時～11 時（即 2 小時）內血糖變化，則上午 9 時前排空尿液，11 時收集尿液檢測其結果。

中段尿檢查：於一日 24 小時內將每 6 小時內尿液收集在一起檢測其結果，如早餐後至午餐前，午餐後至晚餐前，晚餐後至臨睡前，臨睡後至次日早餐前。

尿糖定量檢查：常為收集一天 24 小時尿液，測定尿糖，較為精確。

### （3）其他檢查

#### ① 糖基化血紅蛋白測定：

糖基化血紅蛋白是血中葡萄糖與紅細胞中血紅蛋白結合後的產物。一旦結合將歷時 2～4 個月，直至紅細胞完全崩解後才消失。

測定糖基化血紅蛋白可以觀察檢驗前 8～12 週內血糖控制的平均水準。正常值以百分率表示，一般為 4%～6%，它不受當日血糖波動的影響，不同於血糖值是某一特定時間的結果。

#### ② 果糖胺測定：

觀察檢驗前 2 週左右平均血糖控制水準如何。

#### ③ 血液中特殊抗體測定：

胰島細胞抗體（ICA）、胰島素自身抗體（IAA）、谷氨酸脫羧酶抗體（GAD）等均可出現在 1 型糖尿病的早期，其中尤以谷氨酸脫羧酶抗體最為敏感，是鑒別緩慢發展 1 型糖尿病和 2 型糖尿病的重要佐證。

#### ④ 胰島素、C 肽及其釋放試驗測定：

是瞭解體內胰島 B 細胞分泌胰島素功能的化驗。用胰島素治療的患者僅能做 C 肽釋放試驗。屬非常規檢查項目。

#### ⑤ 糖尿病相關檢查：

判斷血糖狀態的檢查，包括問診、尿糖檢查、血糖檢查、葡萄糖負荷試驗、血中胰島素測定。

有無合併症及其程度的檢查，包括眼底檢查、尿蛋白檢查、心電圖檢查、神經損傷檢查。

有無合併症誘因的檢查，包括血壓、血脂檢測。

監測治療經過的檢查，包括糖化血紅蛋白的檢測、血

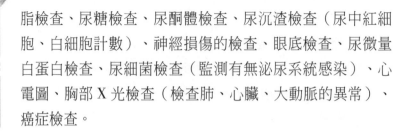
脂檢查、尿糖檢查、尿酮體檢查、尿沉渣檢查（尿中紅細胞、白細胞計數）、神經損傷的檢查、眼底檢查、尿微量白蛋白檢查、尿細菌檢查（監測有無泌尿系統感染）、心電圖、胸部 X 光檢查（檢查肺、心臟、大動脈的異常）、癌症檢查。

# 四、糖尿病的併發症

因為糖尿病病程長，且影響的組織器官多，故容易併發多種急性和慢性併發症。

## 1. 糖尿病的併發症及出現時間

糖尿病的急性併發症包括糖尿病酮症酸中毒（1 型糖尿病常見）、糖尿病高滲性昏迷（2 型糖尿病常見）、各種急性感染及乳酸酸中毒等。

糖尿病慢性併發症包括糖尿病眼病、糖尿病腎病、糖尿病神經病變、糖尿病心腦肢體大血管病變、糖尿病足部及皮膚病變等。慢性併發症是患者血糖長期控制不佳的一種日積月累的結果，是造成糖尿病致殘、生活品質下降的主要原因。

糖尿病的各種慢性併發症的發生時間，一般在患糖尿病 5 年之後開始出現，其發生的早晚和嚴重程度與血糖控制好壞、血脂、血壓等有直接關係。因此，對於 1 型糖尿病患者，發病 5 年後應該每年檢查一次，瞭解糖尿病各種慢性併發症的情況。

對於 2 型糖尿病患者，由於當其發現糖尿病時，往往

患糖尿病已經有多年了。因此，應該從發現糖尿病時就每年檢查一次慢性併發症的發生情況。

## 2. 糖尿病酮症酸中毒的定義

糖尿病酮症酸中毒是由於人體內的胰島素嚴重不足而引起的急性代謝性併發症，表現為血糖異常升高，尿中出現酮體，出現口渴、多飲、多尿及消瘦等症狀異常加重，並出現全身倦怠、無力，甚至昏迷。

糖尿病酮症酸中毒是一種比較常見的急性併發症，最常見於 1 型糖尿病患者，部分 2 型糖尿病患者在各種應急的情況下也可出現。如遇有嚴重緊急情況或治療不當時，能直接威脅患者的生命。

## 3. 酮症酸中毒發生的誘發因素

凡是能引起體內胰島素嚴重不足的情況均能誘發酮症酸中毒。1 型糖尿病多由於胰島素中斷或不足，或胰島素失效而發生。而 2 型糖尿病則常常發生在以下各種應急狀態：

① 患者自行停止胰島素注射；

② 各種感染；

③ 暴飲暴食；

④ 酗酒；

⑤ 妊娠分娩；

⑥ 疾病、外傷、手術等應急情況；

⑦ 心腦血管意外以及精神刺激等。

## 4. 酮症酸中毒的先兆及檢查

糖尿病酮症酸中毒的病程一般從數天到數週,少數年輕人可在發病後幾小時即發生昏迷,有下列表現時應該注意是否有酮症酸中毒的可能:

① 糖尿病症狀加重,極度口渴、多飲、多尿和消瘦;

② 出現食慾缺乏、噁心、嘔吐及腹痛等(但常常沒有腹瀉);

③ 呼吸深、長,呼出的氣體中有爛蘋果氣味;

④ 頭暈、頭痛、神志模糊、嗜睡及極度乏力。

尿中出現酮體是發生糖尿病酮症酸中毒的早期危險信號,因此,出現以上先兆應該測血糖、尿糖、酮體。

① 測血糖:酮症酸中毒時,血糖常大於 16.7 毫摩/升(300 毫克/分升)。

② 測尿糖:(＋＋＋)以上。

③ 測酮體:陽性。

沒有條件自我監測酮體的患者,應該立即去醫院檢測。

## 5. 酮症酸中毒的應急措施及預防

在去醫院之前和去醫院的過程中,患者不能坐等醫院的治療,而應積極採取以下措施:

① 繼續原有胰島素注射治療,不要因為進食少而停止胰島素注射;

② 大量飲水,以鹽水為佳;

③ 停用雙胍類降糖藥,如苯乙雙胍(降糖靈)、二甲雙胍(降糖片);

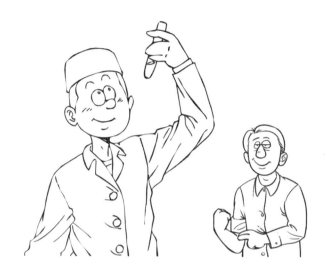

④ 每 2 小時監測一次血糖和尿酮體。

⑤ 不要迷信偏方、驗方而終止正規胰島素治療。

⑥ 堅持規律的飲食、運動和藥物治療。

⑦ 生病、應激等情況時應及時與醫生聯繫並調整治療。

⑧ 堅持必要的血糖和尿酮體監測，血糖持續高於 13 毫摩／升，應監測尿酮體。

⑨ 及時有效地防止各種誘因，是可以預防酮症酸中毒的。

## 6. 糖尿病高滲性昏迷的定義及誘因

糖尿病高滲性昏迷是老年 2 型糖尿病患者常發生的一種急性併發症，在 1 型糖尿病患者身上比較少見，症狀與酮症酸中毒相似，只是尿中沒有酮體，少有酸中毒。

由於血糖和血滲透壓很高，患者很容易發生昏迷。一

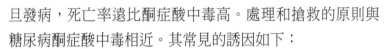
且發病，死亡率遠比酮症酸中毒高。處理和搶救的原則與糖尿病酮症酸中毒相近。其常見的誘因如下：

①有糖尿病而毫無察覺，沒有採取正規的治療，甚至因其他疾病而誤用高糖輸液，致使血糖顯著升高。

②感染、心絞痛或心肌梗塞、腦血管意外、外科手術等急性情況。

③老年人渴感減退，飲水中樞不敏感，而造成進水太少、血液濃縮等。

## 7. 糖尿病高滲性昏迷的預防措施

和任何一種糖尿病急症一樣，高滲性昏迷的預防極為重要，因為一旦發生，即對生命構成極大的威脅。常採取的措施如下：

①及時發現、正確治療糖尿病；

②平時注意多喝水，一定不要限制飲水；

③規律生活、合理起居，注意鍛鍊；

④老年患者有異常情況應及時治療，防微杜漸；

⑤出現任何不適時均應加強血糖監測。

## 8. 低血糖的定義及症狀

正常人血糖在 3.9～6.1 毫摩／升波動時，沒有任何感覺，但當血糖低於這一範圍時，就會引起各種不適症狀，稱為低血糖。糖尿病患者往往是血糖升高，由於不正確的進食、運動和藥物治療可以使血糖過度降低。所以，低血糖常常是由於治療過度引起。

糖尿病患者在使用胰島素和口服降血糖藥物治療過程

中，常可發生低血糖。因為血中的葡萄糖是腦組織能量的主要來源，因此，嚴重的低血糖將直接造成腦組織損傷，甚至昏迷，威脅患者的生命。注射胰島素比口服藥物更容易發生低血糖，因此應該高度重視。

低血糖時會出現身體症狀和精神症狀。

① **身體症狀**：心慌、手抖、出汗、饑餓、頭痛、視物不清等。

② **精神症狀**：發呆、多語、答非所問、精神不安、意識不清、昏迷等。

低血糖的症狀可以多種多樣，每個人之間有很大的差別。低血糖常常是一個由輕到重的漸進過程，大致可以分成三個階段。

① **輕度低血糖反應**：出汗、心慌、面色蒼白、發抖、饑餓、乏力；情緒和行為改變，如小孩哭喊、易怒、過度頑皮；注意力不集中，動作不協調。

② **中度低血糖反應**：在輕度表現的基礎上繼續發展並出現不能自理，自己進食和飲水困難，表情淡漠、頭暈、恍惚、頭痛、腹痛、噁心。

③ **嚴重低血糖反應**：出現中度低血糖反應沒有及時處理，可漸漸發展為重度低血糖反應，如無法站立，對周圍沒有反應，定向力消失，無法進食和飲水（可能誤吸入肺，發生窒息），肢體和面部痙攣、昏迷。

另外，還有症狀不明顯型低血糖。一般情況下，當血糖低於 3.5 毫摩／升時，就會漸漸出現低血糖的各種症狀，隨著血糖進一步降低，表現也越來越嚴重，但也有部分患者，即使血糖濃度已經明顯低於 3.5 毫摩／升，也沒

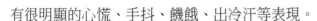

有很明顯的心慌、手抖、饑餓、出冷汗等表現。

這部分患者更容易發生危險,因為沒有明顯的前驅症狀,可直接表現為意識障礙、昏迷。

### 9. 低血糖的防治

一旦出現低血糖的症狀,應緊急處理,以防止低血糖繼續發展,有條件的應該立即檢測血糖,以證實確實血糖過低。沒有條件測血糖應趕緊處理。

出現輕、中度低血糖時,應立即給予可以快速吸收的糖類(碳水化合物)。以下方法任選一種:

① 半杯果汁(200 毫升左右);

② 含糖的甜飲料(如汽水 200 毫升);

③ 蜂蜜、果醬、白糖 2～3 勺沖水口服;

④ 水果糖塊(2～4 塊);

⑤ 甜的果凍(2～4 個)。

對於小於 5 歲的兒童,不要給果凍和糖塊,以防誤入氣管。

如果 15 分鐘後,症狀沒有明顯好轉,可重複上述一項處理,直到症狀消失。症狀長時間不消失應立即到醫院診治。

如果低血糖發作離下次進餐還有較長一段時間(1～2 小時以上),在糾正低血糖之後,還需要進食少量以下吸收較慢的食物,以保持血糖穩定較長時間,如半個麵包或幾塊餅乾或一小塊饅頭或半個水果等。

對於嚴重低血糖並有意識喪失者,千萬不要給他們餵食或飲水,否則容易引起窒息。有條件者立即送醫院。沒

有條件馬上送往醫院搶救時，應使患者側臥，以防止摔傷，隨時檢查呼吸道是否通暢，呼吸及心搏是否平穩。

## 10. 糖尿病視網膜病變的定義

糖尿病視網膜病變是最為常見的慢性併發症之一，能使患者視力減退，最終導致失明。世界上引起雙目失明最重要的原因就是糖尿病視網膜病變。

糖尿病可以引起各種各樣的眼部疾病，如角膜潰瘍、青光眼、玻璃體出血等。但最常見而且對視力影響較大的是糖尿病視網膜病變和白內障兩種。

## 11. 糖尿病視網膜病變的早期發現及預防

當糖尿病患者發現有視物模糊不清、視力減退、夜間視力差、眼前有塊狀陰影漂浮、雙眼的視力範圍（視野）縮小時，應儘快找眼科醫生檢查眼，因為這些表現表明可能已經有糖尿病視網膜病變了。

① 控制血糖。

② 控制血壓。

③ 控制血脂。

④ 戒菸。

⑤ 定期進行眼底檢查。

1 型糖尿病發病 5 年後每年檢查一次，2 型糖尿病發現糖尿病後就要每年檢查一次，如有眼部異常表現，應隨時進行眼科檢查。有視網膜病變時應避免劇烈運動，否則容易引起眼底出血，加重視網膜病變。

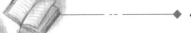

## 12. 糖尿病腎病的定義及表現

糖尿病腎病是糖尿病最嚴重的慢性併發症之一，也是糖尿病患者的主要死亡原因之一。1 型糖尿病患者中有 50% 死於慢性腎功能衰竭，而 2 型糖尿病也有 5%～10% 死於腎功能衰竭。

長期血糖控制不佳可引起腎臟損害，患者最終因出現全身水腫、蛋白尿、尿毒症而死於腎功能衰竭。

### （1）早期腎病

① 尿常規示尿蛋白陰性。

② 尿微量白蛋白升高（＞25 微克／分鐘）。

③ 早期治療可以逆轉。

### （2）中期腎病

① 尿常規示尿蛋白陽性。

② 血肌酐、尿素氮正常（即腎功能正常）。

### （3）晚期腎病

① 尿常規示尿蛋白陽性。

② 血肌酐、尿素氮明顯升高（腎功能受損）。

### （4）終末期腎病

① 全身水腫，高血壓和尿毒症。

② 腎功能衰竭。

## 13. 糖尿病腎病的早期發現

由於早期的糖尿病腎病由尿常規檢查不出來，因此只能定期進行 24 小時尿微量白蛋白檢查。1 型和 2 型糖尿病患者每年至少檢查一次。

## 14. 糖尿病足部病變的定義及症狀

糖尿病足部病變是糖尿病患者因血管病變造成供血不足，因神經病變造成感覺缺失並伴有感染的足部改變。因糖尿病足部病變而截肢的患者要比非糖尿病患者高 5～10 倍。實際上類似的病理改變也可以發生在身體的其他部位，只不過患者足部病變的發生率明顯高於其他部位。

① **疼痛**：下肢疼痛、皮膚潰瘍。

② **下肢供血不足**：如抬高下肢時足部皮膚蒼白，下肢下垂時又呈紫紅色。足部發涼、足背動脈搏動減弱甚至消失。

③ **間歇性跛行**：患者有時走著走著突然感到下肢疼痛難忍，以致不得不一瘸一拐地走路。

④ **休息痛**：下肢血管病變進一步發展，不只行走時下肢供血不足，休息時下肢也因缺血而疼痛，嚴重時患者可徹夜難眠。

⑤ **足部壞疽**：病情再進一步發展，下肢特別是雙足可出現壞死，創口久久不癒，嚴重者不得不截肢。

## 15. 糖尿病足部病變的防治措施

足部病變應以預防為主，最主要的預防措施是很好地控制血糖，禁止吸菸。其次，要做好雙足的保健和護理。

### （1）每日檢查足部

檢查時從足背到足底，仔細認真地檢查。特別是要注意足趾縫間，必要時可借助鏡子或由家人幫助。注意足部皮膚有無水疱、擦傷、裂口，局部皮膚有無紅腫，有無胼

胝、雞眼，用手探查足部有無特殊隆起的地方。注意趾甲是否過長、過厚，是否有嵌甲、劈裂、甲溝炎及是否有顏色變化、真菌感染、甲下出血等，如發現有任何異常，應立即到醫院就診。

### （2）每日洗腳

病人應每日洗腳。洗腳應用溫水，可用手背或肘部檢查水溫，用溫度計測量更好。

水溫以 38～40 攝氏度為宜。水太熱容易燙傷皮膚，太涼又不利於血液循環。洗腳時間也不宜太長，以 10 分鐘為宜。洗腳宜用中性肥皂。洗完腳應用乾淨、柔軟、吸水性好的毛巾將腳輕輕地擦乾。

### （3）修剪趾甲

趾甲過長易裂而傷及周圍組織，剪趾甲時光線要好，病人視力較差或手發抖時，應由家人幫助修剪。

趾甲應直剪，以免傷及甲溝。趾甲不要剪得太短，不要太靠近皮膚，一般剪到與趾尖同一水準即可。如果剪趾甲傷及皮膚，應立即到醫院治療。

### （4）修除胼胝（角質層）和雞眼

胼胝是導致足部潰瘍的重要隱患，應及時修除。胼胝的修除最好在醫生指導下進行，以免損傷正常組織。修除胼胝時，先用溫水洗腳使之軟化，然後磨去角化層，最好不用銳器削割。應一點一點地修除胼胝，修除後表面塗上潤滑劑。修除胼胝時如果出現疼痛或出血，應立即到醫院處理。有雞眼，應請專科醫生治療。

平時應穿合適的鞋襪預防。

### （5）保持皮膚潤滑

糖尿病患者出汗減少，足部皮膚乾燥，特別是足跟部容易出現皸裂，繼發感染。每天應塗抹羊脂或植物油類潤滑劑，並輕柔而充分地按摩皮膚。如為汗腳，可用醫用乙醇（酒精）擦拭足趾縫間，在洗腳水中加少許醋，預防真菌感染。

### （6）預防外傷、燙傷和凍傷

糖尿病患者由於感覺神經病變，足部感覺減退、消失，更要做好足部保護，防止外傷、燙傷和凍傷。

### （7）小心處理傷口

即使糖尿病患者足部傷口很小，癒合時間也會相當長，必須極其細心護理小傷口。如果伴有神經損害時，可能感覺不到傷口的刺激和疼痛。任何受傷的皮膚都非常容易發生感染，造成嚴重的後果。

對於小傷口，先用消毒劑（如酒精）徹底清潔受傷處，然後用無菌紗布覆蓋。不要使用碘酊（碘酒）等刺激強烈的消毒劑。不要使用甲紫（紫藥水）等深色消毒劑，藥品的顏色會遮蓋傷口感染的徵兆。不要使用硬膏、雞眼膏或有腐蝕性酸性藥物，以免發生皮膚潰瘍。若傷口在2～3天仍未癒合，應儘早就醫，切勿自行處理。

### （8）足部運動

每天堅持小腿和足部運動30～60分鐘，可改善下肢血液循環，預防足部病變的發生。如行走運動、提腳跟－腳尖運動、彎膝－下蹲運動、甩腿運動。

### （9）選擇舒適的鞋襪

要仔細挑選鞋子，鞋尖寬大，尺碼大小合適，透氣性

好，穿著舒適，不能擠腳。襪子的吸水性、透氣性要好且鬆軟暖和。純羊毛或棉製品較好。襪口要鬆，以免影響血液循環。襪子應該每天換洗，保持清潔。

穿鞋前應檢查鞋內是否有小沙粒等異物或有不平整的地方。穿新鞋時，第一天不超過半小時，檢查足部有沒有被擠壓或摩擦。

足底如有畸形，應專門定做鞋，防止腳被磨傷。

不要赤腳行走，或赤腳穿涼鞋、拖鞋，防止異物損傷足部皮膚。

# 五、糖尿病的定期檢查與自我監測

## 1. 糖尿病的定期醫院檢查及內容

對於接受胰島素治療的糖尿病患者，進行自我血糖監測很必要。但是不能代替定期到醫院檢查，特別是沒有條件在家中進行血糖監測的，到醫院定期檢查血糖和尿糖就顯得格外重要，因為醫生必須據此來調整其胰島素的使用劑量。另外，每一個患者都應該定期到醫院完成下列在家中不易或不能進行的檢查。

糖尿病患者的定期檢查很重要，有助於監控病情的發展，為藥物的使用提供依據，增加藥物療效，減少不良反應（低血糖等），及時發現併發症、及時治療。

定期檢查包括以下內容。

① **血糖及尿常規**。尿常規中尤其應注意尿糖、尿蛋白、尿酮體。至少每個月檢測 1 次。

② **糖化血紅蛋白**。每 2～3 個月檢測 1 次。

③ **尿微量白蛋白**。每半年至 1 年檢測 1 次。

④ **眼部檢查**（應包括眼底檢查）。每半年至 1 年檢查 1 次。

⑤ **肝功能、腎功能、血脂**。每半年檢測 1 次。

上述檢查結果作好記錄，並注明檢查日期，同時記錄自覺症狀，每餐的進食量和熱量，工作、活動、運動等情況，有無低血糖反應的發生。這些都會為醫生制訂進一步的治療方案提供重要的參考資料。

## 2.糖尿病的自我監測及內容

自我監測是糖尿病患者對自己病情的自我監測，包括對血糖、尿糖、血壓、眼底及腎臟進行定期、定時的檢查。自我監測被許多專家學者列入五大治療手段（飲食控制、體育鍛鍊、自我監測、合理用藥及心理治療）之一。所以，把自我監測列在如此重要的位置，是因為自我監測關係著糖尿病患者整個治療的好壞。

如果監測不及時或不準確，就不能很好地指導用藥，不能正確指導飲食及體育鍛鍊。自我監測反應了糖尿病患者對疾病的重視程度，對病情的瞭解程度。

有很多患者長期不做任何檢查，但一直口服降糖藥，也不管藥物療效如何，藥量如何，不管血糖控制水準，造成各種嚴重併發症，甚至危及生命而死亡。

有的患者只簡單地檢測尿糖的有無，而不到醫院監測血糖水準；還有的患者只監測空腹血糖而不監測餐後血糖，不監測血壓、眼底、腎臟及血脂，這些都影響著糖尿

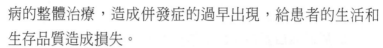

病的整體治療，造成併發症的過早出現，給患者的生活和生存品質造成損失。

為了隨時瞭解糖尿病是否得到有效控制，調整糖尿病治療方案，減緩和預防糖尿病多種併發症的發生、發展，平時要對有關指標進行監測。

因為糖尿病病程比較長，病情監測是一個長期、幾乎每天都需要進行，因此，全部依託醫療機構不現實。同時，由患者的自我監測可以加深患者對糖尿病有關知識的理解和熟練掌握。為此，每個患者應該學會並逐步堅持進行自我監測。

糖尿病患者自我監測的內容較多，但常選用以下的項目進行自我監測，並進行記錄。

**（1）主觀症狀**

如「三多一少」的症狀。

**（2）身體狀況**

如自己的體力和精神情況，下肢及皮膚情況等。

**（3）血　糖**

可用便攜式血糖測量儀，測量血糖。血糖較難控制的1型糖尿病患者及胰島素功能較差的2型患者測量的次數為每天4～8次，具體安排為每日三餐之前及每日三餐後2小時各測一次，睡前測一次，凌晨1～2時測一次。

也可根據病情的需要來定，當病情穩定時，測量的次數可以逐步減少。

**（4）尿　糖**

尿糖測量是監測血糖的輔助替代方法，簡單便宜無損害。

## （5）其　他

體重（以體重指數法或者腰圍測量法來監測體重變化）、血壓、脈搏及腰圍、臀圍，至少每週檢測 1 次。

## 3. 如何選擇血糖自我監測的檢測方法

一種是在醫院抽血檢查靜脈血中血糖的高低，另一種是血糖測定儀，可在幾秒內測出血糖值。這兩種方法都可以作為監測血糖的方法。如果患者有條件可以自行購買血糖儀，隨時瞭解自己血糖的變化。

如果沒有自備血糖儀，可定期到醫院抽血監測或用血糖儀監測血糖。

## 4. 血糖自我監測的時間及方法

血糖的監測時間，不同的患者有不同的要求。

① 胰島素強化治療、不穩定的 1 型糖尿病或在改變治療方案時，每日檢測三餐前和睡前血糖，必要時加測凌晨 3 時和餐後 2 小時血糖。

② 穩定的 1 型糖尿病，每週檢測 1～2 次空腹血糖或餐後 2 小時血糖。

③ 有低血糖症狀者，應隨時測定血糖。

④ 2 型糖尿病口服降糖藥者，每週可測數次空腹及餐後 2 小時血糖。

⑤ 一般的 2 型糖尿病，每週至少檢測 1 次餐前或餐後 2 小時血糖。糖尿病病情較為穩定且血糖控制良好者，1 個月復查 1 次空腹及餐後 2 小時血糖。

⑥ 糖尿病患者發生急性心肌梗塞、腦血管意外、手術

前後、酮症等應激狀態時，應隨時監測血糖，每日多次檢查，以便及時調整胰島素的用量。

血糖測試的方法主要有試紙法和血糖監測儀兩種。目前國內市場有多種血糖儀和試紙出售，測試原理基本相同，病人可向醫生或糖尿病專科護士請教。

## （1）試紙比色法

這種方法無須血糖監測儀，價格相對便宜，缺點是仍為半定量測試方法。在試紙的一端附有一軟薄膜，一般以較為醒目的顏色標出，薄膜上有化學試劑，當與糖接觸時會發生化學反應而變色。

## （2）血糖監測儀法

儀器會自動測出數值。

## （3）測量血糖的步驟

首先，選擇一種易操作、顯示幕所顯示的數位易於辨認，如視力不佳，可選擇用聲音報告測定值，售後服務好，試紙能保證長期供應的血糖儀。血糖儀最好有「記憶」功能，以便將測定的血糖值儲存起來。在購買時要求銷售人員做示範，並確認自己可單獨操作。

血糖儀所測量的血糖是毛細血管血的血糖（包括紅細胞與血清），而醫院抽取化驗的血液則是靜脈血中血清或血漿的血糖。因為血清或血漿已經除去了含糖比較少的紅細胞，因此，醫院空腹時測得的血清血糖值通常比毛細血管血測得的血糖值要高 10%～15%。而進食後由於糖類經胃腸道吸收後先進入動脈，經過毛細血管進入組織代謝後再進入靜脈。因此，在進食後血糖測量儀測得的血糖值要比同時空腹的血糖值高出 1～3 毫摩／升。

然後，按以下步驟測量血糖：

第一步，用肥皂水洗手並擦乾，再用酒精消毒並晾乾；

第二步，用採血針採血；

第三步，將一滴血滴在試紙的測試薄膜上；

第四步，按說明書要求等候約 1 分鐘；

第五步，如果是用血糖儀，在顯示幕上直接讀出度數；如果用試紙，要與標籤上的血糖標記比色，可知道血糖的大致範圍。

第六步，及時記錄。

### 5. 血糖自我監測日記

糖尿病患者都應有血糖自我監測日記，並養成每天記錄的良好習慣，每次去醫院看病時應帶好血糖監測日記，供醫生調整治療方案。血糖自我監測日記包括如下內容。

① 測血糖、尿糖或糖化血紅蛋白的日期、時間。

② 血糖波動與進食的關係，即餐前還是餐後。

③ 血糖或尿糖的結果。

④ 注射胰島素或口服降糖藥的時間、種類和劑量。

⑤ 任何影響血糖的因素，如進食的食物種類及數量、運動量、生病情況等。

⑥ 低血糖症狀出現的時間，與藥物、進食或運動的關係及症狀的體驗等。

### 6. 尿糖自我監測方法

尿糖測試是簡便易行、經濟實用的監測糖尿病控制狀況的方法，目前仍為國內大多數患者所採用。但尿糖的測

定不能完全反映血糖的水準，只能作為一種參考。尿糖測試主要有下列兩種方法。

### （1）斑氏試劑法

此方法沿用已久，但因其操作方法繁瑣，而且有時存在使用者被燒傷或燙傷等不足之處，現在使用的人已越來越少。

### （2）尿糖試紙法

由於尿糖試紙具有快速、方便、價廉的優點，現在已被廣大糖尿病患者所採用。用尿糖試紙檢查，便於患者自我掌握尿糖變化情況，以利控制病情發展。目前國內已有許多種尿糖試紙出售，其測定方法大同小異。

## 7. 尿糖自我測試的步驟及缺點

首先將尿糖試紙浸入尿液中，濕透約 1 秒後取出，在 1 分鐘內觀察試紙的顏色，並與標準色板對照，即能得出測定結果。根據尿中含糖量的多少，試紙呈現出深淺度不同的顏色變化。

① 試紙為藍色，尿中無糖，為陰性，符號為（－）。

② 試紙為綠色，尿中含糖 0.3%，符號為（＋）。

③ 試紙為黃綠色，尿中含糖 0.5%～1.0%，符號為（＋＋）。

④ 試紙為橘黃色，尿中含糖 1%～2%，符號為（＋＋＋）。

⑤ 試紙為磚紅色，尿中含糖 2% 以上，符號為（＋＋＋＋）或以上。

尿糖測定雖然簡便易行，但也存在以下缺點。

① 只有血糖超過腎糖閾（10.1 毫摩／升）時，才能從腎臟內濾出並從尿液排泄。但當空腹測定時，雖血糖控制未達要求，但尿糖卻為陰性。

② 尿糖僅在控制高血糖時有一定幫助，而在低血糖時幾乎沒任何價值。

③ 尿糖試紙都是半定量，不像血糖那麼精確。

④ 尿糖增高反映幾小時前血糖水準，而不能反映當時的血糖情況。

⑤ 有神經病變、前列腺炎、腎性糖尿等情況下，糖尿病患者尿液不能完全排空，此時所測的尿糖還會包括更早濾出的糖，因而會在判定結果時引起誤解。

## 8. 尿糖自我測定的影響因素

尿糖測定會受以下多種因素的影響，判定其結果時應予以注意。

① 腎功能不全患者、老年患者和妊娠患者等的腎糖閾值改變，此時尿糖不能代表實際的血糖水準。

② 有時非糖尿病也會有尿糖升高，如某些腎臟疾病、大量進食、運動等。

③ 尿路感染或婦女月經期、妊娠等情況下，尿糖也不能代表血糖。

④ 某些具有還原性的藥物，如維生素 C、水楊酸鹽等，也會使尿糖試紙變色，造成尿糖高的假象。

## 9. 體重的自我監測

體重的自我監測方法有兩種，即體重指數法和腰圍

法。

### （1）體重指數法監測體重

體重指數即以自己體重的千克數除以身高（公分）的平方數。

診斷標準：當體重指數＜22時，表示體重過輕；當體重指數為22～24.9時，表示體重正常；當體重指數為25～28時，表示體重超重；當體重指數＞28時，表示肥胖。

比如，體重80公斤，身高170公分，根據體重指數公式計算：體重指數＝（$80／1.7^2$）＝27.7。按診斷標準為體重超重。

### （2）腰圍法監測體重

腰圍法也是一種判斷體重狀況的方法，且是一種可以明確體內脂肪分佈的辦法，因為體內脂肪通常更多地分佈在腹腔內。

具體的標準是：女性腰圍大於80公分（約2尺4寸）者、男性腰圍大於90公分（約2尺7寸）者表示肥胖。

# 六、糖尿病的飲食治療

飲食治療是糖尿病治療的重要組成部分，對於1型糖尿病或2型糖尿病的患者，均不可忽視其對飲食的控制，否則即使用了藥物及胰島素治療，療效也不理想。

## 1. 糖尿病飲食治療原則

中國醫學認為：「藥食同源」，食物也是藥物，除了向人體提供能量及必需的營養物質外，有些食物還具有調

節人體內部環境的特殊功能。尤其對糖尿病患者來說，食療在康復過程中起著至關重要的作用。糖尿病進行飲食治療時，應注意以下幾點原則。

## （1）控制全日總熱量

控制全日總熱量，使體重保持在正常標準範圍內，攝入總熱量應視病情、患者體重與標準體重之間的差距而定，如病情越重，體態越胖，越應嚴格控制飲食。而消瘦型患者要提高全日飲食的總熱量。

## （2）各種營養素的比例適當

在總熱量的控制下，碳水化合物、蛋白質與脂肪之間應有適當比例，兒童、孕婦、哺乳期婦女、消瘦或者消耗性疾病者，蛋白質比例可適當增加。消瘦者脂肪可適當增高。

## （3）養成良好的飲食習慣

① 糖尿病患者每次進餐不宜吃得太飽，要帶三分饑。

② 進食應注意多樣化，保證「營養平衡」。

③ 進餐時，應保持心情愉快，在飯桌上不要生氣、惱怒。

④ 細嚼慢嚥。進食慢，則餐後血糖不會升得太高，胰島素也不會分泌過多，不易產生饑餓感。

## （4）高纖維飲食

高纖維食物進入胃內和主食混在一起排空慢，就有飽脹感。另外高纖維素飲食還有通便作用，能降低體重。

## （5）飲食宜清淡

飲食要低脂少油，不吃甜，少吃鹽，有利於對體重、血糖、血壓、血脂和血黏度的控制。

### （6）適時靈活加餐

適時加餐，對防止糖尿病患者的低血糖反應很重要。尤其是皮下注射胰島素後，有可能出現血糖大幅度回落。一般在上午 9～10 時，下午 3～4 時，晚上睡前加餐。

有些糖尿病患者，病情不穩定，常有心悸、手抖、多汗、饑餓等低血糖反應，應立即吃 1 塊糖或 50 克饅頭，以緩解低血糖症狀。

生活不規律、吃飯不定時（如出差、外出開會）易引起血糖變化，可隨手攜帶一些方便食品，如奶粉、速食麵、鹹餅乾等，以便隨時靈活加餐。

### （7）酌情選用水果

新鮮水果含有豐富的維生素 C、無機鹽、水分和纖維素，還含有較多的果糖和葡萄糖，故應根據糖尿病患者的具體情況和水果含糖量的高低酌情選用。如病情尚未控制，血糖、尿糖均高時，最好不吃水果。重症者不宜多吃水果，以免引起病情惡化。

如患者平素喜食水果，且病情比較穩定，可以吃適量水果。吃水果的最佳時間是在餐前 1 小時，因可使水果中的果糖起到緩衝飲食的作用。如一次吃水果量較多，還應減少主食量，最好選擇含糖量較低的水果。含糖量在 14%以上的水果，如柿子、鮮龍眼、楊梅等最好不吃。

### （8）限制高鹽飲食

過多攝入鹽可引起血糖濃度增高而加重病情，還會誘發高血壓病，並加速和加重糖尿病心血管併發症的發展。

### （9）限制飲酒、吸菸

長期嗜酒對糖尿病的影響是多方面的，過量飲酒可發

生高血脂症。

## 2. 計算飲食總熱量

### （1）計算標準體重

首先計算個人的標準體重。用自己身高的公分數減去常數 105，得到的是自己的標準體重。

$$標準體重（kg）＝身高（公分）－105（公分）$$

用自己稱量的實際體重和標準體重相比，超過標準體重 10%為超重，超過 20%為肥胖，低於標準體重 20%以上為消瘦。在標準體重上下 10%之內為正常的理想體重，這就是每個人的體型狀態。

### （2）計算每天需要的總熱量

衡量每個人每天的營養夠與不夠，不是以饑、飽來決定，而是根據每天需要的總熱量來計算。每天需要的總熱量是指每天膳食的總熱量。根據個人的勞動強度和體重情況來計算每天膳食的總熱量。

按自己的勞動強度和體型情況在下列表中選擇適合自己的每公斤標準體重所需要的熱量。

$$每天需要的總熱量＝標準體重（公斤）×每公斤理想體重所需要的熱量（千卡／公斤）$$

同樣勞動強度的人，消瘦者選中的每公斤理想體重所需的熱量比肥胖者要大。同是正常體重者，勞動強度大的

### 成年糖尿病患者熱量選擇表（千卡／公斤）

| 體型 | 臥床不起 | 輕體力勞動 | 中體力勞動 | 重體力勞動 |
|---|---|---|---|---|
| 消瘦 | 20～25 | 35 | 40 | 45～50 |
| 理想體重 | 15～20 | 25～30 | 35 | 40 |
| 肥胖 | 15 | 20～25 | 30 | 35 |
| 職務或工作 | － | 家務勞動、案頭工作、售貨員、司機、教授、醫務人員、公務員 | 紡織工、機械工、一般農活 | 搬運工、裝卸工、挖土方、手工收割、插秧 |

注：選中的熱量值乘以自己的標準體重，得到的就是每天需要的總熱量。

人每公斤理想體重所需熱量比勞動強度小的人要大。

　　每一位糖尿病患者都應該知道自己每天需要的總熱量。這種稱重和計算，每人只需做一次。

　　例如：一個身高 165 公分、體重 63 公斤的教師，其標準體重應該是 165 - 105 ＝ 60（kg）

　　60 公斤是其標準體重，他實際體重是 63 公斤，屬於理想體重。可以按每公斤體重所需 30 千卡計算熱量，每天需要的總熱量＝60 公斤×30 千卡／公斤，為 1800 千卡。

　　如果同樣勞動強度，同樣身高的超重者，每公斤體重所需的熱量應該選 25 千卡，同樣乘以標準體重 60 公斤，每天需要的總熱量就是 1500 千卡，肥胖者每公斤體重選 20 千卡熱量，每天總熱量只有 1200 千卡。

　　兒童及青少年糖尿病患者的飲食治療有其特殊性。因為兒童和青少年期是生長、發育最快的階段，基礎代謝水

準高，活動量又大，所以需求的總熱量就相對高，為了確保每個兒童和青少年的正常生長發育，應該請營養師指導具體飲食。

一般的計算原則是 1000+ 年齡×（70～100）千卡。

70～100 是個變數，如果兒童年齡小，一般選的熱卡數應高些，例如 3 歲以下的兒童選用 95～100 千卡。如果兒童胖，熱卡數就可以選低些。但是，青少年期所需總熱量一般高於成年人。

糖尿病婦女妊娠期也是一個較為特殊的時期。妊娠後體內對抗胰島素的因素增加，還需要增加營養豐富的食品，給胎兒生長發育提供必須的熱量。而妊娠後對血糖的控制水準又要求特別嚴格。

在這種複雜的情況下，應該從孕婦和胎兒的健康出發，請營養師在不同的妊娠期安排必需的膳食熱量和膳食成分，直到分娩後以及哺乳期。

總熱量以達到或維持理想的標準體重為宜，包括兒童、青少年及孕婦。如果選用的總熱量使每週體重增加，超過標準體重，說明總熱量給得多了，應該減少膳食總熱量。如果按總熱量進食，體重接近標準體重後仍在下降，應該提高膳食的總熱量。

老年人體力活動明顯減少、身體的基礎代謝率也降低，如果還和年輕時吃一樣多的膳食就會發胖。所以，50 歲以後，每增加 10 歲，應該減少膳食總熱量的 10%來保持正常體重。如果是肥胖者，可能減少的還要多些，才能達到理想體重。

四高健康診療

### 3. 糖尿病患者每天進食碳水化合物的量

　　碳水化合物也稱糖類，是維持人體體溫、供給熱量的主要來源。近年來按照我國人民的生活習慣，碳水化合物已占總熱量的 55%～65% 以上。也就是說，糖尿病患者每日進主食 250～400 克。對於單純進行飲食控制的患者，每天碳水化合物的進食量不能過高，以 250～300 克為宜。

　　過去對糖尿病飲食中碳水化合物的含量要求很嚴。近年來提倡在不超過規定的總熱量的前提下，不過分限制碳水化合物的攝入。因為有研究表明，高碳水化合物飲食可增加周圍組織對胰島素的敏感性，增加糖耐量，降低膽固醇和三酰甘油（甘油三酯），有利於降低心血管病的發生率。攝入含鎂豐富的食物，如全麥、綠葉蔬菜和乾果等有利於 2 型糖尿病的防治。

　　在選擇碳水化合物時，患者可選擇澱粉含量高的食物，如玉米麵、糙米、麥麵，少食葡萄糖、果糖等食物。

　　研究發現，不同的碳水化合物食物有「質」的區別。碳水化合物含量完全相同的食物進入人體後，引起的血糖反應是不同的。同樣食用含 50 克碳水化合物的食物，2 小時後其血糖生成指數（GI）分別為大米飯 88、烙餅 79.6、玉米麵粥 50.9、豆腐乾 23.7、西瓜 72、櫻桃 22、果糖 23、麥芽糖 105。這完全推翻了多年來在糖尿病患者飲食指導中一直沿用的食物等值交換的經典理論，即 25 克大米 ＝ 25 克玉米麵 ＝ 25 克油條 ＝ 25 克綠豆，25 克肥瘦豬肉 ＝ 60 克雞蛋 ＝ 80 克鯉魚。

　　引入 GI 概念以後，可放寬糖尿病患者對食物的選擇

面，能夠更加大膽地選用水果，更多地選用豆類食品和富含膳食纖維的食物，多吃粗製或較少加工的穀類食物，有利於血糖的控制。

## 4. 糖尿病患者每天進食脂肪的量

一般把每天進食的脂肪量超過 100 克的，叫做高脂飲食；低於 50 克的叫做低脂飲食。糖尿病患者的脂肪量，可根據民族、飲食習慣及需要而定，一般占總熱量的 10%～25%，或每天低於每公斤標準體重 1 克，並限制飽和脂肪酸，即動物性脂肪，如牛油、羊油、豬油等的攝入量。

但魚油例外，因為魚油含不飽和脂肪酸，有利於降低血清膽固醇。膽固醇每日應低於 300 毫克，儘量少食用動物內臟、蛋黃等膽固醇含量高的食物。

對於肥胖患者，尤其是伴有心血管病變者，脂肪攝入量應控制在總熱量的 20%以下。吃過多脂肪可以產生酮體，對身體不利。糖尿病患者應儘量選擇魚、瘦肉和禽類等；植物油選用豆油、花生油、玉米油、麻油、葵花子油等，每日約為 25 克。

## 5. 糖尿病患者每天應進食蛋白質的量

糖尿病患者蛋白質的需要量與正常人近似，成人按每天每公斤標準體重 0.8～1.2 克計算，占總熱量的 10%～15%。如果控制不好，體內蛋白質分解加速，容易出現負氮平衡。此外，妊娠、哺乳及營養不良時對蛋白質的需要量有所增加，此時蛋白質的供給可增加到每天每公斤標準體重 1.5 克，個別可達 2.0 克。兒童由於生長發育的需要，

蛋白質按每天每公斤標準體重 1.2～1.5 克供給，或以占總熱量的 20%來計算。

蛋白質的食物來源有動物性食物的瘦肉類，包括魚、蝦、雞、鴨等，含量為 12%～24%；蛋類含量為 10%～16%；乳類含量為 3%～4%；植物性食物中的黃豆含量為 35%～40%；豆製品含量為 10%～20%；穀類含量為 7%～10%，穀類是我國飲食中蛋白質的主要來源；蔬菜、水果類中的蛋白質含量很少。

近來研究表明，過多攝入蛋白質對糖尿病患者並無好處。高蛋白飲食可使患者腎小球濾過壓升高而引起或加重糖尿病性腎病。植物蛋白的生物吸收率較低，攝入過多易增加腎臟負擔，所以，主張多食動物性蛋白質，使每日動物蛋白攝入量至少與植物蛋白相等。

## 6. 糖尿病患者每天應進食膳食纖維的量

膳食纖維有益於身體健康，被列入食物第七營養素。美國糖尿病學會建議糖尿病患者每天攝取的膳食纖維應達到 40 克；美國國立衛生研究院認為膳食纖維對預防糖尿病有好處。

準確計算出每天膳食纖維的攝入量顯然有些不現實，平時要注意多吃一些蔬菜、瓜果和雜糧。另外，要知道每天的食物纖維是否足夠，只需觀察一下大便情況就可以。如果排便有規律，每天 1～2 次，量適中，成形而且糞便沉於水下，就說明是適當的。如果糞便乾結，量少，說明是缺少纖維。如果大便鬆散，浮於水面，伴有腹部脹氣，排氣較多，則是纖維量偏多了。

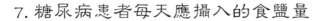

## 7. 糖尿病患者每天應攝入的食鹽量

食鹽攝入標準，普通糖尿病患者每天小於 6 克。有高血壓的糖尿病患者每天的食鹽攝入量應小於 5 克。糖尿病患者應該少吃鹹的食物，如鹹魚、鹹蛋和鹹菜。少吃加工食品，如燻肉、火腿、香腸。

烹調食物時，避免用味精，因為味精可引起血鈉升高。餐桌上，不要再加鹽和味精。避免經常在外用餐。在外用餐時，宜選擇清淡食物。

## 8. 糖尿病患者可以吃的食物

大米、白麵、玉米麵、小米、蕎麥等澱粉類食物都可以吃，但每天最好控制 250～350 克（5～7 兩）。這些食物經過胃腸消化後，逐漸轉變成葡萄糖，再被吸收入血液，使血糖緩慢上升。

副食中可選擇蛋白質含量多的大豆和大豆製品，豆芽中含維生素 C，也可以適當吃些，但這些植物蛋白也不能多吃，因為乾黃豆中碳水化合物的含量為 20%～30%。此外，還應搭配吃些瘦肉、魚、雞、牛奶等動物蛋白，用以補充體內所必需的氨基酸。對於脂肪類，應適當多吃些植物油，如豆油、菜子油、花生油、玉米油等。由於這些植物油中脂肪酸含量很少，且含有較多的不飽和脂肪酸，因此可以降低膽固醇，預防動脈血管硬化的發生。

當患者控制主食量以後，如有饑餓感，可用白菜、菠菜、油菜、韭菜、青椒、黃瓜、冬瓜、南瓜、番茄、綠豆芽、萵筍、茄子、菜花、扁豆、酸菜、空心菜、生菜等蔬

菜補充。

### （1）蕎　麥

蕎麥是一種雜糧。研究表明，蕎麥含有豐富的植物蛋白、礦物質、維生素和膳食纖維，蕎麥粉及其製品具有降血糖、降低血脂、增強人體免疫力的作用，對糖尿病、高血壓、高血脂、冠心病、卒中（中風）等患者都有輔助治療作用。長期食用蕎麥可以防止糖尿病的發生，糖尿病患者長期食用可以使血糖下降，臨床症狀消失。

平時可將蕎麥磨成粉，做成餅、粥、麵條、沖劑等，作為糖尿病患者的主食。

### （2）莜　麥

莜麥又稱油麥、裸燕麥，經加工磨製而成莜麥麵。莜麥麵營養豐富，富含蛋白質、脂肪、碳水化合物，且為高鉀食品（鉀因數 ≥ 145）。

現代醫學研究證實，莜麥麵具有降血糖和降血壓的功效，最適合糖尿病（或合併高血壓病）患者食用。

有資料報導，糖尿病患者在應用苯乙雙胍（降糖靈）、胰島素的同時，吃等量的莜麥麵，要比吃標準麵粉、大米後的空腹血糖、尿糖均有明顯下降。如果單純控制飲食，每日能吃 1 次莜麥麵，不但能降低血糖、尿糖，而且可使自覺症狀明顯減輕，對輕症糖尿病患者最為適宜。

### （3）麥　麩

麥麩為麥加工時脫下的麩皮，是一種最理想、最經濟、最方便的高纖維食物。流行病學研究發現，糖尿病、高血脂症、動脈粥樣硬化性疾病的發生均與膳食纖維的攝

入不足有關，糖尿病患者常食麥麩等高纖維食物，有明顯的治療作用。麥麩所含維生素及常量元素、微量元素，經現代研究證實，具有降血糖、降血壓作用。

有人應用麥麩按每天每公斤體重 0.4 克加等量的麵粉製成小饅頭後，加入糖尿病飲食中，4 週後血糖、糖化血紅蛋白及 24 小時尿糖均明顯下降，表明麥麩能改善糖代謝和胰島素分泌。以麩皮為主要成分的系列食品是糖尿病患者最理想的高纖維食品，應多食用。

### （4）薏　米

薏米又名薏苡仁，適用於糖尿病脾虛腹瀉、糖尿病腎病、尿少、水腫等症狀。薏米具有調整免疫功能、抑制腫瘤生長、降低血糖的作用。薏米中的薏苡仁素和薏苡仁糖，均具有顯著降低血糖的作用。

### （5）黑芝麻

研究證明，黑芝麻含有豐富的維生素 E，有清除生物膜內產生的自由基的功能，從而可阻止生物膜被氧化。大劑量維生素 E 口服，可保護胰島細胞，並有助於緩解神經系統症狀。

觀察研究發現，黑芝麻對腸燥津虛、血虛的便秘有潤腸通便的作用，並對糖尿病患者自主神經功能失調引起的便秘亦很有效。藥理研究和臨床應用結果表明，黑芝麻可增加肝臟及肌肉中糖原含量，有降低血糖作用。

### （6）綠　豆

研究表明，糖尿病患者飲用綠豆煮出的湯汁，有輔助治療作用。綠豆營養價值極高，所含蛋白與大豆相似，而含脂肪量較大豆低，有降低膽固醇、降血脂、解毒、保肝

等作用。適用於糖尿病合併高血壓及各種急性感染的患者。可用綠豆煮粥、煎餅食用。

### （7）黃　豆

黃豆又名大豆、黃大豆，營養成分全面而豐富，有「綠色牛奶」之稱。黃豆中的蛋白質中含有 8 種必需氨基酸，脂肪中含有大量不飽和脂肪酸、亞麻酸和油酸等，還含抑胰酶。對糖尿病有一定的治療作用，故黃豆是糖尿病患者的食療佳品，但要注意消渴之人服食黃豆，不宜炒爆食用以免助熱上火。宜用水煮食，或製成豆漿、豆腐等各種豆製品服食較好。

### （8）赤小豆

赤小豆俗名赤豆、米赤豆、紅豆、紅飯豆等。赤小豆含膳食纖維較高，含熱量偏低，具有降血糖、降血脂及降血壓作用。

### （9）魔　芋

魔芋能抑制餐後血糖上升。魔芋是 97% 的水和膳食纖維做成的一種食物。這種膳食纖維是一種可生成葡萄糖的甘露聚糖。

甘露聚糖在腸道中和食物一起溶化，可延遲糖類的吸收，抑制血糖的上升，對肥胖也有作用，能防止膽固醇升高，因此，適宜於有動脈硬化趨勢的糖尿病患者。

### （10）牛　奶

日本最新研究發現，同時食用米飯和牛奶可以降低血糖，對防治糖尿病很有幫助。牛奶有滋補體虛和潤腸通便的功效。對於糖尿病患者體質虛弱、口渴便秘、多尿消瘦等患者，經常飲用牛奶非常有益處。

## 9.糖尿病患者能吃水果

　　一般水果所含的甜味主要是果糖，與葡萄糖結構相似，但對血糖的影響比同等熱量的蔗糖或澱粉要小。因此，用果糖代替糖尿病飲食中的糖類，可以使餐後血糖降低，是有利的。但可以使血膽固醇等血脂升高，這對心血管不利。糖尿病患者可以吃含果糖的水果、甜味蔬菜。但不提倡用果糖作為甜味品。

　　由於水果中含葡萄糖和果糖等占 5%～20%（草莓5.9%、香蕉 19.5%、鮮棗 23.2%、海棠 22.4%、大山楂22.1%），所以食入後消化吸收很快，會使血糖迅速升高，因此，病情控制不良的糖尿病患者一般不要吃水果。但並不是絕對的，要根據患者的具體情況而定。

　　一般來說，對於病情不重、血糖基本控制正常的患者，可以少量吃含糖量在 10%以下的水果，如柳丁、鳳梨、櫻桃、葡萄、檸檬、李子、枇杷、草莓、杏等。吃水果的時間應在餐前或兩餐之間如 10 時或 15 時或睡前。如果吃得稍多，則要相應減少一些主食。

　　對於含糖量超過 10%的水果，如蘋果、香蕉、水蜜桃、大棗、梨等，儘量少吃或不吃。西瓜含糖量約為4.2%，水分多，利尿、消暑、解濕，每天可吃 1～2 片，如果吃得過多，也會使血糖升高。

　　還有，如柿餅、蜜棗、果脯、葡萄乾等含糖量很高，糖尿病患者不宜食用。

　　各種水果所含果糖量不同，有的還含有纖維素，對患者是有利的食物。因此，糖尿病患者空腹血糖控制在 7.0

毫摩／升左右，餐後血糖控制在 10 毫摩／升左右，並且近期血糖比較穩定時可以吃水果。

血糖忽高忽低，可以吃黃瓜、番茄等代替水果。但水果的熱量應該計入飲食熱量之內，也就是說不是額外加許多水果。吃水果時主要選纖維素含量多又不太甜的品種。同一種水果不同品種不同產地，對血糖的影響也可能不一樣。此外，量不要多。

如果家裏有袖珍血糖儀，吃水果後測一次血糖，仍在控制範圍內，就完全可以吃。開始時可以在午飯前或晚飯前或睡前試著吃少量水果，在進食後 1～2 小時連續觀察尿糖，若尿糖變化不太大，則可間斷地吃點水果，數量不能多，並要酌情相應減少主食進量。

體力活動增多時也可試吃一些水果。水果中的碳水化合物含量，以西瓜為低，香蕉為高。

## 10. 糖尿病患者可以吃堅果

維生素 E、維生素 C、維生素 A 等抗氧化物可以控制體內的氧自由基，保護人體免疫系統。而天然食物，尤其是堅果，是這些抗氧化物的最佳來源。研究證實，如果每週吃 5 次堅果，就能使心肌梗塞的發病率顯著降低，由於堅果富含植物纖維，因此，有助於消化和防治便秘，不會增加體重。

每天應當吃 6 克左右的堅果。首選的堅果是杏仁、榛子、核桃、鬆仁、開心果等，糖尿病患者每天吃少量堅果有一定益處。花生、瓜子、腰果等含糖量為 20% 左右，一般僅在餐後 3～4 小時饑餓時嘗一點。

## 11. 糖尿病患者應禁忌或少吃的食物

糖尿病患者應當強調禁止吃各種糖類，如紅糖、白糖、糖塊、糕點、蜜餞、霜淇淋、白薯等，否則會使血糖迅速升高，促使病情加重。當然，低血糖時例外。

粉條、綠豆和紅豆中的碳水化合物含量高，要適當限量。此外，應限制動物肝臟、腸、蛋黃等膽固醇含量高的食物攝入。對馬鈴薯、蒜苗、藕、胡蘿蔔、豌豆等含碳水化合物較多的蔬菜類也要適當限制食用量，或按計算比例攝入。

同時，應當少吃動物油，如豬油、牛油、羊油等，因其所含飽和脂肪酸較多，容易引起動脈血管硬化。以植物油代替動物油是重要的，但吃得太多同樣會引起肥胖。

## 12. 飲酒對糖尿病患者的危害

服用磺脲類、雙胍類口服降糖藥或使用胰島素時，如果大量飲酒，極易引發低血糖反應。嚴重時可引起昏迷甚至死亡。這種情況更易發生於空腹狀態和注射胰島素的患者。饑餓及營養狀況不佳時，飲酒可促使血糖升高。

每克乙醇（酒精）產熱量 29 千焦耳，過多飲酒不利於控制飲食總熱量，易引起血糖波動，還有增加體重的可能。同時，還會影響其他食物的攝入，導致營養失衡。

因酒精的吸收和代謝較快，不能較長時間地維持血糖濃度，且酒精本身也能刺激胰島素分泌，增強胰島素的作用，加上患者可能會因飲酒減少飲食，故容易導致低血糖。

不利於控制血脂，易引起高血脂症、脂肪肝，甚至肝硬化。

糖尿病患者常伴有高尿酸血症，飲酒可使血尿酸進一步升高，容易誘發或加重痛風。

伴糖尿病酮症酸中毒等急性併發症，或處於創傷、感染、大手術等應激狀態，或病情重、血糖波動大、有嚴重慢性併發症時，飲酒可能導致病情急劇惡化，甚至危及生命。患糖尿病且伴有胰腺炎、高血脂症、神經系統疾病、心臟病和腎衰竭時，應絕對禁止飲酒。

## 13. 糖尿病的食療藥膳方

### （1）山藥粳米粥

【原料】山藥 200 克，粳米 100 克。

【用法】把山藥去皮，洗淨切片。粳米淘洗乾淨。二者一同放入鍋內，加水煮成粥，每日早晚餐溫服。

### （2）茶鯽魚

【原料】鯽魚 500 克，綠茶適量。

【用法】把鯽魚去掉鰓和內臟，保留魚鱗，清洗乾淨，在魚腹內填滿綠茶，放入盤中，上籠蒸熟。魚肉淡食，不放佐料。

### （3）淡菜炒韭菜

【原料】淡菜 50 克，韭菜 250 克，黃酒、食油、精鹽、味精各適量。

【用法】淡菜用熱水浸泡 30 分鐘後變軟，用清水洗淨。將韭菜洗淨切成 3 公分的小段。鍋內油至 7 成熱時，放入淡菜急火煎炒片刻，烹入黃酒，再加入韭菜段，不斷

翻炒，淡菜熟爛、韭菜變色軟熟，加精鹽、味精，拌勻食用。

### （4）涼拌蔥頭絲

【原料】蔥頭 100 克，醬油適量。

【用法】把蔥頭洗淨，用開水燙後切成細絲，加入醬油拌勻後食用。每日 2 次，佐餐食用。

### （5）玉米鬚茶

【原料】玉米鬚 100 克，綠茶 1 克。

【用法】把玉米鬚洗淨，加水煮沸 5 分鐘，再加入綠茶，每日 1 劑，分 3 次服。

### （6）黃豆湯

【原料】黃豆 250 克。

【用法】把黃豆洗淨，放入鍋內，加水煮爛，吃黃豆、喝湯。

### （7）二豆花生核桃蛋羹

【原料】黑豆、黃豆、花生米各 7 粒，大棗 1 個，核桃 1 個，雞蛋 2 個。

【用法】黑豆、黃豆、花生米、大棗、核桃用水洗淨，溫水浸泡後，打入雞蛋，像蒸蛋羹一樣蒸 20 分鐘，不放油鹽，當作早餐一頓吃下，連吃 2 個月。

### （8）白蘿蔔汁

【原料】白蘿蔔 500 克。

【用法】把白蘿蔔洗淨，削皮後切碎，搗爛絞汁飲服。每日飲 2 次，連用 7 日為 1 個療程。

### （9）奇異果蜜

【原料】奇異果 250 克，蜂蜜 100 克。

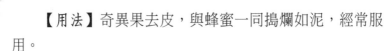 

【用法】奇異果去皮，與蜂蜜一同搗爛如泥，經常服用。

### （10）芹菜汁

【原料】芹菜 500 克。

【用法】把芹菜洗淨，切成小段，加適量水，用文火煮熟，去渣取汁飲服。每日服 2～3 次。

### （11）苦瓜肉絲

【原料】苦瓜 250 克，瘦豬肉 50 克，鹽、味精、香油各適量。

【用法】苦瓜去瓤洗淨後切絲，瘦豬肉洗淨切絲，一同放入沸水鍋中煮熟，再放入鹽、味精、香油調味。每日服 1 劑。

### （12）甲魚脊髓湯

【原料】甲魚 1 隻，豬脊髓 1 具。

【用法】甲魚宰殺、洗淨，放入沸水鍋內汆過。豬脊髓洗淨，除去血、筋。二者一同放入沙鍋內，加水共煮至熟，佐餐食用。

### （13）鴿子湯

【原料】鴿子 1 隻，精鹽、料酒適量。

【用法】鴿子宰殺去毛和內臟，洗淨後切成塊，放入沙鍋內，加適量水，再加精鹽、料酒少許，燉湯食用。

### （14）大麥枸杞粥

【原料】大麥片 100 克，枸杞子 15 克。

【用法】大麥片加水調開後稍煮，加入枸杞子後再煮熟。

### （15）糯米蔥白粥

【原料】糯米 60 克，蔥白 50 克，生薑、米醋各適量。

【用法】把糯米、蔥白、生薑共煮粥，粥煮成後加米醋即可。

### （16）黑豆續斷糯米粥

【原料】黑豆、續斷各 30 克，糯米 60 克。

【用法】把黑豆、續斷、糯米洗淨，續斷用紗布包好，同放入鍋內，加水適量，文火煮成粥，去掉續斷即可食用。

### （17）茼蒿炒白蘿蔔

【原料】茼蒿 100 克，白蘿蔔 200 克，食油、鹽、味精適量。

【用法】白蘿蔔洗淨後切成條，茼蒿洗淨切成段。先將白蘿蔔條放入熱油鍋中，炒至七成熟時加入茼蒿，再加鹽、味精，煸炒熟透食用。

### （18）枸杞南瓜粥

【原料】枸杞子 15 克，南瓜、大米各 100 克。

【用法】枸杞子去雜質、洗淨，南瓜洗淨去皮，切成 1 公分見方的丁。大米淘淨。大米、枸杞子、南瓜丁同放入電鍋中，加入適量的水，煲熟即可。

### （19）苦瓜莧菜粳米粥

【原料】苦瓜、莧菜各 100 克，粳米 80 克，生甘草 5 克。

【用法】苦瓜洗淨去瓤，切成小塊；莧菜洗淨，切碎；粳米淘淨，放入鍋中，加適量水，用大火煮，水開後放苦瓜、莧菜、生甘草，改小火繼續煮至米爛即可。

（20）山楂薤白粳米粥

【原料】粳米 50 克，山楂 15 克，薤白 10 克。

【用法】把山楂、薤白洗淨，與粳米同煮成粥即可。

（21）涼拌白蘿蔔梨絲

【原料】白蘿蔔 250 克，梨 100 克，薑末少許，香油、鹽、味精各適量。

【用法】白蘿蔔去皮、葉洗淨，切成細絲，用沸水焯 2 分鐘撈起。梨洗淨去皮、核，切成細絲。把上述兩絲混合，加薑末及香油、鹽、味精調味食用。

（22）芹菜炒豆腐

【原料】芹菜 100 克，豆腐 250 克，蔥花、薑末、精鹽、清湯、五香粉、濕澱粉、香油各適量。

【用法】芹菜洗淨去根、葉後，在沸水鍋中焯一下，撈出切成小段，盛入碗中備用。豆腐洗乾淨後切成 1 公分見方的小塊。等鍋內油燒至六成熱時，加蔥花、薑末煸炒出香放豆腐，邊煎邊把豆腐散開，再加適量清湯，煨煮 5 分鐘後加入芹菜，改成小火燉煮 15 分鐘，加精鹽、五香粉拌勻，用濕澱粉勾薄芡，淋入香油即可食用。

（23）豬肉炒苦瓜

【原料】苦瓜 280 克，瘦豬肉、紅辣椒各 40 克，油、濕澱粉、精鹽、薑絲、白糖、醬油、醋各適量。

【用法】瘦豬肉洗淨切絲，用濕澱粉、精鹽蘸好。苦瓜去瓤洗淨切絲。紅辣椒去籽，洗淨切絲。先把油鍋燒至四成熱，將肉絲在鍋內滑過出鍋瀝油。鍋內留少許底油，放入紅辣椒絲，加入苦瓜同炒 6 分鐘，加少許精鹽，再把肉絲倒入鍋中翻炒，最後加入薑絲、白糖、醬油、醋，調勻

食用。

### （24）涼拌竹筍荸薺海蜇

【原料】竹筍 30 克，荸薺 40 克，海蜇 50 克，香油、鹽、味精適量。

【用法】竹筍洗淨切片，用沸水焯後瀝乾。荸薺洗淨切片。海蜇泡發後洗淨切絲，用熱水焯一下。以上 3 味加香油、鹽、味精拌勻食用。

### （25）涼拌粉皮黃瓜

【原料】乾粉皮、黃瓜各 100 克，麻醬、精鹽、蒜茸、醋、香油各適量。

【用法】乾粉皮用熱水泡軟，洗淨切絲。黃瓜洗淨切絲。麻醬加涼開水調開。將粉皮、黃瓜放入盤中，加入麻醬、精鹽、蒜茸、醋、香油，拌勻食用。

### （26）白木耳西洋參粟米粥

【原料】白木耳 30 克，西洋參 3 克，陳粟米 100 克。

【用法】白木耳用溫水泡發，撕碎切細備用。西洋參洗淨、曬乾或烘乾，研成細末。把陳粟米淘洗乾淨放入沙鍋，加入適量水，大火煮沸後加入白木耳，改用小火煨煮 1 小時，待粟米熟爛黏稠時，加西洋參末，拌勻食用。

### （27）無花果山楂粥

【原料】無花果、山楂各 5 枚，大米 100 克。

【用法】無花果洗淨切成小塊，山楂洗淨切成片，大米淘洗乾淨後，與無花果、山楂一起加適量水煮成粥食用。

### （28）槐米茯苓粳米粥

【原料】生槐米、土茯苓各 30 克，粳米 60 克。

【用法】生槐米、土茯苓洗淨，加入適量清水煎煮 20 分鐘，去渣取汁 2 碗，加粳米共煮成粥食用。

# 七、糖尿病的運動治療

運動治療是糖尿病治療的重要組成部分，適度、合理、科學的運動可以使人精力充沛，肌肉發達，減少脂肪堆積，增強對各種疾病的抵抗力，增加肌肉對血糖的利用，使血糖降低，提高身體對胰島素的敏感性；減少糖尿病的併發症；糖尿病患者應在醫生的指導下進行運動治療，根據年齡、體質、病情等，合理地安排運動量，循序漸進，應避免劇烈運動或不適應自身條件的運動。

## 1. 糖尿病患者運動的意義

運動是防治糖尿病的五駕馬車之一，運動對於糖尿病意義非常重大。

### （1）降低血糖

運動需要能量，因此可消耗血中的葡萄糖，加強葡萄糖的利用。運動作為糖尿病的治療原則之一，原因就在於它能有效地降低血糖。運動結束後其降糖作用還能維持幾到十幾小時。

### （2）減少胰島素用量

因為運動能提高胰島素敏感性，降低胰島素抵抗的程度，使少量的胰島素發揮更大的降糖作用。

### （3）減輕體重

運動能降低血脂，減少腹部脂肪，保持健康體型。

**（4）改善心、肺功能**

運動可使循環、呼吸功能得到鍛鍊。

**（5）防止骨質疏鬆**

運動可以對抗糖尿病引起的骨質疏鬆。

**（6）心情舒暢**

運動可以放鬆緊張情緒，陶冶情操。

## 2. 糖尿病患者的康復運動原則

運動治療要與飲食、胰島素治療配合，控制血糖。為達到此目的，運動有以下原則。

**（1）定時運動**

每週 3 次，每次在早餐或晚餐後 1 小時開始。

**（2）定量運動**

每次運動半小時至 1 小時。

**（3）貴在堅持**

形成生活規律。

**（4）做好準備**

到醫院進行一次全面系統的檢查，包括血壓、血糖、糖化血紅蛋白、心電圖、眼底、腎功能等。最好能進行心功能檢查。聽從醫生制訂的運動計畫。運動時選擇合適的鞋和襪，特別注意密閉性和通氣性。選擇安全的運動場地，尋找運動夥伴，避免單獨運動。攜帶處理低血糖的物品，如糖塊、餅乾等。攜帶糖尿病急救卡片。

## 3. 做好準備和整理活動

① 運動前要熱身 5～10 分鐘，如伸腰、踢腿、慢走

等，提高心率，調整呼吸。

②一般運動 20～30 分鐘，呼吸、心搏加快，保持心率為最大心率的 60% 即可。

③運動即將結束時要進行整理活動：不要突然終止，需要做 10 分鐘左右的整理活動，逐漸停止運動。如慢跑 20 分鐘後再逐漸改成快走、慢走並逐漸放慢步伐，伸腰、踢腿、步行回家休息。

運動中要養成正確的熱身和整理活動的習慣，可使糖尿病的運動治療取得更好的效果，同時又能防止許多運動帶來的不良影響。

運動最佳時間，餐後 1 小時開始運動。因為此時血糖水準開始升高，不容易發生低血糖。

## 4.運動強度

糖尿病的運動必須有一定的強度限制，運動強度過大易發生低血糖，強度太小又達不到鍛鍊身體和控制血糖的目的。運動次數應固定，每週運動次數應在 3 次以上。每次運動時間應控制在 30 分鐘到 1 小時。

合適的運動強度估計方法有以下二種。

①**交談試驗：**是衡量運動強度的一種簡單方法，當運動強度達到剛好還能自然交談的程度，表示運動強度比較合適。如果運動中交談困難，表示運動強度太大，應該降低運動強度。

②**最大心率：**運動後心率達到最大心率的 60% 左右是合適的運動強度。最大心率（次／分）＝220－年齡，可以由自己數脈搏得知自己的心率。

### 5. 預防運動中出現低血糖

運動會消耗能量,降低血糖。因此,運動時應時刻注意低血糖的發生。

① 運動時一定要隨身攜帶甜點等食物以防低血糖的發生。隨身攜帶糖尿病急救卡片。

② 運動前後監測血糖。

③ 餐後 1 小時開始運動,此時血糖濃度較高,不易發生低血糖。

④ 如果估計運動量較大或是額外的運動,可適當減少常規胰島素的劑量或增加進食量。胰島素的注射部位不要選擇大腿,運動能加快大腿部位胰島素的吸收。因此最好選擇吸收較穩定的腹部皮下注射。

⑤ 運動後的降血糖作用可以持續 12 小時以上。一旦運動形成規律後要適當調整飲食和胰島素劑量,以期三者達到新的平衡。

⑥ 低血糖需及時處理,運動中或運動後出現饑餓感、心慌、出冷汗、頭暈及四肢無力等症狀,提示可能出現低血糖,此時不要驚慌,應立即停止運動,服下隨身攜帶的甜點或食物,一般休息數分鐘,低血糖可緩解。如 10 分鐘後症狀無明顯好轉,可再進食物。嚴重時讓身邊的人通知家人或到醫院治療。

### 6. 選擇適宜的運動方式

① 首先根據個人喜好選擇自己喜愛的運動,個人愛好有利於堅持。

② 另外要根據病情、體力及併發症的情況選擇。

運動項目品種繁多,各有特點,如與情趣相投的朋友一起打網球、羽毛球、籃球、乒乓球。與家人一起打保齡球、門球。在清晨的朝陽中緩緩跑步,在悠揚的音樂聲中翩翩起舞或做健美操等。快走、散步是最常見的運動方式,尤其對年長者比較適合。

適合糖尿病治療的運動,應長期堅持,可不需要器械或對手,單人就可以進行,並且可以調節運動強度,如步行、慢跑、體操、自行車、游泳、跳舞等。每次運動 30 分鐘,在餐後血糖升高的 1～2 小時進行比較有效。運動的效果不能發揮持久作用,所以要每週運動 3 天。

## 7. 散步療法

飯後步行是一種最安全、簡便和最能持久的控制血糖的運動療法。實驗證明,以每小時 3000 公尺的速度步行,每分鐘要行走 90～120 步,機體代謝率可提高 48%。這樣行走對糖尿病患者控制血糖十分有益,行走時間應在飯後,每次行走 15～20 分鐘,或根據個人情況適當延長。

散步又是一種天然的鎮靜和心理調節方式。精神壓力過大,會使心率加快、血壓上升、肌肉緊張、血糖升高,不利於糖尿病控制。而每天堅持散步 15 分鐘,可使情緒變得穩定,消除精神壓力。

散步是一種負重鍛鍊,它可以減緩骨質流失,甚至能促進骨骼增長,是防止骨質疏鬆的一種很好的鍛鍊方法。

散步有助於食物的消化吸收,並可由促進胃腸運動而使排便正常。

散步的場地一般以平地為宜，盡可能選擇空氣清新、環境幽靜的場所，如公園、操場、庭院等。散步時最好穿運動鞋或旅遊鞋，衣服要寬鬆合體。腳有炎症、感染或水腫時應積極治療，不宜散步。

行走的速度、距離和時間可根據各自的情況而定，不要機械仿效，原則是既要達到運動治療的目的，即運動 10 分鐘後測心率應在（220- 年齡）的 60%～70% ，而又不要走得氣喘吁吁。關鍵是要循序漸進，持之以恆。

### 8. 跑步療法

跑步具有顯著的健身效果，其中慢跑比較適宜於糖尿病患者。

慢跑運動簡便易行且不受年齡限制，中老年人都可以參加。慢跑速度掌握在每分鐘 100～120 公尺，每次慢跑 10 分鐘。血糖控制較好的患者可科學地安排跑步進程和嚴格按時訓練。訓練分 3 個階段進行，每個階段 12 週。

運用跑步治療的患者，應注意以下幾方面。

① 跑步前做 3 分鐘準備活動，如肢體伸展及徒手操，跑步結束後不宜蹲下休息，因為蹲下休息不利於下肢血液回流，加深機體疲勞。

② 跑步過程中如果發生意外要保持鎮靜，應隨身攜帶糖果和疾病卡。

③ 跑步時間宜選在每天上午 9～10 時和下午 4～5 時。如在飽餐之後跑步會使胃腸功能減弱，影響消化和吸收，甚至會出現腹痛、嘔吐。空腹跑步容易誘發低血糖。上午 9～10 時和下午 4～5 時處於不饑不飽狀態，各器官運

轉正常，有利於進行鍛鍊。

④ 持之以恆，循序漸進。注意控制運動量，不要急於求成而盲目加快速度，延長距離，以免適得其反。也不要隨意間斷，偶爾跑一兩次不但達不到運動治療的目的，而且容易發生意外。

### 9. 游泳療法

游泳消耗的能量比走路大 2～9 倍，所以糖尿病患者在進行游泳鍛鍊時，要注意運動量不要太大，以防引起低血糖，同時游泳還需注意以下幾個方面。

① 游泳前必須進行體檢，凡有肺結核、傳染性肝炎、細菌性痢疾、化膿性中耳炎、嚴重心血管疾病、紅眼病、皮膚病、精神病以及開放性創口等都不宜游泳。

② 游泳前要做好準備活動，可以提高神經系統的興奮性，加快血液循環和物質代謝，使肌肉的力量和彈性增加，身體各關節的靈活性提高，防止抽筋。準備運動可做廣播體操、跑步和各種拉長肌肉和韌帶的練習。

③ 飯後和饑餓時不宜游泳。由於在水中做的是胸式呼吸，使胸腔擴大，腹肌收縮，腹腔便因此而縮小。胃腸受到腹壁的擠壓和水的擠壓，很容易使胃中食物反射性上溢。輕者會在游泳中打嗝，重者出現嘔吐、胃腸痙攣、腹痛等。因此，宜飯後 1 小時再游泳。饑餓時也不能游泳，因為空腹游泳容易導致低血糖。

④ 游泳後應做放鬆活動。游泳後馬上擦乾身上的水，以免受涼，並做放鬆活動或緩慢的四肢運動，有助於消除疲勞。

## 10. 體操療法

保健體操節奏以中速或慢速為宜，堅持鍛鍊能疏通經絡，調和氣血，改善微循環障礙。

### （1）頭部運動

兩腳自然站立，兩手叉腰，頭部做前、後、左、右屈各四個八拍，然後向左右繞環各做兩個八拍，自然呼吸，主要活動頸椎。

### （2）伸展運動

兩腳自然站立，兩手十指交叉於胸前，向前伸臂，掌心向外，還原。向上伸臂，掌心向上，還原。連續各做兩個八拍。主要活動手指、手腕及肘關節，要求伸臂同時腳跟提起，動作協調。

### （3）肩繞環運動

兩腳自然站立，兩臂在體兩側自然彎曲，半握拳。兩臂向前、向後繞環，各做兩個八拍，主要活動肩關節，要求肩帶放鬆，同時提踝。

### （4）體側屈運動

兩腳開立同肩寬，兩臂下垂。先左手體後擺，右手經體側向左擺，摸左耳。同時上體左側屈。接著反方向做同樣動作。主要活動腰部，要求體側屈時挺胸，兩腿不要彎曲，連續做兩個八拍。

### （5）轉體運動

兩腳自然站立，兩手十指頭後交叉，做向左、向右轉體。主要活動腰部，要求轉體時腳步不能移動，連續做兩個八拍。

### （6）體繞環運動

兩腳自然站立同肩寬，兩臂自然下垂。上體前屈向左（右）繞環，兩臂隨上體轉動。體前屈時呼氣，上體抬起時吸氣。

做此練習時，體前屈時接著兩臂向左擺，再向右擺，然後向左繞環，還原。接著又向右擺，再向左擺，然後向右繞環，連續做四個八拍。

主要活動腰、髖，要求幅度由小到大。

### （7）膝繞環運動

腳併攏半屈膝，兩手按兩膝蓋。同時向左、向右轉動兩膝，幅度由小到大，連續做兩個至四個八拍。主要活動膝關節，要求在活動時兩手可加力和掌握強度。

### （8）踝繞環運動

將兩腳左右半開立，兩手叉腰，身體重心移左腳，右腳跟提起，做踝關節向外、向內繞環。然後換右腳站立，左腳做同樣動作。主要活動踝關節。在練習時腳尖不得離開地面，先外後內順序進行。

### （9）跳躍運動

兩腳併攏站立，雙手叉腰，向上輕輕跳起。也可以在跳起時前後、左右分腿跳。主要活動膝、踝關節，掌握好強度和頻度，不要勉強。

### （10）整理運動

兩腳自然小開立，左（右）腿屈膝抬腿，同時兩臂自然地前後擺動，自然呼吸，幅度由大變小，速度由快變慢，連續做兩個八拍。

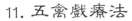

## 11. 五禽戲療法

五禽戲是我國古代名醫華佗觀察虎、鹿、熊、猿、鳥五種禽獸的神態和動作，結合古代導引、吐納、熊經、鳥伸之術，根據人體臟腑、經絡和氣血的功能而編成的一套具有顯著民族風格的運動健身術。

華佗編五禽戲的目的不僅為了保健，也是為了治病。他說：「身有不快，起做一禽之戲，怡而汗出，因以著粉，身體輕便而欲食。」由於五禽活動的特點各有不同，所以做每一禽戲都各有不同的收效。

一般來說，經常練虎勢能使人肺氣充沛，精力旺盛。練鹿勢能使脾胃功能增強，強肝益腎。練熊勢能平疏肝火，壯體力，靜安眠。練猿勢能靈活腦筋，增強記憶，開展心胸，增進氣血流通。練鳥勢能舒暢經絡，舒筋活血，滑利關節，提高平衡能力。

練五禽戲時，不僅要求形似，而且要求神似。如模仿虎的剛威勇猛，鹿的賓士反顧，熊的倒臥翻滾，猿的攀緣跳躍，鳥的展翅高飛。同時要求注意力集中，以意引氣，呼吸均勻，輕鬆自然，拉伸肢體，動靜結合，剛柔相濟。

一般而言，體弱者宜練熊戲和鳥戲，體力較好者可連續演練。

# 八、糖尿病的心理治療

糖尿病患者不僅要保持身體的健康，而且也要保持心理健康。這就需要患者不斷努力，加強自我護理，包括以

下幾方面。

## 1. 糖尿病患者應正確認識糖尿病

這是糖尿病患者克服心理障礙，發揮主觀能動性，戰勝疾病的關鍵。只有從本質上認識糖尿病，並有信心戰勝它，才能調動積極性配合醫生的治療，取得良好的療效，能夠像正常人一樣生活、工作和學習。

目前的醫療技術水準尚不能根治糖尿病，所以說糖尿病是終身性疾病，但是經過醫患共同的努力，通力協作，糖尿病是完全可以控制的，糖尿病患者完全可以像正常人一樣享受美好的人生。

許多的調查資料也證明糖尿病控制得好的患者基本上可享受正常壽命。

糖尿病是一種慢性全身性疾病，因為目前還沒有徹底根治的方法，所以需要終身治療，控制病情的發展。有些患者得了糖尿病後，認為自己得了不治之症，感到恐懼，特別是得知糖尿病危重急症的危害，如視網膜病變會導致失明、糖尿病壞疽要截肢，易得心肌梗塞、腦梗塞，思想顧慮更多，對糖尿病更加恐懼，以致精神抑鬱、常做噩夢、惶惶不可終日。

這種恐懼心理，反而會加重病情。其實糖尿病患者的這些恐懼感是完全不必要的，也是可以消除的。

首先，可以學習糖尿病的有關知識，只要多方面綜合治療，完全可以控制病情，避免或延緩急、慢性併發症的發生及發展，也就不會出現失明、截肢、心肌梗塞等結局。同時，精神因素也會加重糖尿病，只有解除精神恐

懼，再配合藥物等療法，才能獲得最大限度的身心康復，和正常人一樣的生活。

## 2. 糖尿病患者要避免情志刺激

情志刺激是誘發和加重糖尿病病情的重要因素之一。因此，應儘量避免情志刺激，可從以下方面著手。

### （1）增強糖尿病患者的自我控制能力

自控能力的強弱與患者的生理功能是否健全及對糖尿病的認識是否正確有關。有理智、自控能力強的人，能精神專一，發揮自己的主觀能動性，不為種種情志刺激所干擾。可根據患者的客觀表現，詳細述說病因，分析病情，使病人對疾病有正確的認識，以改變其不良的心理狀態，增強其自控能力。

### （2）儘量減少各種情志刺激因素

家庭成員、醫務人員、親朋好友對糖尿病患者的精神安慰、體貼照顧是非常重要的。

這種精神支援不僅避免了社會、家庭對糖尿病患者的不良情志刺激，而且能使患者保持良好的精神狀態，克服恐懼心理，增強戰勝疾病的信心。

## 3. 音樂及書畫療法

音樂療法是指利用音樂藝術以調節人的精神、促使疾病痊癒的一種治療方法。

音樂的物理作用是由其音調來影響人體的生物功能。音樂以音調作用於聽神經，進而影響全身各器官，如音響的振動頻率、節奏、強度與機體內相應的振動頻率一致，

即產生共振反應，可發生強烈的軀體反應，從而激發人體內儲存的潛能，使其由靜態轉為動態。樂曲的節奏、旋律、速度等方面不同，可引起興奮、鎮靜、鎮痛、降壓、降糖等作用，從而起到治療和康復作用。

書畫愛好者在習字練畫的時候，可以安定情緒，暢達胸懷。

糖尿病患者如能親自動手，或寫或畫，其中的樂趣無窮無盡。如不能親自動手，也可以做一名書畫欣賞者。對書畫的認真鑒賞過程，其中用神用心用力，並不低於書畫創作之人。學會如何欣賞書畫藝術，運用書畫的基礎知識，豐富自己的生活，對患者受益匪淺。

鄭板橋的竹子、齊白石的蝦、徐悲鴻的奔馬、張大千的潑墨山水，不知會給多少人帶來美的享受。當然患者在休閒生活中學習書畫藝術，主要是為了充實生活，調節情緒，陶冶性情，不必為了使自己達到專業水準而在精神上、體力上形成負擔，不妨輕鬆隨意一些，盡興就足矣。

# 九、糖尿病的藥物治療

治療糖尿病的藥物有許多，一般以口服或注射給藥。各種類型的胰島素多用來注射。口服的降糖藥不僅種類多，而且是治療糖尿病的重要藥物。

常用的口服降血糖藥有五類，包括磺脲類、雙胍類、$\alpha$－葡萄糖苷酶抑制藥、噻唑烷二酮類（胰島素增敏劑）、非磺脲類促胰島素分泌劑以及中藥類降糖藥等。

## 1. 磺脲類降血糖藥物

### （1）磺脲類降血糖藥物的適應證

① 由於磺脲類降血糖藥物主要是由刺激胰島 B 細胞釋放胰島素而降低血糖，因此適用於胰島有功能的輕型糖尿病患者。一般中年以上起病的 2 型糖尿病患者，經飲食治療與運動療法相結合而未能達到滿意效果者可選用。

② 40 歲以上起病的 2 型糖尿病患者，無酮症酸中毒，亦無感染等應激情況，體重又正常者，用磺脲類藥物大多有效；每天胰島素用量小於 40 單位，尤其是少於 20 單位的患者，試用磺脲類藥物替代治療可能更有效。

③ 40 歲以上起病的 2 型糖尿病患者，空腹血糖超過11.1 毫摩／升（200 毫克／分升），病程少於 10 年，從未用過胰島素治療，體重正常者可選用磺脲類，肥胖者可選用雙胍類或聯合治療。

④ 適當採用磺脲類藥物與胰島素聯合治療可加強療效，但需在醫生指導下根據具體病情確定。

### （2）磺脲類降血糖藥物的禁忌證

① 1 型糖尿病或胰源性糖尿病。

② 嚴重感染、高熱、應激或外傷及各種嚴重心、腎、肝、腦等急慢性併發症者均應禁用。大手術後一段時間內也應禁用。

③ 單純飲食治療可以使病情得到滿意控制者。

④ 肥胖症患者服用磺脲類降血糖藥物可使體重增加，最好不用或少用此藥。僅在高血糖未能控制時方可應用，但必須以嚴格控制飲食與積極運動為主，將體重控制到正

常範圍內。肥胖症患者應首選雙胍類降血糖藥，無效時才考慮用磺脲類降血糖藥。

⑤ 有糖尿病酮症酸中毒或高滲性昏迷的患者禁止使用。

⑥ 黃疸、造血系統受抑制、白細胞缺乏者禁用。

⑦ 對磺脲類藥物或類似化合物（磺胺類藥物）有嚴重不良反應史（不包括瑞格列奈）者。

⑧ 低血糖及易發生嚴重低血糖的疾病。

⑨ 妊娠時一般不用磺脲類降糖藥，以免引起胎兒畸形等，妊娠和哺乳期婦女需改用胰島素治療。老年人使用磺脲類藥物劑量要酌情調整；不推薦兒童服用。

### （3）甲苯磺丁脲

【適應證】適用於 2 型糖尿病患者，在經飲食控制、運動治療後血糖仍高者可選用本品。更適用於輕中度的老年糖尿病患者。

【用法】第 1、第 2 日，每次 1 克，每日 3 次，第 3 日開始每次 0.5 克維持量，每日 3 次，飯前服用。

【禁忌證】肝腎功能不良者用後有可能發生低血糖反應，如出現饑餓感、心悸、出虛汗、手抖、乏力等，應立即停用此藥。肥胖的 2 型糖尿病患者，每日胰島素需要 25～40 單位以上者應用此藥多無效。糖尿病酮症酸中毒、高滲性昏迷等重症搶救，大手術前後，孕婦、肝腎功能不良者不宜用。

### （4）氯磺丙脲

【適應證】本藥為長效製劑，適用於輕中度 2 型糖尿病患者。

【用法】每次 0.2～0.3 克，每日 1 次。血糖下降後，一日量可減至 0.1～0.2 克。

【禁忌證】不宜用於糖尿病急重症的治療。肝腎功能不良者禁用。

### （5）格列苯脲

【適應證】是目前治療 2 型糖尿病最常應用的藥物之一。作用快而強，應用後效果明顯，能很好地控制血糖，適用於血糖較高、用其他磺脲類降血糖藥物效果不佳者。

【用法】從小劑量開始服用，開始時每次 1.25～2.5 毫克，每日 2 次，餐前半小時服用。根據病情調整用量，劑量範圍為 2.5～15 毫克。

【禁忌證】老年人、血糖不甚高者儘量不用本品。肝腎功能不佳者慎用。大手術前後、孕婦等不宜用。

### （6）格列波脲

【適應證】適用於 2 型糖尿病的治療。用於輕度、老年糖尿病患者時應注意用量。

【用法】從小劑量開始應用，每次 25 毫克，每日 1～2 次，如服至每日 75 毫克（3 片），仍不能很好地控制血糖，不要再加大劑量，可增服雙胍類藥物。

【禁忌證】腎功能不全者禁用。

### （7）格列齊特

【適應證】適用於輕中度 2 型糖尿病的治療，尤其適用於合併微血管病變的患者，如糖尿病視網膜病變、糖尿病腎病、糖尿病神經病變等。也適用於老年糖尿病患者。

【用法】從小劑量開始，每次 40～80 毫克，每日 2 次，餐前 30 分鐘服用。以後根據病情調整用量，劑量範圍

為 80～320 毫克。

【禁忌證】與某些藥物合用可能引起低血糖，如非甾體消炎藥（特別是水楊酸鹽）、磺胺類抗生素、香豆素類抗凝藥、單胺氧化酶抑制藥、$\beta$-受體阻滯藥、四環素、氯黴素、雙環己乙啶、氯貝丁酯、乙醇等。1 型糖尿病，伴有酮症酸中毒，糖尿病昏迷者需要用胰島素治療。妊娠及哺乳期婦女慎用。肝、腎衰竭及磺胺過敏者均應禁用。

（8）格列吡嗪

【適應證】主要用於單用飲食控制治療未能達到良好控制的輕度、中度 2 型糖尿病患者；每日需要 30～40 單位以下胰島素治療者；對無症狀患者在飲食控制基礎上仍然有顯著高血糖，對胰島素有抗藥者可加用本藥治療，有效率為 87%。

【用法】開始每天 5 毫克，於早餐前 30 分鐘口服一次，以後根據空腹血糖和餐後 2 小時血糖，每週調整一次劑量，一般每次 2.5～5.0 毫克，逐漸加量，但最大劑量每天不超過 20～30 毫克。

【禁忌證】腎功能不良者慎用。

（9）格列喹酮

【適應證】適用於中老年 2 型糖尿病的治療。尤其適用於糖尿病腎病的患者，是目前磺脲類藥物中唯一一種從腎臟排泄少的藥物。

【用法】從小劑量開始，每次 15～30 毫克，每天 2～3 次。根據血糖調整用量，每日劑量範圍為 15～120 毫克。

【禁忌證】糖尿病腎病伴腎功能不全者在腎小球濾過

率低於 30 毫升／分鐘時，應避免使用本藥，需選用胰島素治療。對磺胺藥過敏者應避免應用本品。不適用於 1 型糖尿病、糖尿病昏迷及昏迷前期、糖尿病合併酸中毒或酮症、妊娠及晚期尿毒症患者。

### （10）格列美脲

【適應證】適用於飲食控制、體育鍛鍊、減肥均不能滿意控制血糖及磺脲類藥物治療失效的 2 型糖尿病患者。並且可減少外源性胰島素的需要量。

【用法】初始劑量一般每次 1 毫克，每日 1 次。如果此劑量不足以使血糖達到穩定狀態，應逐漸增加劑量，如每 1～2 週增加到 2 毫克、3 毫克、4 毫克或 6 毫克，特殊情況時可達 8 毫克，直到將血糖控制在理想水準。

大多數患者，1～6 毫克的劑量就足夠了。隨著糖尿病症狀的改善和血糖水準的穩定，以及胰島素敏感性的增加，格列美脲素的需要量也要及時相應減少，甚至停用，但一般需長期治療。

一般每日早餐之前一次頓服，若不進早餐，於第一次正餐之前頓服。服用格列美脲片劑時，不得嚼碎，應以足量的水（約半杯）送服。尤其注意，服藥後不要忘記進餐。

【禁忌證】格列美脲不適用於 1 型糖尿病、糖尿病酮症酸中毒、糖尿病昏迷前期或糖尿病昏迷的患者。也不適用於對其他磺脲類、磺胺類或賦形劑中任何成分過敏的患者。嚴重腎臟損害或肝功能損害的患者，應改為胰島素治療。妊娠期不能服用格列美脲，否則會影響胎兒。

對計畫懷孕的患者應改用胰島素。哺乳期婦女不宜服

用格列美脲，以防止嬰兒自乳汁中吸取，需改用胰島素治療或停止哺乳。

## 2. 雙胍類降血糖藥物

雙胍類降血糖藥物用於臨床上治療糖尿病已有數十年，目前國內常用的有苯乙雙胍（降糖靈）和二甲雙胍（降糖片）兩種。

### （1）雙胍類降血糖藥物的適應證

① 特別適用於肥胖的 2 型糖尿病患者，因為雙胍類不但能控制高血糖，還有減輕體重的作用。當經嚴格飲食控制和運動治療不能滿意控制病情時，應首選此類藥物。

② 中年以上起病的 2 型輕度、中度糖尿病患者，單純飲食治療效果不滿意者。

③ 用磺脲類降血糖藥物治療效果不滿意時，原發或繼發失效者，可改用雙胍類，或與雙胍類聯合服用，常可獲良效。

④ 需用胰島素治療的患者，雙胍類與胰島素聯合應用可以協助胰島素降血糖，減少胰島素的用量，並可緩解病情和減少血糖波動，但不能完全替代胰島素，須及時減少原胰島素劑量，以防止發生低血糖反應。

⑤ 對胰島素的使用劑量每天少於 20 單位的糖尿病患者，可採用口服降血糖藥治療，而對磺脲類有過敏反應或失效者，也可試用雙胍類。

⑥ 對胰島素有抗藥性的糖尿病患者，用雙胍類可減少胰島素用量，防治高血糖及酮症。

⑦ 對糖耐量異常者可防止其發展到症狀期或明顯糖尿

病。

### （2）雙胍類降血糖藥的禁忌證

① 2 型輕度糖尿病單純飲食控制效果滿意者，不宜應用雙胍類降血糖藥。

② 1 型糖尿病或中度、重度 2 型糖尿病必須用胰島素治療者。

③ 有酮症酸中毒、高滲性昏迷、重度感染、高熱、創傷、手術、妊娠、分娩、慢性營養不良、消瘦、心力衰竭及其他缺氧疾病的患者不宜使用。

④ 有腎功能損害者不宜使用，以免發生乳酸中毒。

⑤ 用此類藥容易反覆出現酮症酸中毒者不宜使用。

⑥ 使用胰島素每天超過 20 單位時，不宜單獨使用雙胍類藥物。

⑦ 糖尿病併發腎小球硬化症、眼底病變、神經病變、腦部併發症及周圍動脈閉塞伴壞疽者不宜使用。

⑧ 採用雙胍類降血糖藥治療後，約有 5% 因出現各種反應而停藥。雖然在美國比較強調雙胍類對心血管的副作用，但在國內罕見。

### （3）苯乙雙胍

【**適應證**】2 型糖尿病中病情較輕者，尤其適用於肥胖型者，可單獨應用。對中度糖尿病，血糖波動大者，也可與磺脲類、胰島素合用。肥胖者利用其抑制食慾，抑制腸道內的葡萄糖吸收，還可減輕體重。

1 型糖尿病患者應用胰島素量較大時，可加用苯乙雙胍以減少胰島素用量，有效控制血糖。

【**用法**】口服從小劑量開始，每次 25 毫克，每日 2～

四高健康診療

3次，餐後服用。根據血糖調整用量。劑量範圍為 50～100 毫克。如與胰島素、磺脲類合用時，應根據病情適當調整劑量。

【禁忌證】糖尿病急、重症的搶救，肝、腎功能不全者禁用。

### （4）鹽酸二甲雙胍

【適應證】成年人 2 型糖尿病及部分 1 型糖尿病。標準體重以上尤其是肥胖的 2 型糖尿病患者，應用磺脲類降糖藥血糖控制不良者，胰島素治療者加用二甲雙胍可減少胰島素的用量。

【用法】開始劑量為每次 0.25 克，每日 2 次，在餐後或進餐中服用，約 1 週後如血糖控制不良，可加 0.25 克，每日 3 次，以後根據病情調整劑量，每日總量不宜超過 1.5 克。

【禁忌證】腎功能損害者，血尿素氮和肌酐高於正常值；肝功能損害者；體內缺氧狀態，如心力衰竭、肺功能不全或任何有全身缺氧的情況；孕婦；酗酒者；既往有乳酸酸中毒病史者；合併糖尿病急性併發症者。以上均不能使用鹽酸二甲雙胍。當有禁忌證出現時應立即停藥，應定期檢查肝、腎功能和尿酮體。

### 3. α－葡萄糖苷酶抑制藥

α－葡萄糖苷酶抑制藥在臨床上使用的有兩種，即阿卡波糖（拜糖平）和伏格列波糖（倍欣）。此類藥物的作用機制是在小腸上皮細胞膜上抑制 α－葡萄糖苷酶的活性，使澱粉、多聚糖分解成葡萄糖的速度減慢，因此造成

腸道葡萄糖的吸收減慢，從而緩解餐後高血糖。

### （1）α－葡萄糖苷酶抑制藥的適應證

①2型糖尿病。早期可以單獨應用，後期可與其他降糖藥合用或與胰島素合用。

②1型糖尿病。在用胰島素治療同時加用阿卡波糖（拜糖平），對改善血糖控制及減少胰島素用量均有明顯效果。

③反應性低血糖。這種情況常見於糖尿病早期及糖耐量減低的病人。進餐後 0.5～2 小時的血糖往往增高，而在進餐後 3～4 小時發生低血糖。用此藥可以有效地防止或明顯減輕反應性低血糖的發作。

### （2）α－葡萄糖苷酶抑制藥的副作用

最常見的是胃腸道反應，如胃脹、腹脹、腹瀉等。其他副作用如乏力、頭痛、眩暈、皮膚瘙癢及皮疹。副作用發生的程度與劑量大小有關，故應從小量用起，逐漸加大劑量。

### （3）阿卡波糖

【適應證】1型或2型糖尿病的治療。可單獨應用或聯合應用降血糖藥治療2型糖尿病，而與胰島素聯用可有效地治療1型糖尿病，但不適於糖尿病急症（如糖尿病酮症酸中毒等）的治療。

【用法】每次 50～100 毫克，每日 3 次，口服。此藥需在飯前整粒吞服，或在進餐開始時與食物一起嚼碎，用少量開水送下。

【禁忌證】有明顯消化和吸收功能障礙的慢性胃腸功能紊亂者慎用。腸道狹窄及潰瘍者慎用。對本品過敏者禁

用。18 歲以下的患者勿用。

### （4）伏格列波糖

【適應證】只適用於已明確診斷為糖尿病的患者。對只進行糖尿病基本治療即飲食療法、運動療法的患者，僅適用於餐後 2 小時血糖值在 11.1 毫摩／升（200 毫克／分升）以上者。

除飲食療法、運動療法外，對並用口服降血糖藥或胰島素製劑的患者，服用本藥的指標為空腹血糖在 7.8 毫摩／升（140 毫克／分升）以上。

服藥期間必須定期監測血糖值，必須持續用藥。如果用藥 2～3 個月後，餐後血糖控制不滿意〔大於 11.1 毫摩／升（200 毫克／分升）〕，則必須考慮換用其他更合適的治療方法。

【用法】成人每次 0.2 毫克，每日 3 次，飯前口服，療效不明顯的經充分觀察後可將 1 次劑量增至 0.3 毫克。

【禁忌證】嚴重酮症、糖尿病昏迷或昏迷前的患者，嚴重感染的患者、手術前後的患者或嚴重創傷的患者，對本品成分有過敏史的患者，均不能使用伏格列波糖。

## 4. 噻唑烷二酮類（胰島素增敏劑）

近十年來，發現曲格列酮等藥物，對 2 型糖尿病有治療作用。在臨床上用曲格列酮 0.2～0.8 克／天，單獨應用或與磺脲類藥物聯合應用，均可使空腹及餐後葡萄糖水平下降，改善糖耐量，降低胰島素水準，說明該藥有增加胰島素敏感性的作用。該類藥物目前處於研製階段，但有報導稱有致嚴重肝損害的可能。

### （1）噻唑烷二酮類藥物的主要特點

① 單獨使用該類藥物，低血糖的發生率較低。

② 與磺脲類聯合使用可明顯改善磺脲類藥物失效患者的血糖水準。

③ 也可與其他類型的降糖藥聯合應用。

④ 此類藥物的主要副作用是水腫和血容量增加，但一般較輕。

⑤ 長期使用應定期檢查肝功能，有肝病或心功能不全者不宜使用。

### （2）羅格列酮

【適應證】2型糖尿病。

【用法】初始每次2～4毫克，每日1次，需進一步控制血糖的患者，劑量可增至每日8毫克。可空腹或隨食物一同服用，頓服或分次服用。不依賴進餐時間，使其應用更靈活。

【禁忌證】活動性肝病或血清轉氨酶增高則不可使用羅格列酮。

### （3）吡格列酮

【適應證】適用於2型糖尿病患者，可單獨使用，也可與雙胍類或磺脲類以及胰島素等藥物聯合使用。單純飲食控制和體育鍛鍊不足以控制血糖時，可使用鹽酸吡格列酮單藥治療。

【用法】初始劑量為每次15毫克或30毫克，每日1次。如對初始劑量反應不佳，可加量至45毫克或聯合應用雙胍類或磺脲類以及胰島素等。最大劑量為每日45毫克，服藥與進食無關。

【禁忌證】血清轉氨酶升高至正常上限 2.5 倍者則不應服用，同時用藥期間應定期監測肝功能變化。目前因尚無該藥在 18 歲以下患者中使用的資料，故不宜用於兒童患者。

## 5. 非磺脲類促胰島素分泌劑

### （1）非磺脲類促胰島素分泌劑的主要特點

① 起效快，清除也快，低血糖發生率低。

② 僅需餐前服用，不進餐則不用服藥，非常靈活。

③ 在兩餐之間，不刺激胰島素釋放，對控制全日平均血糖水準、減少併發症、改善胰島 B 細胞功能有一定意義。

④ 相對安全，老年糖尿病患者及輕度的糖尿病腎病患者也適用。

⑤ 和二甲雙胍合用有協同作用，與胰島素增敏劑合用藥效增強。

### （2）瑞格列奈

【適應證】適用於飲食控制、降低體重及運動鍛鍊不能有效控制血糖的 2 型糖尿病患者。可單獨使用，也可與其他口服降糖藥（如雙胍類、胰島素增敏劑、$\alpha$－葡萄糖苷酶抑制藥等）或胰島素合用。

【用法】起始劑量為每次 0.5 毫克，通常在餐前 15 分鐘內服用。以後根據需要可每週或每 2 週作一次調整。最大單次劑量為 4 毫克，最大日劑量不應超過 16 毫克。

【禁忌證】嚴重肝、腎功能不全的患者慎用。妊娠或哺乳期婦女禁用。12 歲以下兒童禁用。

（3）格列嘧啶

【適應證】用於治療 2 型糖尿病。

【用法】初始劑量為每日 1～1.5 克，早餐時一次口服，以後如需要可每日增加 500 毫克，於晚餐時一次服用。

【禁忌證】酮症酸中毒患者不能使用。肝病、腎病患者和孕婦忌用。

（4）農帕司他

【適應證】適用於飲食療法、運動療法、口服降血糖藥或用胰島素治療而糖化血紅蛋白值仍很高的糖尿病患者。用藥 10 週無效時應改用其他方法治療。

【用法】每次 50 毫克，每日 3 次，成人飯前口服。隨著年齡及症狀適當增減。

【禁忌證】妊娠及哺乳期婦女禁用。

## 6. 胰島素

### （1）胰島素治療是模仿正常人胰島素的分泌

胰島素是正常人體分泌的內分泌激素，已廣泛應用於臨床糖尿病的治療，不僅應用於 1 型糖尿病、妊娠期糖尿病的治療，同時也用於許多 2 型糖尿病患者的治療。

### （2）胰島素治療的優點

由於胰島素是人體的一種激素，因此只要正確使用，對人體是沒有任何害處的。胰島素必須由皮下注射，給患者帶來不便和痛苦是唯一的缺點。胰島素治療控制血糖能力最強。1 型糖尿病和妊娠期糖尿病只有使用胰島素才能控制住血糖；而 2 型糖尿病，在使用口服藥物控制不住血

糖時仍能用胰島素來控制血糖。

另外，在許多特殊情況下，如感染、手術等，都只有胰島素才能控制得住血糖。胰島素的副作用最少，胰島素不會有任何毒性，不損傷肝、腎等臟器。

### （3）哪些患者需要用胰島素

① 1 型糖尿病患者。此類患者一經診斷將終生依賴胰島素治療。不用胰島素治療會危及生命。

② 糖尿病患者妊娠或妊娠期糖尿病。

③ 2 型糖尿病患者經較大劑量口服藥物治療，血糖仍然控制不好時需要用胰島素來控制血糖。

④ 糖尿病患者出現嚴重急性併發症時，如酮症酸中毒、高滲性昏迷等。糖尿病合併嚴重感染時。

⑤ 糖尿病出現嚴重的慢性併發症時，如嚴重腎病、神經病變、視網膜出血等。

⑥ 糖尿病患者因其他疾病需行中、大型手術時。

### （4）胰島素的種類

胰島素的種類非常繁多，常根據作用時間、來源、胰島素濃度等分類。

### ① 根據作用時間分類

a. 短效胰島素：最常用的一種普通胰島素，為無色透明液體，皮下注射後 20～30 分鐘起效，作用高峰為 2～4 小時，持續時間為 5～8 小時。

b. 中效胰島素：又叫低精蛋白鋅胰島素，乳白色渾濁液體，起效時間為 1.5～4 小時，作用高峰 6～10 小時，持續時間為 12～14 小時。

c. 長效胰島素：又叫精蛋白鋅胰島素，乳白色渾濁液

體，起效時間為 3～4 小時，作用高峰為 14～20 小時，持續時間為 24～36 小時。

d. 預混胰島素：將短效製劑和中效製劑按不同比例混合，產生作用時間介於兩者之間的預混胰島素。如諾和靈 30、諾和靈 50R、優泌林 70／30。30R 是指將 30% 的短效 R 與 70% 的中效 N 胰島素混合；50R 是指短效 R 和中效 N 各占 50%。

② 根據來源分類

a. 牛胰島素：自牛胰腺提取而來，與人胰島素不同，療效稍差，容易發生過敏或胰島素抵抗。

b. 豬胰島素：自豬胰腺提取而來，與人胰島素不同，療效比牛胰島素好，副作用也比牛胰島素少。目前國產胰島素多屬豬胰島素。

c. 人胰島素：人胰島素並非從人的胰腺提取而來，而是通過基因工程生產，純度更高，副作用更少，但價格較貴。進口胰島素均為人胰島素。

③ 根據胰島素濃度分類

a. U-40：40 單位／毫升，用於常規注射。

b. U-100：100 單位／毫升，常專用於胰島素筆。

國內胰島素均為 40 單位／毫升，國外胰島素則兩種都有。不同濃度的胰島素有不同的用途，患者在用注射器抽取胰島素之前必需弄清楚自己使用的是哪種濃度的胰島素，否則後果嚴重。

（5）胰島素的存儲

胰島素作為一種生物製劑，在使用中必須恰當地保存。

① 對於那些不馬上使用的胰島素（沒有開封的瓶裝胰

島素和胰島素筆芯）應該保存在 2～8 攝氏度（冰箱的冷藏室中），直到有效期前，胰島素都會保持其有效的生物效應。

② 胰島素不能放在冰箱的冷凍室中，冷凍結冰的胰島素不能再解凍使用。

③ 瓶裝的胰島素在室溫下（大約 25 攝氏度）可以安全地存放 6 週左右。胰島素筆芯常溫下可以保存約 4 週。

④ 使用中的瓶裝胰島素可以放在冰箱的冷藏室中，保存約 3 個月。使用中的胰島素筆芯不要和胰島筆一起放回冷藏室中，可隨身攜帶保存 4 週。

⑤ 所有的胰島素都不能暴露在熱和直接陽光下。

⑥ 沒有冰箱，沒有開封的胰島素可以保存在陰涼乾燥處，保存時間相對縮短。

⑦ 乘坐飛機時，胰島素不要放在行李中托運，應避免結冰。

### （6）胰島素的注射方法

第一步：混合胰島素，需要的用具包括大小適中的消毒注射器、胰島素瓶、酒精棉籤。

① 弄清每一種胰島素的劑量以及最後的總劑量，即短效胰島素與中效及長效胰島素的劑量總和。

② 洗手。

③ 將中效或長效胰島素瓶在手掌間滾動。但不要搖晃，以免產生氣泡。

④ 在注射器內抽入與中效或長效胰島素等劑量的空氣。

⑤ 將中效或長效胰島素藥瓶正立在桌上，將注射器內

的空氣注入瓶中。

⑥ 抽入與快效胰島素等量的空氣，然後注入正立放置的快效胰島素藥瓶中。

⑦ 將此快效藥瓶倒置，以使藥液面蓋過針頭，抽入少量藥液。

⑧ 檢查注射器內有無氣泡，如有氣泡，可將藥瓶倒置將其排入瓶內。

⑨ 抽入定量的快效胰島素，如還有氣泡，則需反覆抽吸直至氣泡消失。然後倒拔出注射器。

⑩ 將中效或長效胰島素瓶倒置，插入注射器（此瓶內已注入空氣）。

⑪ 緩慢吸入一定量的中效或長效胰島素，此時注射器內兩種胰島素劑量之和應為需要的總量。

⑫ 此時不能再將注射器內藥物回推至瓶內，因為注射器內已經是混合的胰島素。再次檢查注射器內藥物的總量，如與所需劑量不符，應將注射器內藥液全部扔掉，重新再來。

⑬ 將注射器從藥瓶中拔出，蓋上針帽，放置於乾淨處所，切勿接觸他物以防污染。

**第二步**：胰島素注射，需要的設備包括消毒注射器、瓶裝胰島素、酒精棉簽。

① 洗手。

② 選擇注射部位。

③ 在雙手間滾動胰島素瓶（普通胰島素無需滾動），不要搖晃，否則會在胰島素內形成氣泡，影響胰島素注射時的劑量顯示。

④ 用酒精棉簽清洗胰島素瓶，待酒精完全晾乾後即可，但切忌用吹風機將其吹乾。

⑤ 將裝上針頭的注射器抽入與胰島素等劑量的空氣。

⑥ 去掉針頭帽，將針頭刺入胰島素瓶口的橡皮蓋，將注射器內空氣注入瓶內。

⑦ 用手抓緊注射器，然後將藥瓶倒過來，此時胰島素液面應超過針尖的位置。

⑧ 將一定劑量的胰島素抽至注射器內。

⑨ 檢查注射器內有無氣泡，如有氣泡，保持藥瓶倒置，將注射器內胰島素注回瓶內。

⑩ 再次抽入胰島素，如有必要，應反覆抽吸幾次直至注射器內不再有氣泡。

⑪ 拔出注射器，再次檢查劑量。

⑫ 如果在注射前將注射器放在一邊，在放下之前應將針帽蓋上，而且不能讓注射器針頭接觸任何物體。

⑬ 選擇脂肪組織較多的注射部位，如臀後部大腿外上方，腹部（離臍 1 公分之外）或臂部。然後消毒手及注射部位。

⑭ 用拇指與示指（食指）輕壓注射部位皮膚，然後在兩指之間進針，如果脂肪較多，可垂直進針。較瘦者或是兒童，可 45 度進針。

⑮ 快速進針。

⑯ 將注射器內藥物注入體內。

⑰ 將針頭拔出。

⑱ 用手指或乾棉球或紗布輕壓注射位點 5～8 秒，但不要揉擦。揉擦會使胰島素擴散太快，可能使皮膚發炎。

⑲ 將本次注射時間、注射位點以及注射量記錄下來。

## 7. 胰島素筆

### （1）什麼是胰島素筆

胰島素筆是一種胰島素注射裝置，比鋼筆略大，胰島素以筆芯的方式放在筆中，可隨身攜帶，用時只需拔下筆帽，就可進行胰島素注射，操作非常方便。它所使用的胰島素是專門的筆芯式胰島素，濃度與一般的胰島素不同，（一般的胰島素濃度為 U-40，即 40 單位／毫升，每支 400 單位），筆芯胰島素通常為 300 單位／支或 150 單位／支，用完之後更換筆芯繼續再用。

### （2）胰島素筆的優點

① 方便：免去患者用注射器在胰島素藥瓶中抽取胰島素的繁瑣過程。患者出門也不用再帶注射器、胰島素藥瓶、消毒藥棉等一大堆物品，而只需帶一支小小的「胰島素筆」就可以了。

② 簡單：胰島素注射過程更加簡單、隱蔽，可免去患者在公共場合注射胰島素的尷尬。有人甚至就在餐桌下面用一隻手完成胰島素注射，鄰桌的人可毫無察覺。

③ 視力不佳也可使用：視力不佳甚至失明的患者無法抽取胰島素及進行注射，但胰島素筆操作簡單，而且劑量設定有明確的「咔嗒」聲，因此視力不好者經訓練同樣可用胰島素筆進行注射。

④ 胰島素劑量更加精確：胰島素筆可用 1 個單位進行胰島素劑量調整。而注射器一般最小精確到 2 個單位。

⑤ 基本無痛：胰島素筆的針頭比專用胰島素注射器的

針頭更細，注射後基本沒有疼痛感。

### （3）胰島素筆的缺點

① 價格較貴：胰島素筆本身需兩百多元購買，還需使用專門的胰島素筆芯，目前我國只有國外產的胰島素筆芯，價格要貴一些。

② 不能注射兩種胰島素：當患者需要進行兩種胰島素混合注射時，胰島素筆無法一次完成。此時最好有兩支筆分別注射，給患者帶來不便。

### （4）胰島素筆的種類

① 一次性胰島素筆：有些胰島素筆是一次性使用的，用完之後，連筆帶芯一起扔掉，更換新筆。

② 可重複使用的胰島素筆：筆芯用完後，可更換筆芯再用，胰島素筆可以使用很多年，甚至終身。目前我國可以買到的主要是這種胰島素筆。

### （5）胰島素筆的操作過程

① 將胰島素筆芯裝入胰島素筆，下次使用就不用裝了，直到筆芯用完再更換。

② 裝上針頭，拔去針頭帽。

③ 初次使用，須將胰島素充滿針頭，否則劑量不準確。方法是對著空氣注射 1～2 單位胰島素，看到有胰島素從針頭流出就表示針頭已充滿。

④ 從後蓋調整欲注射的胰島素劑量，每調一個單位，聽到一次「咔嗒」聲。

⑤ 選擇部位，注射胰島素。注射後保留 2～3 秒再拔出針頭。

⑥ 蓋上針頭帽。

### （6）使用胰島素筆注意事項

① 胰島素筆為個人所有，千萬不要與別人共用。

② 注射後一定把針頭拔下，防止瓶中胰島素被污染，同時可避免溫度升高使胰島素流出。

③ 針頭雖然是一次性的，但可重複使用 5～6 次。

④ 用於胰島素筆的最佳胰島素是，預混型胰島素 30R 和 50R。

⑤ 30R 和 50R 胰島素筆的筆芯內有一玻璃小珠，注射前需要來回輕輕晃動幾下，玻璃小珠上下滾動會使預混胰島素充分混勻，但搖晃不要用力過大。

⑥ 注射完畢針頭一定要保留 2～3 秒後再拔出，否則針頭上殘留的一滴胰島素被帶出。

⑦ 不同胰島素使用不同胰島素筆。

⑧ 胰島素筆芯為 U-100 的進口胰島素，每瓶 300 單位。購買時注意不要搞錯。

⑨ 胰島素筆每次注射的劑量範圍為 1～70 單位。

⑩ 胰島素筆用完後不必放入 4～8℃冰箱，胰島素在常溫下可以放置 1 個月以上。

## 8. 胰島素泵

### （1）什麼是胰島素泵

胰島素泵又稱為持續皮下胰島素輸注，是近二十年來模擬人體胰島素分泌的胰島素輸注系統，可以將血糖控制在正常或接近正常水準而非常安全有效的裝置。

因為胰島素泵可根據電腦按正常人的生理節律分泌胰島素，故可使血糖控制在超乎想像的滿意程度。

## （2）胰島素泵的優點

胰島素泵本身有完備的安全保障系統和報警裝置，最小輸注胰島素量的精度可達 0.001 單位，不必擔心出現過量輸注現象。

同時省去每天多次注射胰島素的麻煩，不必再受定時進餐的約束，也無須為低血糖提心吊膽。最重要的是全天血糖都得到平穩的控制。

胰島素泵體積很小，泵與一根纖細的輸注管相連，給人體安裝胰島素泵就是利用助針器將軟管插入腹部皮下，整個過程沒有痛感，瞬間即可完成。胰島素泵攜帶方便，既可別在腰上，也可放在衣服口袋裏。

## （3）胰島素泵適應證

原則上，不管是 1 型還是 2 型糖尿病，只要需要注射胰島素的糖尿病患者都適合安裝胰島素泵。

特別是那些每日須多次注射胰島素、血糖波動大、低血糖和高血糖頻繁交替出現者，以及日常生活不規律、經常出差的患者。

糖尿病患兒和糖尿病孕婦更需要安裝胰島素泵以保證血糖得到嚴格控制。

# 十、糖尿病的中醫中藥治療

隨著醫學的發展，近年來中醫在治療糖尿病中提出了不少獨到療法，也收到了較好的效果。

中醫在糖尿病的治療上自成體系，總結出了中藥、推拿、運動、飲食以及民間單方驗方等特色治療經驗。

## 1. 中醫治療

### （1）滋陰清熱法

中醫認為糖尿病為陰津虧耗，燥熱偏盛。陰虛為本，燥熱為標。因此，滋陰清熱法是古今中醫治療糖尿病的基本方法。

滋陰清熱常用的中藥有：上消用天花粉、石膏、知母、沙參、生地黃、玄參、麥冬等；中消用天花粉、石膏、山藥、白朮、熟地黃、知母、生地黃等；下消用生地黃、熟地黃、玄參、枸杞子、首烏、黃芪、山茱萸、天花粉等。

### （2）補腎法

中醫雖然認為糖尿病有肺熱、胃燥、腎虛之分，但關鍵在於腎虛。常用的中藥有熟地黃、山茱萸、牡丹皮、山藥、茯苓、澤瀉、玄參、枸杞子等。

### （3）益氣養陰法

中醫認為糖尿病的本質為陰虛，病久耗氣，陰損及陽而致氣陰兩虛或陰陽兩虛，治療應用益氣養陰法。益氣養陰法常用的中藥有黃芪、黃精、太子參、生地黃、花粉、知母、葛根、天冬等。

### （4）健運脾胃法

中醫力主用健運脾胃治療糖尿病，臨證多重用黃芪、山藥、豬胰、雞內金等。健運脾胃常用的方藥有參苓白朮散、健脾丸、補中益氣丸、五味異功散等。

### （5）從肝論治法

糖尿病從肝論治的觀點始於清代，臨證多用逍遙散為

基本方加減應用，藥物為柴胡、當歸、白芍、薄荷、玉竹、瓜蔞、黃芪、牡丹皮、雞內金、甘草等。

### （6）活血化瘀法

近年來應用活血化瘀法治療糖尿病，直接或間接地糾正糖類、脂肪和蛋白質的代謝紊亂，使血糖下降，症狀改善。常用的活血化瘀藥物有當歸、紅花、益母草（坤草）、川芎、丹參、赤芍等。

### （7）益氣養陰活血法

氣陰兩虛兼有的糖尿病患者適於益氣養陰活血法治療，不僅可改善糖尿病的症狀，降低血糖、血脂，而且對糖尿病動脈硬化及微血管病變有較好的防治作用。

常用的藥物有黃芪、生地黃、玄參、當歸、丹參、川芎、益母草（坤草）等。

## 2. 治療糖尿病的中成藥

目前治療糖尿病常用的中成藥主要有以下幾種。

### （1）消渴丸

【功用】滋腎養陰、益氣生津。具有改善多飲、多尿、多食等症狀及較好的降低血糖的作用。

【主治】2 型糖尿病。

【用法】每次 5～20 粒，每日 2～3 次，餐前 30 分鐘服用。

【注意事項】由於本藥內含格列本脲（優降糖），所以嚴禁與優降糖同時服用，以免發生嚴重的低血糖。嚴重的肝腎疾病慎用，胰島素依賴型糖尿病患者不宜服用。

（2）降糖舒

【功用】益氣養陰、生津止渴，有改善口乾、便秘、乏力等症狀及降低血糖的作用。

【主治】2型糖尿病無嚴重併發症者。

【用法】每次6片，每日3～4次。

【注意事項】1型糖尿病及有嚴重併發症者不宜服用。

（3）玉泉丸

【功用】益氣生津、清熱除煩、滋腎養陰，有一定降血糖的作用。

【主治】2型糖尿病輕、中度患者及老年糖尿病患者。

【用法】每次5克，每日4次。

【注意事項】長期服用部分患者有胃腸道反應。

（4）降糖甲片

【功用】益氣養陰，生津止渴。

【主治】2型糖尿病。

【用法】每次6片，每日3次。

【注意事項】無明顯副作用。

（5）甘露消渴膠囊

【功用】滋陰補腎、益氣生津，有明顯的降糖作用。

【主治】2型糖尿病。

【用法】每次1.8克，每日3次。

【注意事項】無明顯副作用。

（6）六味地黃丸

【功用】滋陰補腎，不僅具有降糖作用，而且還具有降脂作用。

【主治】2型糖尿病證屬肝腎陰虛者。

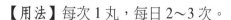 

【用法】每次 1 丸，每日 2～3 次。

【注意事項】陰虛化熱型糖尿病不宜服用。

### （7）石斛夜光丸

【功用】滋補肝腎、養肝平肝明目。

【主治】對糖尿病視網膜病變及早期糖尿病性白內障有一定療效。

【用法】每次 1 丸，每日 2 次。

【注意事項】忌菸、酒、辛辣刺激性食物。脾胃虛寒、大便稀溏者慎用。

### （8）參芪降糖片

【功用】益氣養陰、滋脾補腎。

【主治】2 型糖尿病。

【用法】每次 8 片，每日 3 次。

【注意事項】實熱證者禁用。

### （9）渴樂寧膠囊

【功用】益氣養陰生津。

【主治】氣陰兩虛型糖尿病，症見口渴多飲、五心煩熱、乏力多汗、心悸等。

【用法】每次 4 粒，每日 3 次，3 個月為 1 個療程。

### （10）消渴靈片

【功用】滋補腎陰、生津止渴、益氣降糖。

【主治】非胰島素依賴型糖尿病。

【用法】每次 8 片（每片 0.36 克），每日 3 次口服。

【注意事項】孕婦忌服，忌食辛辣。

### （11）金芪降糖片

【功用】清熱益氣。

【主治】氣虛內熱消渴病，症見口渴喜飲，易饑多食，氣短乏力等。用於輕中型非胰島素依賴型糖尿病。

【用法】每次 7～10 片，每日 3 次。

【注意事項】偶見腹脹，繼續服藥後，自行緩解。

### （12）糖脈康顆粒

【功用】益氣養陰，活血化瘀。

【主治】非胰島素依賴型糖尿病，對防治糖尿病併發症也有一定作用。

【用法】每次 6 克，每日 2 次。

【注意事項】孕婦慎用或遵醫囑。

## 3. 按摩療法

按摩療法是一種自然療法，包括患者自我按摩、他人被動按摩。實踐證明，按摩對糖尿病具有一定的治療作用，不僅可改善糖尿病的症狀，降低血糖和尿糖，更可防治血管神經併發症。自我按摩的方法如下。

先從頭面部始，後及腰、背、四肢進行。每日 1～2 次，每次 15～30 分鐘。手法由輕到重，以輕鬆舒適為宜。簡單自我按摩對糖尿病療效頗佳，有改善血液循環，促進新陳代謝、恢復臟腑功能的功效。

① 開天法：又稱推天法，用拇指或四指併攏，從印堂往後推過百會穴。每回推 100～300 次。

② 分順法：拇指從攢竹穴往左右分開，輕輕用勁往顳部方向推，推到太陽穴，再往下至耳前聽宮穴即可。連續 100～300 次。

③ 展翅法：大拇指尖部在風池穴上，其他四指自由擺

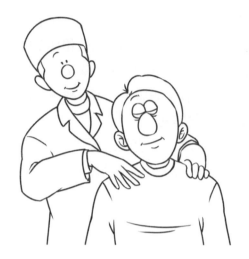

動，猶如仙鶴展翅，微微用力。每回 200～300 次。

④ 拿頂法：用手指緊緊按著頭的頂部，微微顫動，每回 300～500 次。

⑤ 鑽法：拇指或中指尖部緊壓某一穴位，微微用力，有如鑽石鑽。常用穴位為攢竹穴、太陽穴、睛明穴、迎香穴、風池穴等。每回 250～300 次。

⑥ 點迎香：拇指或中指指尖壓在迎香穴上，雙手微微顫動，徐徐用力。每回 300～500 次。

⑦ 胸部八字推法：雙手平放在胸廓上，往兩邊八字徐徐用力推開，往返按摩，每回 3～5 分鐘。

⑧ 腹部環推法：雙手平放在腹部，按胃腸順時針做環形按摩，每回 5～10 分鐘。

⑨ 上肢自我回推：一隻手放在另一臂的內側，從手腕部起往上推到腋部，每回 3～5 分鐘。

⑩ 下肢自我回推：雙手從大腿內側的根部往下推到腳

腕部，然後再從足後跟部往上回推，每回 5～10 分鐘。

按足三里：雙手拇指的尖部，按在足三里穴位上，徐徐用力，每回 1～3 分鐘。

### 4. 糖尿病的偏方、驗方

（1）方 1

【藥物】西瓜皮 16 克，冬瓜皮 16 克，天花粉 12 克。

【用法】水煎，每日 1 劑，分 2 次服。

（2）方 2

【藥物】天花粉 20 克，玉竹 15 克，竹葉 6 克。

【用法】水煎，每日 1 劑，分 2 次服。

（3）方 3

【藥物】玉米鬚 30 克，天花粉 30 克，地骨皮 30 克。

【用法】水煎，每日 1 劑，分 2 次服。

（4）方 4

【藥物】瓜蔞根 500 克，牛乳、竹瀝各適量。

【用法】瓜蔞根切薄片，用牛乳拌蒸，竹瀝拌曬，曬乾研細末，製蜜丸如綠豆大，每次服 6 克，每日 2 次，空腹服。

（5）方 5

【藥物】金銀花 20 克。

【用法】把金銀花洗淨，加水濃煎，取汁代茶飲，每日 1 劑。

（6）方 6

【藥物】西瓜皮、冬瓜皮各 15 克，天花粉 12 克。

【用法】加水煎服，每次半杯，每日 2 次。

（7）方 7

【藥物】蠶蛹 10 個。

【用法】加水煎服，每日 2 次。

（8）方 8

【藥物】烏梅 8 枚，黨參 50 克，大棗 15 枚，冰糖適量。

【用法】烏梅、黨參、大棗加水 3 碗共煎，水沸後 20 分鐘加入冰糖，再煎 10 分鐘，每次服 3 湯匙，藥可同吃。

（9）方 9

【藥物】乾生薑末 50 克、鯽魚膽 3 個。

【用法】兩味藥共調和成藥丸，每次服 5～6 丸，用大米湯送服，每日 1 次。

（10）方 10

【藥物】海蚌肉適量。

【用法】將海蚌肉搗爛燉熟，每日數次溫服。

（11）方 11

【藥物】豬胰（牛、羊胰也可以）數具。

【用法】豬胰洗淨、切碎、焙乾、研細，每次飯前服 3～5 克，每日 3 次，連續服用。

（12）方 12

【藥物】豬胰 200 克，玉米鬚 30 克。

【用法】豬胰、玉米鬚加水煎，分 2 次服用，每日 2 次。

（13）方 13

【藥物】豬胰 1 具，黃芪100 克。

【用法】豬胰、黃芪加水煎服，每日 1 劑，連用 10

日。

（14）方14

【藥物】蘿菜梗100克，玉米鬚50克。

【用法】加水煎，常服。

（15）方15

【藥物】鮮柿葉適量。

【用法】柿葉用食鹽浸漬後，每日吃5～6片。

（16）方16

【藥物】糯米、桑白皮各50克。

【用法】糯米爆成糯米花，與桑白皮共水煎，每日分2次服。

# 十一、糖尿病的預防與保健

## 1. 糖尿病的一級預防

### （1）對 象

一級預防是對糖尿病易感人群或已有糖尿病潛在表現的人群，有針對性地由改變和減少各方面的不利因素，最大限度地減少糖尿病的發生。對於40歲以上有糖尿病家族史的人，因不健康的生活方式而肥胖者，有高血壓病、高血脂症及早期冠心病者，妊娠期糖尿病及有生產巨大胎兒史者，都要列為一級預防的對象。對這些人，首先做葡萄糖耐量試驗，每2～5年須進行一次。凡葡萄糖耐量異常者要給予治療，改善機體代謝狀態。

四
高
健
康
診
療

（2）措　施

① 避免高脂肪飲食和過多甜食，防止和糾正肥胖。

② 加強運動鍛鍊，運動可使血糖和血脂被利用，這對糖耐量下降與肥胖者尤為重要。

③ 改變生活方式，戒菸及戒酒。

④ 定期測空腹血糖及餐後 2 小時血糖，一旦有升高趨勢，要做糖耐量試驗，以及時發現是否發展到糖耐量減低階段。

## 2.糖尿病的二級預防

### （1）對　象

二級預防是對已進入糖耐量減低階段的患者實施預防。目的是減緩這部分患者的病程及阻止進入到臨床糖尿病階段。由於這個階段很多患者已形成糖尿病的各種併發症。但是，這個階段患者沒有糖尿病的症狀而被忽視，因此，在這個階段有效地控制血糖水準，對預防糖尿病併發症有著重要意義。

### （2）措　施

① 對患者進行糖尿病知識教育，使他們明確葡萄糖耐量減低是糖尿病前期，如不很好控制，就會發展為糖尿病，並造成糖尿病併發症，要非常正規地進行治療。

② 要在醫師的指導下嚴格控制飲食，進行體育鍛鍊，自我監測血糖，必要時用雙胍類及 $\alpha$ －葡萄糖苷酶抑制藥治療。對影響或引發糖尿病併發症的疾病和因素要積極治療。

③ 要定期測定空腹血糖及餐後 2 小時血糖，至少每個

月測定一次，要定期做糖耐量試驗，一般每半年至一年做一次。

## 3. 糖尿病的三級預防

### （1）對　象

三級預防是對已進入到臨床階段的患者的預防，使糖尿病的併發症不發生或延緩發生，改善糖尿病患者的生活品質，延長壽命。

### （2）措　施

① 對患者進行糖尿病知識教育，使他們明確糖尿病的危害，明確治療糖尿病的目的及方法。

② 要在醫師的指導下進行飲食控制，運動鍛鍊，自我監測，合理用藥以及心理上的治療，將血糖控制在理想水準。

③ 要對影響或加速糖尿病併發症的疾病和因素進行積極干預，定期做有關檢查，及早發現、及早治療，以防止病情進展惡化。

## 4. 常用的糖尿病自我保健方法

糖尿病是一種慢性終身性疾病，患了糖尿病後，應該學會怎樣照顧自己，配合醫師把病情控制好，使各種併發症不發生或延緩發生，保證生活品質，延長生命。

### （1）調整情緒

保持心情舒暢，克服悲觀和沮喪的情緒，多參加社會交往，學習糖尿病方面的知識，向醫師諮詢各種治療方面的知識，才能將糖尿病控制好。

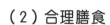

### （2）合理膳食

在醫師的指導下，制訂以低糖、高蛋白、高纖維素、低脂肪的飲食計畫，控制好自己的飲食。

### （3）適量的運動

制訂每天適合自己的運動量，在運動中增強體質，控制血糖。

### （4）學會自我監測

遵醫囑用藥，一定要定時定量。定時監測血糖、尿糖、尿酮體、血脂、血壓、腎功能、眼底、心血管等方面的情況，並記錄下來，以供自己總結經驗及醫師參考。

### （5）隨身攜帶糖尿病卡片

外出時應在方便取出處隨身攜帶糖尿病卡片或設置標誌物，上面注明患有糖尿病，使用什麼藥。當有昏迷及發生意外時，周圍的人會根據這些提示進行幫助。還要隨身攜帶一些糖果或食物，以備急需。

### （6）注意個人衛生保健

① 皮膚要保持清潔，要經常洗澡，用中性的溫和肥皂浴液和溫熱水，防止皮膚破損而引起感染。有感染者應立即到醫院治療。

② 糖尿病患者由於合併周圍神經病變及微血管病變，末梢血液循環差，皮膚感覺遲鈍，局部抵抗力降低，容易受到外傷侵害而引起感染或導致糖尿病足。因此，必須重視雙足的保健，每天用溫熱水洗腳，要穿乾淨柔軟合腳的襪子和鞋。長途旅行坐車時要注意經常活動一下腿部，不要自己處理腳上的雞眼或繭子，發現足部有顏色及溫度的變化，應及時到醫院檢查、治療。

③ 保持口腔衛生，每餐後及睡前刷牙、漱口，防止口腔感染。要定期到醫院檢查牙齒，如有牙病要及早治療。

④ 注意天氣變化及飲食衛生，有感冒、肺炎及其他感染性疾病要及時到醫院，在醫師的指導下進行治療，防止急性併發症的發生。

⑤ 防止便秘、多吃富含膳食纖維的食物，養成每天定時大便的良好習慣，防止用力排便引起高血壓、心肌梗塞、眼底出血或腦出血等。

# 十二、糖尿病的誤區

## （1）糖尿病喝水多必須要控制

糖尿病常有口渴、喝水多的表現，有人認為患糖尿病後控制喝水，可以減輕症狀。其實這是一個誤區。控制糖尿病患者喝水，不僅不能減輕症狀，相反會加重病情。

因為，糖尿病患者喝水多是體內缺水的表現，喝水是人體的一種保護性反應，有利於體內代謝毒物的稀釋和排泄。喝水有預防糖尿病酮症酸中毒的作用。喝水可改善血液循環，對老年患者可預防腦血栓的發生。而患糖尿病後控制喝水不但不能治療糖尿病，反而可引起酮症酸中毒或高滲性昏迷，使糖尿病更加嚴重，是非常危險的。特別是已經發生酮症酸中毒時更應大量飲水。當然，嚴重腎功能障礙導致尿少、水腫時，要適當控制飲水。

## （2）胰島素會上癮，堅決不能用

對 1 型糖尿病患者來說，因為口服藥物沒有效果，因此必須使用胰島素治療。對於需要用胰島素治療的 2 型糖

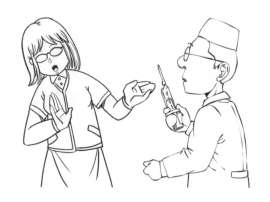

尿病患者，也要接受胰島素治療。但是往往比較困難，原因就在於這些患者心中有一個根深蒂固的誤區，認為胰島素可「上癮」，堅決不能用。

胰島素是人體內的正常激素，正常人每天要產生並分泌大量的胰島素。1型糖尿病自身絕對不能產生胰島素，因此需要終生使用外來的胰島素治療。2型糖尿病患者體內胰島素相對不足，因此糖尿病初期，先可用口服藥物促進人體胰島素的產生和作用，但其中半數以上終因長期藥物刺激使人體胰島功能衰竭，也需用外來的胰島素治療。因此，胰島素治療完全是因為病情的需要而定。而且胰島素是正常人體激素，與「鴉片」毫無共同之處。

2型糖尿病患者使用胰島素治療後，可以使胰島得到很好的休息，胰島功能恢復一段時間後，部分患者仍能撤掉胰島素，繼續接受口服降糖藥物治療，達到控制血糖的目的。

### （3）查出尿糖就是糖尿病

儘管糖尿病患者尿中能檢查出糖，但並不能因尿中查出糖就確診患了糖尿病。因為，尿中的有些物質也能導致

尿糖檢查呈現陽性反應，如一些不是葡萄糖的碳水化合物（果糖、半乳糖等）就能出現尿糖的陽性反應。

另外，大量的維生素 C、水楊酸鹽、青黴素等也能引起尿糖的假陽性反應。相反，某些糖尿病患者，如老年患者或者伴有腎病的患者，儘管他們血糖可能很高，但尿糖很可能是陰性反應。

在特殊情況下，腎糖閾發生改變，而出現血糖雖然低於 8.9～10 毫摩／升（腎糖閾值）就出現尿糖或血糖高於 8.9～10 毫摩／升（腎糖閾值）也不出現尿糖的特殊情況。

為此，不能單憑尿糖檢測結果來判定是否患了糖尿病，還應進行血糖及其他檢驗才能確診。所以說，查出尿糖未必就一定患上了糖尿病。

### （4）夏季可以不服降糖藥

夏季天氣悶熱，食慾普遍不好，喜歡吃一些清淡的食物。並且因為炎熱，代謝旺盛，體內能量消耗大，因此，大多數人血糖相對偏低一些，尤其是糖尿病患者更是如此。同時，在夏季裏，我們的身體對胰島素的敏感性增高，胰島素的分泌也要比其他季節多，這也是造成夏季血糖偏低的原因。

但是，千萬不要以為血糖偏低，就應減少降糖藥物的用量，甚至乾脆停止服用降血糖藥。這純屬誤區，也許正是這個誤區，導致許多糖尿病患者的血糖不正常。

【正確的做法】糖尿病患者要密切監測自己的血糖變化，決不能盲目減少降糖藥物的劑量。而是應該在血糖降到正常範圍一段時間後，在醫生的指導下酌情調整藥量。

四高健康診療

### （5）血糖降到正常就停藥

在平時，常可以看到不少的糖尿病患者，經過一段時間的治療，症狀減輕，甚至消失，血糖也降至正常水準，非常高興，並且急急忙忙把降糖藥物也停掉了，自認為病好了，還吃藥幹嘛。其實，這是一個誤區。

糖尿病是一種終身性疾病，目前尚不能根治，需要長期乃至終生用藥。患者經藥物控制後症狀消失，血糖降至正常，但這並不意味著糖尿病已痊癒，還應繼續用藥維持，飲食控制和體育鍛鍊也決不能放鬆，切忌擅自停藥。否則會造成糖尿病捲土重來，使病情復發甚至惡化，同時促進併發症的發生發展。此時，再用原來劑量的降糖藥物就不起作用了，而需要增大劑量，甚至要多種降糖藥物聯合治療。這樣不但身體受到損害，而且醫療開支進一步增大，實在得不償失。

還有一種可能，症狀減輕，甚至消失，血糖也降至正常水準，並不是用藥治療的結果。而是體內又患上別的疾病，如垂體瘤，就可能出現糖尿病症狀全部消失的情況。因為，人的腦垂體可以分泌促腎上腺皮質激素、促甲狀腺激素和生長激素。促腎上腺皮質激素、促甲狀腺激素可促使血糖增高，而生長激素可產生抗胰島素作用，也使血糖增高。如果垂體發生腫瘤，功能降低，不能分泌促腎上腺皮質激素、促甲狀腺激素和生長激素，或者分泌量大大減少，血糖自然會隨之下降，糖尿病症狀就會消失。

因此，糖尿病患者在沒有確切原因的情況下，症狀突然消失，千萬不要停藥，而首先應該到醫院進行專科檢查，聽從醫師的意見。

# 高尿酸與痛風

　　痛風病又叫高尿酸血症，顧名思義是血尿酸升高所致。痛風是一種非常古老的疾病，早在西元前5世紀就有痛風發病情況的記載。因為痛風是由海鮮、大魚大肉等高蛋白質、高脂肪飲食引起的，所以隨著我國人民生活水準的提高，痛風的發病率逐漸升高並日趨年輕化。

　　痛風不僅症狀重，而且容易產生嚴重併發症，給健康和壽命帶來威脅。不過，只要我們科學地進餐和運動、合理的進行監測、規範使用藥物，痛風完全可以預防、病情可以得到控制，維護健康。

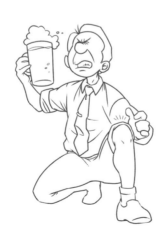

# 一、尿酸與痛風

## 1. 尿　酸

尿酸是人體內嘌呤經過代謝後的最終產物，主要由細胞代謝分解的核酸和其他嘌呤類化合物，以及食物中的嘌呤經酶的作用分解形成。

## 2. 血尿酸

人體血清中的尿酸叫血尿酸，其含量代表了血尿酸的水準。我國正常成年男性血清尿酸水準比女性高，占約70%。男性血中尿酸水準為 150～380 微摩／升（2.4～6.4 毫克／分升），女性更年期的血尿酸水準為 100～300 微摩／升（1.6～5.0 毫克／分升）。血清尿酸水準與種族、生活飲食習慣、年齡、性別、體重及體表面積等有關。

據統計，青春期男性血清尿酸略高於成年人，而正常男性在成年期血清尿酸水準變化則很小，波動範圍處於相對穩定狀態。青春期女性血清尿酸水準上升幅度也很小，但停經期後的婦女則不然，血尿酸水準明顯升高。

### （1）血尿酸增高

① 正常情況下，人體內的血尿酸水準都處於正常值範圍內。但在病理情況下，血尿酸的增高通常多見於痛風患者。但少數痛風患者在痛風發作時血尿酸測定正常。血尿酸水準增高但無痛風發作的患者，稱為高尿酸血症。

② 一些患者在疾病的發展階段，體內的細胞增殖週期

增快、核酸的分解代謝增加時，血尿酸水準可增高，如患白血病及其他惡性腫瘤、多發性骨髓瘤、真性紅細胞增多症等。經化療後腫瘤患者的血尿酸升高更明顯。

③ 在腎功能不全的患者中，常伴有血清尿酸增高。常見的腎臟疾病，如急慢性腎炎；其他腎臟疾病的晚期，如腎結核、腎盂腎炎、腎盂積水等。

④ 氯仿中毒、四氯化碳中毒、鉛中毒、子癇、妊娠反應及經常食用富含嘌呤的食物等，均可引起血中尿酸含量增高。

## （2）血尿酸降低

血尿酸降低多見於惡性貧血、凡科尼綜合徵等疾病。

## 3. 尿尿酸

尿尿酸是嘌呤經人體代謝後從腎臟排出體外的那部分尿酸。僅有尿尿酸的異常增高對痛風的診斷意義並不大，也就是說不能診斷為痛風。有許多患者尿尿酸排出正常或排泄不足，懷疑自已得了痛風。

我們可以由尿液和相關的檢查瞭解尿酸排泄情況，鑒別尿酸的增高是由痛風引起或其他疾病引起，協助診斷。

## 4. 尿酸的形成和排泄

**人體內的尿酸來源有二個：**

① 體內細胞所含的蛋白質經過氧化分解和代謝，由轉運，產生核酸和其他一些嘌呤類化合物，經過一些酶的作用生成尿酸；

② 食入的蛋白質中，所含嘌呤類化合物及核酸，經過

消化、吸收，在體內一些酶的催化作用下生成尿酸。

尿酸是人體的代謝產物，必須排出體外。其主要的途徑是經過氧化和分解代謝而被破壞，然後經過人體的轉運而排出體外。

正常情況下，人體每天產生尿酸約 750 毫克，尿酸排出量約為 600 毫克，其中 2 / 3 的尿酸經腎臟排泄，1 / 3 的尿酸在腸道分解排出。因此，健全的腎功能是排泄尿酸的重要條件。當然，腎臟排泄尿酸的能力也是有限的，每日最大排泄量為 800～1000 毫克。尿酸生成量過多，超過腎臟排泄能力時，血尿酸就會升高、瀦留，導致痛風的發生。據統計，大約 90%的原發性痛風患者高尿酸血症是因為腎臟排泄不足造成的。

另外，尿量及尿液的酸鹼度也是尿酸能否充分排出的重要因素。因為尿酸的排出量與尿酸鹽在尿中的溶解度有關，如每天的飲水量不足，尿量就會減少，尿液過於濃縮，酸性增強，尿酸就不容易溶於尿中排出，而沉積於腎臟、關節或其他組織中，引起痛風。

### 5. 什麼是高尿酸血症

尿酸在絕大多數人體內都有一個正常的範圍，男性血尿酸為 150～380 微摩／升（2.4～6.4 毫克／分升），女性更年期以前的血尿酸水準為 100～300 微摩／升（1.6～5.0 毫克／分升），血清尿酸的飽和濃度為 420 微摩／升（7 毫克／分升），高於此值即為高尿酸血症。

高尿酸血症者一般常伴有肥胖、糖尿病、動脈粥樣硬化、冠心病、原發性高血壓等疾病。

當患者長期高尿酸血症時，即血中尿酸鹽達到或超過其飽和度時，尿酸結晶沉積在腎臟，最終引起高尿酸性腎病；尿酸鹽沉積在腎盂、腎盞及輸尿管，形成結石，阻塞尿路，影響健康；尿酸鹽也可以沉積在關節、軟骨中，形成痛風性關節炎，影響行動。

# 二、痛風的原因

## 1. 人為什麼會得痛風

人體內的尿酸是由一種叫做「嘌呤」的物質經分解後產生的，經腎臟排出體外。正常情況下，血液中的尿酸保持在一定的水準上。如人體內的尿酸生成過多或排泄受阻，血液中的尿酸便會增高，超過正常值的範圍。過多的尿酸蓄積在體內，時間長了就會沉積在關節、腎臟或其他組織內，刺激這些組織，最終引起關節炎、腎損害、尿路結石等痛風急性發作。

① **尿酸排泄減少**：尿酸排泄減少是引起高尿酸血症的重要原因，如腎小球濾過尿酸量減少，腎小管重吸收尿酸量增多，尿酸鹽結晶在泌尿系統沉積，使之不易排出。

② **尿酸生成增多**：尿酸生成增多是食用過多含有嘌呤的飲食使尿酸生成過多。

痛風的主要發病誘因是暴飲暴食，尤其是大量食用含嘌呤豐富的食物，引起尿酸的生成增加，超過了人體代謝的負荷量，最終引起高尿酸血症而誘發痛風性關節炎的急性發作。如常見進食大量動物內臟、蟹、蝦、獅子頭、羊

肉串、過度飲酒，尤其是飲大量啤酒後引起痛風的急性發作。據資料統計，飲啤酒為痛風發作最常見的誘因，約占60%；其次為食用海產品，約占18%，食用動物內臟約占14%。高嘌呤食物與食物所含嘌呤的多少有關，並且與進食量也有關。比如豆製品的嘌呤含量不是最高，但進食過多豆製品，也會誘發痛風。

其他誘因，還包括酗酒、創傷、外科手術、過度勞累、受寒、服用某些藥物（如長期用利尿藥、吡嗪酰胺、水楊酸類藥物及降尿酸藥物使用之初）、精神長期緊張、食物過敏、饑餓、關節局部損傷、感染、穿緊鞋、走路多、久居陰冷潮濕環境等。

### 2. 哪些人容易患痛風

隨著社會經濟的發展，人們生活水準的提高，飲食結構的改變，生活節奏的加快，痛風的發病率直線上升，已成為經濟發達地區較為常見的疾病。

據觀察研究和資料統計分析，下列人群容易發生痛風，是這種疾病的易發人群。

① **遺傳**：痛風是一種遺傳酶缺陷性疾病，具有遺傳傾向，因此家族中有痛風病史的患者，容易患痛風。

② **年齡**：年齡大者比年輕人更易患痛風，特別是40歲以上的中老年人容易患痛風。

③ **性別**：男性比女性更易患痛風。

④ **體重**：肥胖、體重超過標準的人容易患痛風。有資料報告，痛風患者中78%體重超過標準的10%，57%體重超過標準的30%。

⑤ **飲食習慣**：貪食肉類的人比素食者更易患痛風。

⑥ **營養**：營養過剩的人比營養一般的人容易患痛風。

⑦ **疾病**：患有糖尿病、高血壓病、高血脂症的人容易患痛風。有資料報告，糖尿病患者中同時患有痛風的占 0.1%～9%，而同時患有高尿酸血症者占 2%～50%。

男人為什麼更容易得痛風，發病造成性別差異的原因雖然不是十分清楚，但可能與男性在工作和交往中應酬較多，且應酬時喜歡飲酒和吃大量含嘌呤多的食物有關。而女性由於體內雌激素水準較高，促進尿酸的排泄，故在停經期前很少患痛風。在停經期後，由於體內雌激素水準急劇下降，因此，女性痛風的發病率接近同年齡男性。由此可見，雌激素水準的維持是預防痛風的一種因素。

# 三、痛風的表現

## 1. 怎樣早期發現痛風

根據現在的醫療條件和醫療水準，完全可以做到早期發現痛風。凡屬於下列容易患痛風的人，應定期做好體檢，進行血尿酸的常規化驗，就可以早期發現、早期治療。

① 肥胖的男性或經常食用高嘌呤飲食的人及停經期後的女性。

② 有高血壓、動脈硬化、冠心病、腦血管病（如腦梗塞、腦出血）的患者。

③ 有痛風家族病史的人。

④ 有腎結石，尤其是多發性腎結石及雙側腎結石患者。

⑤ 原因未明的關節炎，尤其是中年以上的、以單個關節炎發作為特徵的患者。

⑥ 長期嗜食肉類，並有飲酒習慣的中年以上的人。

凡屬於以上所列情況中任何一項的人，都應主動到醫院進行有關痛風的化驗檢查，以便早期發現痛風及高尿酸血症。如果首次化驗檢查血尿酸正常，並不能輕易排除痛風及高尿酸血症。以後，要定期復查，至少每年應檢查一次，這樣就可以做到早發現早治療。

## 2. 痛風的表現

### （1）無症狀

有些痛風患者，化驗尿酸持續性或波動性增高，但是沒有明顯的症狀，可以長達數年或數十年。但隨著年齡增長，痛風症狀出現的概率在增加，症狀出現與高尿酸血症的水準和持續時間有關。

### （2）急性關節炎

痛風性關節炎的特點如下。

① 常午夜發病，多因關節劇烈疼痛而驚醒，特別是下肢遠端某一個關節紅、腫、熱、痛和活動障礙，最常見的關節是拇趾關節和第一蹠趾關節。其次易發的關節依次為踝關節、膝關節、腕關節、指關節、肘關節等。

② 發熱，白細胞增高，血沉加快，服用秋水仙鹼有明顯的療效。

③ 急性關節炎症初次發作常為自限性，即一般經 1～2 天或多至幾週可自行緩解，可伴有脫屑和瘙癢症狀。

④ 急性期有高尿酸血症，血尿酸和尿尿酸均增高。

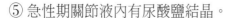

⑤ 急性期關節液內有尿酸鹽結晶。

### （3）痛風的間歇

兩次痛風發作之間的一段靜止期稱為間歇期。在間歇期患者可無任何症狀，此期持續的時間有長有短，幾個月或幾年。大多數患者一生中，痛風可反覆發作多次，但也有發作一次後從未再發。大多數患者痛風發作的間隔時間為 6 個月至 1 年，少數患者間隔時間可長達 5～10 年。有些患者未用抗高尿酸藥物，發作次數漸趨頻繁。病程越是晚期，病情越重，持續時間越長，緩解越慢。

### （4）尿酸鹽結晶

尿酸鹽結晶又稱為痛風石，是尿酸鹽結晶沉積在關節內形成的。這是血液中持續高濃度尿酸，形成尿酸結晶的結果。痛風石形成的速度、大小、多少與尿酸濃度的高低及持續時間有密切關係，血中尿酸濃度越高，持續時間越長，痛風石形成的概率就越大。一般，患痛風後 20 年，大約 70%的患者出現痛風石。

## 3. 痛風的分期

隨著病情的逐漸加重，可從沒有自覺症狀發展到出現關節炎，再進展為腎功能衰退，經歷高尿酸血症期、痛風早期、痛風中期、痛風晚期四個階段。

### （1）高尿酸血症期

這個階段也稱痛風前期，患者可以沒有任何自覺症狀，而僅僅是血尿酸升高。如果在這個階段注意飲食、適當運動、避免過度勞累，很可能長期穩定在高尿酸血症期，推遲痛風性關節炎首次發作的時間，甚至終生都不會

出現痛風性關節炎等症狀。

### （2）痛風早期

在這個階段，患者除了化驗血尿酸升高外，還會有痛風的典型症狀，如急性關節炎的發作，但是關節炎發作後一般不留後遺症。不過，在首次發作後，痛風性關節炎常可反覆急性發作，數日後又逐漸緩解。因為此階段病情較後兩個階段輕，也沒有腎臟的病變，故可稱為「痛風早期」。此時如能積極配合醫生治療，降低血尿酸，預防以後痛風性關節炎的反覆發作，還可以使痛風停留在早期。

### （3）痛風中期

痛風性關節炎反覆發作，長期的炎症刺激可引起關節不同程度的骨質破壞和活動障礙。患者的活動量減少，體質越來越差，痛風更容易復發，形成惡性循環。此期間保護關節功能是患者的一項重要任務。

### （4）痛風晚期

這是痛風發展最為嚴重的階段，常常因為不能及時就醫而致痛風反覆發作。此階段關節畸形和功能障礙已經非常明顯，痛風石數量多、體積大，腎臟功能明顯減退。患者整體狀態差。但是如能積極治療，同樣可以帶病延年。

# 四、痛風的併發症

痛風的併發症比較多，如關節僵硬、痛風石沉積、痛風性慢性關節炎、關節畸形、慢性腎功能衰竭、急性腎功能衰竭、瘺管形成、尿路感染、糖尿病、肥胖、高血脂症、高血壓和心腦血管病等。

其中糖尿病、高血壓、高血脂症和肥胖以及心腦血管疾病是比較常見和嚴重的四大併發症。

## 1. 糖尿病

糖尿病與痛風都是因為體內代謝異常引起的疾病。

糖尿病是因為調節血糖的胰島素出現相對或者絕對的不足，導致體內持續處於高血糖狀態；而尿酸與血糖之間有很大關係，通常尿酸值高者，血糖值也高。

據統計，痛風患者發生糖尿病的概率比一般正常人高2～3倍。痛風和糖尿病同屬代謝性疾病，其發生均與體內糖、脂肪、蛋白質等的代謝紊亂有關。痛風患者易患糖尿病的原因還與遺傳缺陷、肥胖、營養過剩及缺乏活動等有關係。

此外，還有人認為，血尿酸升高可能會直接損害胰島B細胞，影響胰島素分泌從而引發糖尿病。

## 2. 高血壓

痛風患者可由於痛風性腎病及腎結石所引起的腎臟損害而發生腎性高血壓。這種情況主要見於痛風性腎病的中晚期。但為數不少的無痛風性腎臟病變的痛風患者也可伴發高血壓病，其發生率可高達50%以上。

## 3. 高血脂和肥胖

痛風患者絕大多數都有不同程度的血脂紊亂情況，可占總人數的75%～84%，大多表現為甘油三酯升高、高密度脂蛋白膽固醇下降並伴有脂蛋白膽固醇比值異常，也有

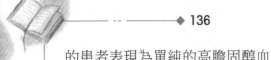

的患者表現為單純的高膽固醇血症。痛風患者易併發血脂紊亂的原因如下。

① 與胰島素抵抗有關，由於胰島素抵抗導致胰島素相對不足，進而導致體內內環境的紊亂，引發血脂紊亂。

② 與痛風患者酗酒的生活習慣有關，飲酒可以引起血脂代謝紊亂，主要表現為甘油三酯和低密度脂蛋白膽固醇升高，膽固醇和高密度脂蛋白膽固醇的變化不大。

③ 與痛風患者的日常飲食習慣有關。其中大多數人偏向攝取高脂高熱能食物，因此體內的脂肪含量相當高，膽固醇值也常超過正常值。

### 4. 心絞痛、心肌梗塞、腦血管障礙

痛風病與心腦血管的關係非常密切，痛風患者的大動脈硬化性疾病，如冠心病、腦中風的患病率明顯高於非痛風患者。痛風患者，尤其是合併冠心病、高血壓的患者，當病程足夠長的時候，在血尿酸水準較高的情況下，較多的尿酸鹽結晶沉積在心肌，甚至進而引起尿酸性心臟病。

痛風患者容易併發心腦血管疾病的原因很複雜，與高尿酸血症人群的高血壓、高血脂狀態有關，而尿酸本身也會引發動脈硬化的發生，初步判斷為綜合因素在其中發揮了作用。與相同年齡的非痛風者相比較，痛風患者合併冠心病的發生率約為非痛風者的 2 倍。

痛風患者易合併冠心病的原因如下：尿酸鹽可直接沉積於動脈血管壁，損傷動脈內膜，刺激血管內皮細胞增生，誘發血脂在動脈管壁沉積而引起動脈粥樣硬化。其他一些因素，如肥胖、高血脂、高血壓、飲酒及缺乏足夠的

體育運動等，在痛風患者中也十分普遍，這些因素都是導致動脈硬化和冠心病的危險因素。

## 5. 痛風性腎病

### （1）原　因

痛風性腎病是痛風患者最嚴重的併發症之一，可以造成死亡。痛風性腎病是由尿酸廣泛地沉積在腎髓質內而造成腎臟的慢性損害，導致痛風性腎病的原因有以下幾種。

① **血中尿酸的濃度**：血尿酸濃度越高，越容易在腎臟內沉積而引起痛風性腎病。

② **尿中尿酸的排出量**：尿中尿酸排出量越多，痛風性腎病的發生率也越高。

③ **尿的酸鹼度（尿 pH 值）**：尿液的 pH 值較低（即酸性），尿酸就容易在腎臟及尿路中沉積。當尿 pH 值在 5.2 以下，80%左右的尿酸均不易游離而發生沉積，當尿 pH 值升至 6.6 時，幾乎所有的尿酸都處於游離狀態而由尿中完全排出。所以，痛風患者的尿 pH 值應維持在 6.0 以上。

④ **尿量**：尿中尿酸的溶解與尿量有關，尿量少則尿酸不易溶解，尿量多則溶解度高，對尿酸排泄有利。因此，痛風患者每日尿量應在 2000 毫升左右。

⑤ **腎臟功能狀態**：腎臟功能受損減退時，腎小球濾過尿酸以及腎小管分泌尿酸的能力均下降，尿酸就容易在腎內沉積而導致尿酸性腎病。

⑥ **泌尿系統感染與畸形**：痛風患者合併泌尿系統感染或畸形，易導致尿酸性腎病。

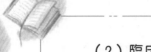 

（2）臨床表現

痛風性腎病進展極為緩慢，可長達十幾年甚至幾十年而無臨床症狀。也有些患者較早出現痛風性腎病的典型臨床症狀。根據腎功能受損的不同階段，其臨床表現可歸納為幾個不同的發展時期。

① **無臨床表現的痛風性腎病**：這類痛風患者一般症狀都比較輕，平時也很少有痛風性關節炎發作，沒有腎臟病的臨床症狀，尿常規檢查正常，各項腎功能檢查也在正常範圍內。

② **早期痛風性腎病**：一般也不會有明顯的臨床症狀，大多是在做尿常規檢查時發現微量蛋白尿，而且呈間歇性，特別是血與尿中的 $\beta_2$- 微球蛋白測定和尿中微量白蛋白測定，有助於早期痛風性腎病的發現。部分患者可出現夜尿增多、尿比重低等提示腎小管功能異常的臨床表現。

早期痛風性腎病沒有什麼臨床症狀，下列幾項檢查，對早期發現痛風性腎病有一定的價值。

a. 蛋白尿測定：尿中白蛋白含量超過正常是判斷早期腎臟病變，尤其是腎小球病變的重要指標之一。

b. $\beta_2$- 微球蛋白測定：當腎小球濾過率降低時，血中 $\beta_2$- 微球蛋白增高。這種增高出現的時間遠比血中尿素氮、肌酐增高為早，所以血中 $\beta_2$- 微球蛋白的測定，可作為判斷早期腎臟病變的指標。如果尿中 $\beta_2$- 微球蛋白含量也升高，亦是早期腎臟病變的指標之一。

c. 其他檢查方法：包括放射性腎圖、彩色多普勒超聲腎血流圖、同位素腎血流量測定等，均對痛風性腎臟病的早期診斷有一定幫助。

③ **中期痛風性腎病**：蛋白尿變為持續性，尚可發現紅細胞或者管型。患者可出現輕度水腫及低蛋白血症。部分患者可有血壓高、腰酸、乏力、頭昏、頭痛等症狀。如果做有關的腎功能檢查（肌酐清除率、酚紅排泄試驗、腎小球濾過率測定等），則可發現有輕至中度腎功能減退。

④ **晚期痛風性腎病**：水腫、高血壓、低蛋白血症等更加明顯，並可出現貧血。最突出的表現是腎功能不全加重，尿量逐漸減少，尿素氮、肌酐進行性升高，出現明顯的氮質血症。最後發展為尿毒症、腎功能衰竭，只能依靠人工腎維持生命。

### （3）急性尿酸性腎病的治療

① **急性尿酸性腎病**（如能早期治療，腎損害可以完全康復）。

a. 糾正高尿酸血症：在進行治療前已有血尿酸值升高者，應先糾正高尿酸血症。

b. 增加尿量及鹼化尿液：用 5%碳酸氫鈉靜脈滴注或服用乙酰唑胺，保持一定的尿量，使尿 pH 值保持在 6.5 以上。

c. 預防及糾正腎功能衰竭：在進行化療和放療的同時，每日可給予別嘌呤醇 0.2～0.6 克，如已有腎功能衰竭，還應積極進行腎透析治療。

② **慢性尿酸性腎病的治療**

a. 調節機體狀態：少吃含嘌呤和蛋白質豐富的食物，不飲用含酒精飲料，每天維持 3000 毫升以上的液體攝入，增加尿酸排泄，以臨睡前飲水尤為重要。

b. 使用排尿酸藥：從小劑量開始，逐漸增量，一般每

日 1～1.5 克，最大劑量不超過 2 克。

c. 抑制尿酸生成：主要使用抑制尿酸生成藥別嘌呤醇，通常每日 0.2～0.4 克。當腎功能不全時，則每日劑量應小於 0.1 克。

③ **預防**：痛風患者尤其是病程較長的患者，必須有預防痛風性腎病的意識，積極採取有效措施保護腎臟。

a. 控制高尿酸血症。

b. 積極防治泌尿系統感染。

c. 高血壓患者應將血壓控制在正常水準。

d. 避免使用有損腎臟的藥物及造影劑。

e. 嚴格遵守痛風患者的膳食原則，增加飲水量，鹼化尿液等。

# 五、痛風的檢查與診斷

## 1. 痛風需做的化驗檢查

### （1）血常規

① **白細胞計數及分類**：痛風患者在關節炎急性發作期，尤其是伴有畏寒、發熱者，外周血白細胞計數升高，通常可升至（10～15）×109／升；個別可高達 20×109／升或以上，中性粒細胞亦升高。但關節炎發作較輕的病例及間歇期患者白細胞計數及分類可正常。

② **紅細胞及血紅蛋白**：痛風患者紅細胞及血紅蛋白大多正常，當出現痛風性腎臟病變，尤其是腎功能減退時，紅細胞及血紅蛋白可減少，提示有貧血的改變。

## （2）尿常規

急慢性高尿酸血症、痛風性腎病及尿酸性結石的患者，在尿常規檢查時可發現蛋白、管型、紅細胞。如果合併尿路感染，則可見大量白細胞和膿細胞。其中90%的患者尿液呈酸性，尿比重降低，部分患者尿沉渣可發現尿酸結晶。

需要注意的是，即使臨床無明顯腎損害的高尿酸血症及痛風患者，也可有輕度或間歇性蛋白尿，所以，尿常規檢查出現蛋白尿不一定代表出現腎臟損害。

## （3）紅細胞沉降率（血沉，ESR）

痛風性關節炎發作較輕及痛風間歇期，患者的紅細胞沉降率大多正常，而痛風性腎病患者特別是出現腎功能減退的患者，血沉可增快，最高可達60毫米／小時以上。

## （4）血脂及載脂蛋白

血脂異常在痛風及高尿酸血症患者中十分常見，主要是甘油三酯、膽固醇、低密度脂蛋白膽固醇。極低密度脂蛋白膽固醇、載脂蛋白B等升高，而高密度脂蛋白膽固醇降低。其中，以高甘油三酯血症最常見，發生率為40%～70%；高膽固醇血症約為20%；高密度脂蛋白膽固醇降低的檢出率在30%～40%。

以上血脂異常伴有肥胖、高血壓、糖耐量降低或糖尿病以及嗜菸酒的痛風患者和高尿酸血症患者發生率更高。即使是體重正常或偏低，血壓及葡萄糖耐量試驗正常，無菸酒嗜好的高尿酸血症及痛風患者，其血脂異常的發生率也較一般人群高，這可能與痛風患者的遺傳缺陷有關。

### （5）肝功能

痛風與高尿酸血症患者合併肝腫大及肝功能異常的發生率較高，可超過 50%，肝功能異常發生率可高達 70%。以丙氨酸氨基轉移酶及天門冬氨酸氨基轉移酶升高最常見，乳酸脫氫酶及 $\alpha$－谷氨酸轉肽酶亦可輕度或中度升高，膽紅素和黃疸指數升高者不多見。

引起痛風患者肝損害的原因主要是脂肪肝，其他引起肝損害的原因可能合併有膽囊炎、膽石症、過量或長期飲酒引起的酒精性肝病及抗痛風藥物（如秋水仙鹼、別嘌呤醇、苯溴馬隆）造成的肝損害等。

### （6）腎功能

單純性高尿酸血症及無腎臟損害的痛風患者，腎功能檢查可無異常；部分痛風患者在發作期可出現一過性蛋白尿及尿素氮、肌酐暫時性升高，發作緩解後則可恢復正常。痛風及高尿酸血症早期，腎髓質損害要早於腎皮質，故腎小管功能檢查異常先於腎小球濾過率下降。濃縮稀釋功能下降可為尿酸性腎病的最早信號，主要表現為小便次數增多，夜尿頻；繼之可出現腎小球濾過率及內生肌酐清除率輕度下降，此時尿白蛋白及 $\beta_2$ 微球蛋白測定可能有輕度升高。隨著病程延長及病情進展，腎功能可逐漸減退而出現尿素氮、肌酐明顯升高，最後可導致尿毒症。

### （7）血尿酸化驗

人體血清中的尿酸代表了血尿酸的水準。血清尿酸水準與種族、生活飲食習慣、年齡、性別、體重及體表面積等有關。我國正常成年男性血尿酸水準為 150～380 微摩／升，女性更年期的血尿酸水準為 100～300 微摩／升。

血尿酸的增高通常多見於痛風患者。化驗血尿酸可以為痛風的診斷提供證據。

### （8）尿尿酸化驗

尿尿酸的異常增高雖然對痛風的診斷意義並不大，也就是說不能只根據尿尿酸水準診斷痛風。但是可以由尿液和相關的檢查瞭解尿酸排泄情況，鑒別尿酸的增高是由痛風引起的，還是由其他疾病引起的。

### （9）關節滑液化驗

關節滑液是關節內的滑膜所分泌的用於潤滑關節、營養關節面的透明黏質液體。關節滑液檢查對痛風的診斷及病情的評估都很重要。由於尿酸鹽結晶在關節內沉積是引起痛風性關節炎發作的根本原因，所以，關節滑液的檢測對痛風的診斷及病情評估遠較血尿酸、尿尿酸精確。

### （10）腎臟 B 超檢查

B 超檢查可以瞭解有無腎臟結石及痛風性腎病的改變。

### （11）心、腦血管功能檢查

可做心電圖、超聲心電圖、心功能測定、腦血流圖等常規檢查。必要時進行頭顱 CT 或冠狀動脈造影術，確定有無腦動脈硬化、冠心病等病變。

### （12）泌尿系統 X 光造影檢查

泌尿系統 X 光檢查可早期發現腎、輸尿管及膀胱等泌尿系統結石，觀察腎功能及治療效果。

### （13）病變關節的放射影像檢查

痛風性關節炎反覆發作的患者應做病變關節 X 光攝片，以瞭解關節病變的程度，為診斷提供證據。利用雙能 X 光骨密度測量儀，可以早期發現病變關節的骨密度改

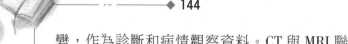

變，作為診斷和病情觀察資料。CT 與 MRI 聯合檢查，可以對多數關節內的痛風石作出準確診斷。

## 2. 痛風的診斷

美國風濕病協會 1997 年制訂的痛風診斷標準包括以下 9 條。

① 急性關節炎發作 1 次以上，在 1 日內即達到發作高峰。

② 急性關節炎局限於個別關節。

③ 整個關節呈暗紅色。

④ 第 1 趾關節腫痛。

⑤ 單側趾關節炎急性發作。

⑥ 有痛風石。

⑦ 高尿酸血症。

⑧ 非對稱性關節腫痛。

⑨ 發作可自行中止。

凡具備以上痛風診斷標準 3 條以上，即可以診斷為痛風。

## 3. 痛風容易與哪些疾病混淆

痛風的急性發作往往是關節炎，故容易與有急性關節炎症狀的疾病相混淆。比如類風濕關節炎、化膿性關節炎、銀屑病性關節炎、假性痛風等。但是因為他們各有各自的特點，也不難區別。

### (1) 類風濕關節炎

類風濕關節炎較多見於青中年女性，好發的關節為四

肢近端小關節，且為多關節發病，常呈對稱性的關節腫脹，疾病後期可以出現關節的梭形畸形。

患病初期常有明顯的晨僵，即病變關節在夜間或日間靜止不動後，出現至少 1 小時以上的僵硬、活動不理想現象。化驗血尿酸一般不高，而類風濕因子陽性。病變關節的 X 光片也與痛風者不同。

### （2）化膿性關節炎

化膿性關節炎穿刺病變關節液，由細菌培養有細菌生長，但沒有尿酸結晶，且血尿酸不高，比較容易區別。

### （3）銀屑病性關節炎

銀屑病性關節炎常是四肢遠端的指（趾）間關節、掌指關節、跖趾關節發病，骶髂關節少見。一般為非對稱性關節炎，少數患者血尿酸升高。但其病變關節 X 光片顯示關節間隙增寬，可有骨質增生與破壞同時存在，末節指（趾）遠端呈鉛筆尖或帽狀，並且關節炎的症狀與皮膚病損活動一致，可以鑒別。

### （4）假性痛風

假性痛風是焦磷酸鈣結晶沉著於關節軟骨所致的疾病，又稱為焦磷酸鹽關節病或軟骨鈣化症，是由雙氫焦磷酸鈣結晶誘發的滑膜炎。由於與痛風的症狀有相似之處，故稱為假性痛風。假性痛風在我國，男女發病率相似，大多數患者都在 30 歲以上，典型發病者多為 50 歲以上。

假性痛風急性發作時也是突然起病，關節紅、腫、熱、痛，關節腔內常有積液。最多發生於膝關節及其他髖、踝、肩、肘、腕等大關節，偶然指、趾等小關節也可以發病。但很少像痛風那樣侵犯大拇趾，沒有明顯的季節

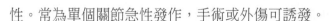

性。常為單個關節急性發作，手術或外傷可誘發。

急性發作時化驗檢查血沉增快，白細胞增高，血尿酸正常，關節滑液檢查可發現焦磷酸鈣結晶，X 光片可見關節軟骨呈點狀和線狀鈣化斑與痛風有明顯的區別。

慢性的假性痛風可侵犯多個關節，常呈對稱性，進展緩慢，與骨關節炎相似。

### 4. 痛風與風濕性關節炎和類風濕關節炎的區別

痛風、風濕性關節炎、類風濕關節炎都可以因為受涼、活動誘發，表現為關節紅腫、疼痛。但三者有本質的區別：痛風是代謝性疾病，風濕性關節炎是變態反應性疾病，類風濕關節炎是自身免疫性疾病。

① **痛風**：主要因為人體尿酸產生過多或尿酸排泄減少，尿酸在血液和組織內積聚所致，中年男性多發。患者多在大量進食高嘌呤食物（如動物內臟、酒、沙丁魚等）或受涼後，在夜間安靜時突然發生關節劇烈疼痛，一般第三天達到高峰，一兩週後即使不治療，症狀也會緩解，甚至消失，痛風性關節炎患者除可見尿酸升高外，還可發現痛風石和泌尿系統結石。

② **急性風濕性關節炎**：常發生於鏈球菌感染後，一般青少年多發。感染後 2～3 週多出現在比較大的關節，如膝、踝、肘、腕等關節的遊走性關節炎，常合併有心臟病。

③ **類風濕關節炎**：發病原因不十分清楚的慢性骨關節病，可發生關節破壞，慢慢引起關節畸形、僵直，雙手呈雞爪狀，功能喪失。嚴重可致癱瘓、骨破壞、肌肉萎縮，

化驗類風濕因子陽性。

# 六、痛風的監測

## 1. 血尿酸的監測

痛風主要是因為尿酸排泄障礙，尿酸在血液中蓄積而引起一系列症狀。血尿酸的檢測對診斷痛風、排除痛風性關節炎誘發因素、評估痛風治療效果都很有意義。

血尿酸的監測間隔時間，應根據患者年齡不同、整體狀況及季節變化等不同而不同。

① 血尿酸的監測間隔時間隨患者年齡不同有所變化。青少年發生痛風病情重、進展迅速、預後較差，所以血尿酸的監測間隔時間要短，每週進行 1 次血尿酸的監測。中年痛風患者在發病的 1 個月裏，最好每週進行 1 次血尿酸監測。

② 血尿酸的監測時間隨患者整體狀況而定。病情穩定者，可間隔較長時間復查 1 次血尿酸。病情波動、治療效果不佳或伴隨其他疾病者復查 1 次血尿酸的時間要短些。如患者近期有痛風發作，需每 2 週復查 1 次血尿酸，待病情相對穩定後可改為每個月復查 1 次血尿酸。

③ 血尿酸的監測時間隨季節變化有所變化。冬季吃火鍋較多，痛風發病也較多。夏季出汗多，血液濃縮，血尿酸升高也易誘發痛風。因此，冬季和夏季，血尿酸復查間隔時間要短些，一般每 2～3 週復查 1 次血尿酸。

④ 化驗血尿酸患者要做的準備

第一，化驗血尿酸要抽取上午空腹狀態下的血液，一般要空腹 8 小時以上，並且要禁食、禁水、禁服藥。

第二，避免劇烈活動。

## 2. 尿尿酸的監測

尿尿酸濃度是指尿液中尿酸的濃度，反映的是腎臟排泄尿酸的能力。因為尿尿酸濃度所受的干擾因素較多，故尿尿酸濃度對痛風診斷的意義遠小於血尿酸濃度。而如果兩種檢測同步進行則可反映痛風的性質，有助於區分產生過剩型痛風和排泄不良型痛風，更有利於指導痛風用藥。

### （1）尿尿酸標本採集方法

在一天中尿尿酸濃度隨各時段進水量的多少發生顯著變化，目前尿尿酸的濃度多指的是尿尿酸 24 小時的平均濃度。

首先收集 24 小時尿液（一般是早上 8 點將夜尿排空後開始收集，到次日早上 8 點止），記錄尿液總量，把尿液搖晃均勻，再倒出一小部分送檢。尿尿酸濃度值乘以 24 小時尿液總量，就是 1 天尿酸排泄總量。

### （2）尿尿酸的監測間隔時間

兒童痛風患者，每週復查 2 次尿尿酸。

老年痛風患者，每 2 週復查 1 次尿尿酸。

## 3. 關節滑液的監測

關節滑液是關節內的滑膜所分泌的用於潤滑關節、營養關節面的透明黏質液體。關節滑液由滑膜分泌後，在關節囊內僅停留一小段時間就被關節重吸收。正常滑液是清

澈透明的淡黃色液體，僅 0.3～2 毫升，無有形成分或結晶，細胞數約 $0.1×10^9$／升，以單核細胞為主。

關節滑液檢查對痛風的診斷及病情的評估都很重要。由於尿酸鹽結晶在關節內沉積是引起痛風性關節炎發作的根本原因，所以關節滑液的檢測對痛風的診斷及病情評估遠較血尿酸、尿尿酸精確。

### （1）關節滑液的來源

抽取關節腔內的滑囊液。

### （2）關節滑液的化驗項目

進行滑液量和滑液成分的定性和（或）定量檢測，一般包括以下幾種。

① 液量。

② 渾濁度和顏色。

③ 黏稠度。

④ 白細胞計數及分類。

⑤ 黏蛋白凝塊。

⑥ 滑液的化學檢查。

⑦ 結晶檢查。

⑧ 細菌檢查。

### （3）關節滑液監測間隔時間

老年痛風患者每 3 個月需要復查 1 次關節滑液。

兒童痛風患者每個月需要復查 1 次關節滑液。

雖然關節滑液的檢測是痛風監測中較為理想的一種手段，但目前廣大痛風患者錯誤地認為，抽取滑液就是抽了「骨髓」，會損害人體健康，故還不能廣為接受。一般提倡在痛風急性發作時做關節滑液的檢測，緩解後還需要長

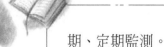

期、定期監測。

### 4. 腎功能的監測

痛風的罪魁禍首──尿酸，主要是由腎臟排泄，一旦腎臟排泄尿酸的能力下降，尿酸在血液中蓄積就會引發痛風。如果能早期發現腎臟病變，及時治療，就可以阻斷腎功能衰竭的進程。因此，痛風患者要監測腎功能，不光是因為其有血清尿酸一項，更重要的是腎功能是判斷痛風患者預後的重要指標，也是痛風患者觀察長期用藥有無毒性作用和副作用的重要指標。

#### （1）腎功能監測項目

目前，臨床上腎臟功能的檢測主要有腎小球和腎小管功能試驗。腎小球功能試驗包括血清尿素氮、血清肌酐、內生肌酐清除率、血清尿酸。腎小管功能試驗包括濃縮稀釋試驗等。

#### （2）腎功能監測間隔時間

一般痛風患者需要每2個月復查1次腎功能，若合併有腎功能不全，則需要1個月復查1次腎功能。

兒童痛風患者需要每2週復查1次腎功能。

老年痛風患者需要每3個月復查1次腎功能。

### 5. 血沉的監測

在1小時內血中紅細胞下沉的速率叫做紅細胞沉降率，簡稱「血沉」。正常成年男性紅細胞的沉降率第1小時末為0～15毫米；女性為0～20毫米，正常妊娠期婦女可超過40毫米。

引起血沉加快的疾病很多，如風濕熱、急性傳染病、活動期結核、肺炎、鼻竇炎、膽囊炎、各種貧血、白血病、急性心內膜炎、心肌梗塞以及一些惡性腫瘤等。痛風患者在病情平穩時血沉一般不快或僅輕度加快，而在痛風急性期血沉可明顯加快。

研究表明，血沉越快，血液黏稠度越高，痛風病情越重；而痛風發作了血沉卻不快者，症狀可在短期內恢復。然而，由於影響血沉的因素太多，血沉是一項特異性不強的化驗指標，對痛風的診斷意義不大；但連續長期的血沉檢測，對評估痛風病情和判斷痛風治療效果卻很有意義。

# 七、痛風的飲食治療

防治痛風要從飲食控制開始，因為痛風病就是飲食失調或暴飲暴食導致體內嘌呤代謝紊亂所致的一種代謝性慢性疾病。因此，進行一定的飲食控制和調養，保持一定熱量的攝入，少食高嘌呤的食物，可收到較好的防治效果。

## 1. 痛風防治的飲食原則

痛風是一種代謝性疾病，主要是嘌呤代謝異常所致。痛風急性發作是由於尿酸鹽在關節沉積引起無菌性炎症。進食過多富含嘌呤的食物或飲食不當，會使痛風病情加重。因此為了減少痛風發作頻率和防止病情進一步惡化，必需適當控制飲食。控制飲食的原則主要有：

① **適量進食，保持理想的體重。**痛風患者中肥胖或者超重者居多，肥胖是痛風的誘因，需要適當控制飲食，但

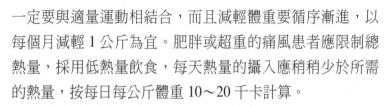

一定要與適量運動相結合，而且減輕體重要循序漸進，以每個月減輕 1 公斤為宜。肥胖或超重的痛風患者應限制總熱量，採用低熱量飲食，每天熱量的攝入應稍稍少於所需的熱量，按每日每公斤體重 10～20 千卡計算。

② **糖類為主**。糖類可以促進尿酸排泄，有利於痛風的防治。痛風患者日常飲食中多吃富含糖類的主食，如米飯、饅頭、麵食等，有利於尿酸的排出。

③ **蛋白質適量**。根據體重，按照比例攝取，每公斤體重攝取 0.8～1 克蛋白質，最好以牛奶、雞蛋為主。如果選瘦肉、禽肉，最好煮沸後去湯食用。不要吃燉肉或滷肉，因為燉肉或滷肉富含嘌呤，不利於痛風防治。

④ **飲食中低脂肪**。因為大量攝入脂肪特別是動物脂肪可以引起肥胖、高血脂症、動脈粥樣硬化等疾病。另外，脂肪可減少尿酸排出，不利於痛風防治，所以必須控制其攝入量。一般脂肪的攝入量應控制在總熱量的 20%～25% 即可。

⑤ **保持充足的飲水量**。多喝水稀釋血液，增加尿量，增加尿酸排泄。痛風患者每日喝水量應為 2000～3000 毫升。儘量均勻飲水，白天每小時飲 1 杯。茶水呈弱鹼性，適量飲用有利於尿酸鹽從尿液中排出，對痛風患者緩解病情、預防復發有利。但是茶葉鹼有一定興奮交感神經的作用，特別是濃茶可引起血管興奮收縮，對痛風患者不利。因此，痛風患者應該喝淡茶。

⑥ **低鹽**。食鹽攝入過多，會引起水鈉瀦留，加重心臟的負擔，特別是高血壓、冠心病心功能衰竭的患者，鹽的攝入更要嚴格控制，每天鹽的攝入量應控制在 2～5 克。痛

風合併腎病的患者如果出現水腫，更需要嚴格控制鹽的攝入量。

⑦ **禁酒**。酒精可以使體內乳酸堆積，對尿酸的排出有抑制作用。尤其是啤酒，含有大量嘌呤，飲用後增加尿酸的形成，更容易誘發痛風。

⑧ **限制嘌呤的攝入**。動物類食品中嘌呤含量較多，主要是動物內臟、骨髓及海味，其他還有發酵食品、豆類等，應少吃或不吃。很多調味品含有較高的嘌呤，還含有易興奮交感神經引起痛風急性發作的強烈刺激性物質。所以，痛風患者一定要少吃調味品及刺激性食物（如辣椒等）。菜湯裏油比較多，溶解過多的嘌呤及鹽，所以痛風患者要儘量少喝湯。

## 2. 少吃高嘌呤食物

尿酸是嘌呤的代謝產物，食用高嘌呤食物多了，代謝的尿酸也隨之增加，促使痛風發作。因此，要選用基本不含嘌呤或低嘌呤的食物，而高嘌呤食物應嚴格限制食用。在不可避免食用高嘌呤食物時，可以將其先加水煮燉，棄湯食之或反覆煮燉後棄湯食之，可以減少其嘌呤含量。

① 高嘌呤的食物包括動物胰臟、肝臟、腎臟、腦、鳳尾魚、肉湯、雞湯、禽畜肉類、鯉魚、鱔魚、鱸魚、梭魚、沙丁魚、火腿、貝殼類水產品、扁豆等。

② 中等嘌呤含量的食物包括菜花、四季豆、青豆、豌豆、菜豆、菠菜、蘑菇、青魚、白魚、金槍魚、牡蠣、蘆筍等。

③ 低嘌呤食物包括大米、精粉、蘇打餅乾、饅頭、麵

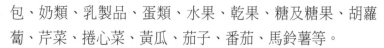

包、奶類、乳製品、蛋類、水果、乾果、糖及糖果、胡蘿蔔、芹菜、捲心菜、黃瓜、茄子、番茄、馬鈴薯等。

④各種肉類和葷菜裏都含有一些嘌呤成分，但數量上有差別，預防痛風需要選擇嘌呤含量少的品種。

a.第一類，含嘌呤較少（每100克食物含嘌呤小於75毫克）的肉類。

魚蟹類：鯿魚、河蝦、龍蝦、青魚、鯡魚、鮭魚、鱒魚、金槍魚、蟹、牡蠣等。

肉食類：火腿、羊肉、牛肉等。

b.第二類，含嘌呤中等（每100克食物含嘌呤75～100毫克）的肉類。

魚類：鱈魚、大比目魚、鱸魚、貝殼類及鰻魚等。

肉食類：燻火腿、豬肉、牛肉、牛舌、鹿肉等。

禽類：鴨、鴿子、鵪鶉、野雞、火雞。

c.第三類，含嘌呤最多（每100克食物含嘌呤100～1000毫克）的肉類。

各種動物的內臟，尤其是腦、心、肝、腎、胰、沙丁魚、魚子、肉餡、肉汁、肉湯、鯖魚、鳳尾魚、魚卵、淡菜、鵝、斑雞、石雞、酵母。

## 3.飲食中蛋白質不要過量

要預防痛風，飲食中要限制蛋白質的攝入，最佳的蛋白質攝入量以每日每公斤體重1克為宜，也可限制在每日0.8克以內，以植物蛋白為主更好。

牛奶、雞蛋嘌呤含量低，可以隨意選用。

### 4.培養良好的飲食習慣

#### （1）培養良好的飲食習慣

主要是根據自己的年齡、體質、工作、健康狀況從生理學和營養學角度來選擇高品質的飲食：多吃水果、蔬菜、瘦肉、魚、禽肉，限制經常食用烤製食品（如烤羊肉）、甜食和甜飲料，做到日常飲食多樣化和合理化。

#### （2）選擇對身體有益的食物

① 芹菜富含鉀，有很強的利尿作用，能促進尿酸的排出。芹菜在經過水洗和加熱後再食用，容易流失掉部分的鉀，最好涼拌生吃，可以很好地預防高尿酸血症和痛風。

② 番茄有淨化血液的功效，有助於排出血液中的尿酸。番茄所含的鉀，有利尿、降壓的功效。

③ 黑色食品有補腎功效，由強化腎臟功能，可使尿酸順利排泄，延緩尿酸結晶引起腎臟功能衰竭。黑色食品主要有黑米、黑芝麻、黑木耳等。

#### （3）克服不良的飲食習慣

如不經常吃西式速食，不吃或少吃炸薯條，不吃油炸食品等。

#### （4）預防痛風的主食以細糧為好

平時常常把經過細加工的精米、白麵等主食叫做細糧。而對那些加工簡單的主食，如穀類中的玉米、小米、紫米、高粱、燕麥、蕎麥、麥麩以及各種乾豆類（如黃豆、青豆、紅豆、綠豆等），都屬於粗糧的範疇。其嘌呤的含量也遠遠要比細糧多，因為嘌呤主要存在糧食的麩皮中。故大量進食粗糧，會引起血尿酸升高，誘發痛風。因

此，必須控制粗糧。

為了更好地預防痛風，主食應選擇細糧為好，而且越精細越好，如上等的大米、上等的白麵（餃子粉、包子粉）、精製掛麵、高級白麵包及餅乾等。這些細糧及製品嘌呤含量很少。

## （5）鹼性食物可以預防痛風

食物內含有鈣、鈉、鉀、鎂等鹼性元素的總量較高，在體內氧化後的最終產物呈鹼性，稱為鹼性食物。鹼性食物吸收後可以鹼化尿液，如果鹼性食物不足，體內含鹼量減少，尿液變成酸性，尿酸就難於溶解在尿裏，容易形成結石，誘發痛風發作。多種蔬菜為鹼性食物，具有抑制尿酸沉澱，預防痛風的作用。

較常見的鹼性食物：蘋果、梨、桃、柑橘、葡萄、西瓜、香蕉、草莓、栗子、菠菜、白菜、捲心菜、生菜、花菜、茭白、萵筍、竹筍、蘿蔔、馬鈴薯、絲瓜、苦瓜、牛奶、豆類、海藻類、黑木耳、茶、咖啡、薺菜、生薑、山藥、百合等。

還有一些因為是酸味，而被誤認為是酸性食品的鹼性食品，如山楂、番茄等。

呈弱鹼性的食品有大豆、綠豆、油菜、芹菜、蓮藕、洋蔥、茄子、南瓜、黃瓜、蘑菇等。

## （6）痛風患者可以喝牛奶

牛奶的嘌呤含量很低，而且營養豐富、容易消化吸收、食用方便，是最理想的天然食品。牛奶有鎮靜安神的功效，又有助於減肥，對痛風患者很有益處。牛奶含有豐富的活性鈣，是人類最好的鈣源之一，1升新鮮牛奶所含活

性鈣的量約為 1250 毫克，居眾多食品之首。而且牛奶中的乳糖能促進人體腸壁對鈣的吸收，吸收率高達 98%，從而調節體內鈣的代謝，維持血鈣濃度，增進骨骼的鈣化。因此，不同年齡段的痛風患者都可適量飲用牛奶。

為了更好地吸收牛奶中營養物質，一定要注意不喝生牛奶，且不在空腹時喝，不要在牛奶中添加果汁等酸性飲料，不要在服藥前後 1 小時內喝，牛奶不宜長時間高溫蒸煮。

### （7）痛風患者可以吃雞蛋

雞蛋是一種營養十分豐富的食品，其蛋白質的氨基酸比例很適合人體生理需要，易被人體吸收，利用率高達 98% 以上，營養價值很高。特別是雞蛋所含的嘌呤量較低，遠低於肉類、魚類，是痛風患者最適宜的營養補充劑。

雞蛋雖好，但痛風患者不能吃得過多。首先，雞蛋中含有大量膽固醇，雞蛋食用過多會造成血膽固醇含量過高，干擾尿酸排泄；其次，多吃雞蛋容易造成營養過剩、導致肥胖，增加了痛風發病的危險；第三，多吃雞蛋還會

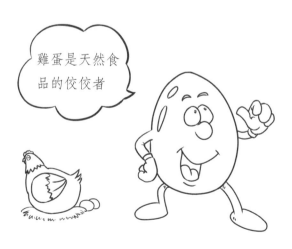

雞蛋是天然食品的佼佼者

造成體內營養素的不平衡，從而影響健康。

　　一般情況下，老年痛風患者每天吃 1～2 個雞蛋為宜；青年和中年痛風患者和從事腦力勞動或輕體力勞動患者，每天吃 2 個雞蛋比較合適；從事重體力勞動患者，每天吃 2～3 個雞蛋比較合適；少年痛風患者，由於身體成長、代謝快，每天可以吃 2～3 個雞蛋；患痛風的孕婦、產婦、哺乳期婦女、身體虛弱者，以及大手術後恢復期的患者，每天可以吃 3～4 個雞蛋，不宜再多。

## 5. 痛風患者吃哪些蔬菜、植物油

　　蔬菜作為一類食物對身體健康的作用很大。蔬菜能提供我們所需要的維生素、鈣、鐵、鉀、鎂、鋅等，同時蔬菜中的膳食纖維含量也十分豐富。蔬菜也有很好的預防痛風作用。因為蔬菜和菌類含嘌呤都很少。

　　在成千上百種蔬菜裏，含嘌呤最少的蔬菜有白蘿蔔、黃瓜、胡蘿蔔、茄子、番茄、捲心菜、山藥、大白菜、海帶、馬鈴薯、茭白、絲瓜等。

　　含嘌呤較少的蔬菜有菜花、芹菜、蘑菇、木耳、大蒜等。含嘌呤較多的蔬菜有菠菜、韭菜、扁豆、豌豆、黃豆及豆製品（豆腐、豆漿、豆腐腦等）。

　　植物油，如花生油、菜籽油、芝麻油、葵花籽油、亞麻油、紅花子油、大豆油中，嘌呤含量比動物油更少。植物油還含有較多的不飽和脂肪酸，具有加速膽固醇分解和排泄的作用，因此，預防痛風以食用植物油為宜。

　　另外，植物油對皮膚的美容也有很多的好處，還能起到防癌的作用。

## 6. 具有抗痛風功效的水果

櫻桃有「水果中的鑽石」美譽，性溫，味甘微酸，入脾、肝經，有補中益氣、祛風利濕的功效，可用於治療痛風、風濕腰腿疼痛、關節屈伸不利、病後體虛氣弱、氣短心悸、倦怠食少、咽乾口渴及凍瘡等病症。

最新的科學研究發現櫻桃還含有花色素、花青素、紅色素等多種生物素，有助於尿酸的排泄，能緩解因痛風、關節炎所引起的不適，有消炎止痛的效果。但需要注意的是，櫻桃性溫熱，容易「上火」的患者不宜多食；熱性病及虛熱咳嗽者忌食。

除去櫻桃可以防治痛風外，下列水果也具有抗痛風的功效。

① 草莓：富含維生素 C，有利於尿酸的排泄。

② 木瓜：可改善痛風發作的症狀。

③ 蘋果：具有潤腸、利尿、消除疲勞的作用。對降低血尿酸亦有一定幫助。

④ 奇異果：有利於尿酸的排泄，起到降尿酸的作用。

另外，許多水果，如橘子、柚子、蘋果、梨、荔枝、桂圓等都是鹼性水果，味道鮮美，不僅可以補充維生素，而且水果裏豐富的纖維素可增加腸道蠕動，有益於糞便排泄，增加尿酸的排出而達到防治痛風的目的。

## 7. 痛風患者遠離豆製品

豆製品是以大豆、小豆、綠豆、豌豆、蠶豆等豆類為主要原料，經加工製成的食品。主要分為發酵性豆製品和

非發酵性豆製品兩大類。發酵性豆製品是以大豆為主要原料，經微生物發酵而成的豆製品，如豆腐乳、豆豉等。非發酵性豆製品是指以大豆或其他雜豆為原料製成的豆腐、豆腐乾、素火腿、豆腐皮等。

豆製品中蛋白質多與核酸結合成核蛋白，其中核酸分解為嘌呤，繼而分解為尿酸，容易誘發痛風發作和加重痛風病情，所以，痛風患者急性發作時絕對禁食含高嘌呤食物，緩解期可以適量食用。

## 8. 痛風患者要少吃雞精、多吃拉麵

由於雞精中含有鮮味核苷酸作為增鮮劑，代謝後的產物是尿酸，所以痛風患者要少吃雞精。

拉麵又叫甩麵、扯麵。拉麵可以蒸、煮、烙、炸、炒，各有一番風味。

拉麵製作過程中，麵與湯是分開的。為了使拉麵筋道，需要在拉麵裏放一些鹽和油等配料。故大量吃拉麵，攝入的鹽較多，對健康不利。特別是痛風合併腎功能不全或高血壓的患者，不要多吃拉麵。

拉麵的湯裏含有大量的膠質和脂肪，而且拉麵湯長時間熬製而成，含有的嘌呤較高，痛風患者食用後，容易引起急性發作。

拉麵的熱能也太高，一碗豬骨拉麵的熱量為 700～800 千卡，經常食用易導致肥胖和高血脂症。總之，痛風患者不要過多食用拉麵，尤其不能多喝拉麵湯。

### 9. 痛風防治需科學飲水

人類時時刻刻離不開水，尤其是痛風患者每天必須大量飲水，才能保證足夠的尿量，使尿酸順利排出。但是，飲水要科學合理，才能達到防治痛風的目的。

① 每天要堅持飲用 2000～3000 毫升水，才有利於保持充足的尿量，使尿酸溶解在尿液中排出。特別在盛暑夏季，人體大量出汗，體液消耗很多，尿液濃縮，必須飲用足夠的水，才能使尿酸由尿液順利排出。另外，合理的飲水還可以降低血液黏度，對預防痛風也有一定好處。

② 不要在飯前半小時內和飯後大量飲水，這樣飲水會沖淡胃酸和消化液，影響食慾和消化功能。最佳飲水時間是兩餐之間及晚上和清晨。晚上的飲水時間是指晚飯後 45 分鐘至睡覺前，清晨的飲水時間是指起床後至早飯前 30 分鐘。

③ 養成良好的飲水習慣。每天定時飲水，均勻飲水，千萬不要等口渴了才飲水。因為口渴時說明體內已明顯缺

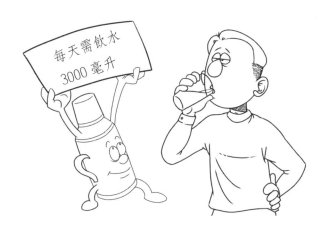

每天需飲水 3000 毫升

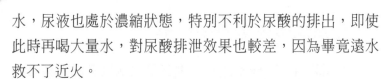

水,尿液也處於濃縮狀態,特別不利於尿酸的排出,即使此時再喝大量水,對尿酸排泄效果也較差,因為畢竟遠水救不了近火。

④ 喝茶代替飲水時,一定要飲淡茶。因為濃茶中的鞣酸太多,易與食物中的鐵結合,形成不溶性沉澱物,不僅影響鐵的吸收,還不利於尿酸的排泄。

⑤ 有選擇地飲水。因為尿酸的排泄與尿液的酸鹼度有直接關係。因此,不要過多地飲用市場銷售的碳酸型飲料、礦泉水、純淨水等,因為這些水的 pH 值一般在 6.0 左右,偏向弱酸性,不利於痛風的防治。最好飲用平時自己燒製的白開水。另外,在夏季或室溫過高,應避免大量出汗。腎功能正常的痛風患者,也可以加服小蘇打,鹼化尿液,協助尿酸排泄。

## 10. 痛風的食療藥膳方

### （1） 牛奶炒白菜
【原料】大白菜 250 克、植物油 15 克、牛奶 150 毫升。

【用法】大白菜加植物油炒,將熟時澆入牛奶,直至炒熟後食用。

【主治】適用於緩解痛風。

### （2） 馬鈴薯胡蘿蔔黃瓜蘋果汁
【原料】馬鈴薯、胡蘿蔔、黃瓜、蘋果各 300 克,蜂蜜適量。

【用法】上料切塊榨汁,加適量蜂蜜飲用。

【主治】痛風。

### （3） 炒馬鈴薯

【原料】馬鈴薯 250 克，植物油、醬油各 30 克，鹽少量。

【用法】馬鈴薯、植物油先煸，繼加醬油、鹽少量至燒熟後食用。

【主治】痛風發作。

### （4） 炒蘿蔔塊

【原料】蘿蔔 250 克、植物油 50 克、柏子仁 30 克。

【用法】蘿蔔洗淨切塊，加植物油同煸，繼加柏子仁、水 500 毫升，同煮至熟，加鹽少量，食蘿蔔及湯。

【主治】痛風發作。

### （5）炒竹筍

【原料】竹筍 250 克、植物油 30 克，鹽少量。

【用法】竹筍切絲，用植物油、鹽，同炒至熟後食用。

【主治】痛風未發作者。

### （6）芹菜大米粥

【原料】芹菜 100 克（連根鬚），大米 30 克，鹽、味精適量。

【用法】芹菜（連根鬚）洗淨後切碎，與大米加水同煮至粥熟，加入少量鹽、味精，經常食用。

【主治】痛風急性發作。

### （7） 栗子糯米粥

【原料】栗子粉 30 克、糯米 50 克。

【用法】栗子粉、糯米加水 750 毫升同煮至粥熟後食用。

【主治】痛風未發作者。

（8） 蒸茄泥

【原料】茄子 250 克，食鹽、麻油、蒜泥各 5 克，醬油 15 克。

【用法】將茄子削皮，切成兩半，上蒸籠蒸爛，略晾涼後，放上醬油、麻油、蒜泥、食鹽，拌勻，佐餐食用。

【主治】痛風發作。

（9） 冬瓜紅豆粥

【原料】冬瓜 30 克、紅豆 15 克、調味品適量。

【用法】冬瓜、紅豆加水適量，煮至豆爛熟，調味後適量食用。

【主治】痛風。

（10） 紅豆薏苡仁粥

【原料】紅豆 15 克，薏苡仁、粳米各 30 克。

【用法】以上三味，加水如常法煮粥，早晚分食。

【主治】痛風。

（11） 蒲公英粳米粥

【原料】鮮蒲公英 30 克（連根較好）、粳米 50 克。

【用法】蒲公英加水煎取濃汁，去渣留汁 200 毫升，加入粳米、水 400 毫升，煮成粥，用冰糖調味。每日 2 次，稍溫服食，3～5 日為 1 個療程。

【主治】痛風。

（12） 薏苡仁白米粥

【原料】薏苡仁和白米各適量。

【用法】薏苡仁和白米的比例約為 3：1，薏苡仁先用水浸泡 4～5 小時，白米浸泡 30 分鐘，然後兩者混合，加水一起熬煮成粥。

【主治】痛風。

（13） 冬瓜大棗湯

【原料】冬瓜 300 克（不連皮，切片），大棗五六顆，薑絲少許，植物油、調料（香油、鹽、味精）適量。

【用法】先用油將薑絲爆香，然後連同冬瓜片和大棗一起放入鍋中，加水及適量的調料（香油、鹽、味精）煮成湯。

【主治】痛風。

（14） 芹菜大棗湯

【原料】芹菜 200 克、大棗 50 克。

【用法】將芹菜、大棗洗淨後放入沙鍋中，煲湯，分次服用。如不是芹菜上市季節，用乾芹菜與紅棗煲湯，也有一定療效。

【主治】預防痛風。

（15） 芹菜蘋果汁

【原料】鮮芹菜 250 克、蘋果 150 克。

【用法】將鮮芹菜放入沸水中燙 2 分鐘，切碎與蘋果絞汁，每次 1 杯，每天 2 次。

【主治】預防痛風。

（16） 南瓜大棗黑米粥

【原料】南瓜 200 克、黑米 150 克、大棗 60 克。

【用法】南瓜洗淨切片，黑米、大棗洗淨，同放入鍋內煮成粥，分次服用。

【主治】預防痛風。

（17） 慈姑蜂蜜煎

【原料】山慈姑 3～6 克，蜂蜜適量。

【用法】山慈姑煎汁,加適量蜂蜜調服。

【主治】適用於濕熱型急性痛風發作。

### （18） 茯苓粳米粥

【原料】土茯苓 10～30 克、薏苡仁 50 克、粳米 50 克。

【用法】先用粳米、薏苡仁煮粥,再加入土茯苓(碾粉)混勻煮沸食用。

【主治】痛風。

### （19） 首烏粉粳米粥

【原料】何首烏粉 25 克、粳米 50 克,白糖適量。

【用法】先將粳米加水煮粥,粥半熟時調入何首烏粉,邊煮邊攪勻,至黏稠時即可,加白糖調味。早晚分食。

【原料】痛風的防治。

### （20） 木瓜粳米粥

【原料】鮮木瓜 1 個(或乾木瓜片 20 克),粳米 50 克,白糖適量。

【用法】木瓜剖切為 4 塊,加水 200 毫升,煎至 100 毫升,去渣取汁,入粳米,再加水 400 毫升左右,煮為稀粥,用白糖調味。每日分 2～3 次,溫熱服食。

【主治】痛風的防治。

### （21） 山藥薤白粳米粥

【原料】生山藥 100 克(切細)、薤白 10 克、粳米 50 克、清半夏 30 克、黃芪 30 克,白糖適量。

【用法】先將粳米淘好,加入切細的山藥和洗淨的半夏、薤白、黃芪共煮,加適量糖可服食,不拘時間和用量。

【主治】痛風的防治。

（22） 桃仁粳米粥

【原料】桃仁 15 克、粳米 160 克。

【用法】先將桃仁搗爛如泥，加水研汁，去渣，用粳米煮成稀粥，即可服食。

【主治】痛風的防治。

（23） 鮮櫻桃汁

【原料】鮮櫻桃 200～250 克（或 100 克櫻桃汁）。

【用法】鮮櫻桃榨汁口服。

【主治】可有效地緩解痛風引起的關節疼痛。

（24） 綠豆粳米粥

【原料】綠豆 30 克、粳米 30 克。

【用法】先把綠豆、粳米淘洗乾淨，同放鍋中加入適量清水，煮成粥當配餐常食用。

【主治】痛風煩渴。

（25） 烏梅粳米粥

【原料】烏梅 20 克、粳米 100 克，冰糖適量。

【用法】先將烏梅煎取濃汁去渣，入粳米煮粥，熟後加適量冰糖即可食用。

【主治】痛風的防治。

（26） 葡萄粳米粥

【原料】鮮葡萄 30 克、粳米 50 克。

【用法】粳米加水如常法煮粥，粥半熟未稠時，把洗淨的葡萄粒加入，再煮至粥稠即可，早晚分食。

【主治】痛風的防治。

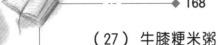

（27） 牛膝粳米粥

【原料】牛膝莖（或葉）20克、粳米100克。

【用法】牛膝加水200毫升，煎至100毫升，去渣留汁，入粳米，再加水約500毫升，煮成稀粥，每日早晚溫熱頓服，10天為1個療程。

【主治】痛風的防治。

（28） 桂枝牛膝黑芝麻糊

【原料】桂枝20克、懷牛膝20克、黑芝麻120克、麵粉500克。

【用法】將桂枝、懷牛膝研成細粉，黑芝麻搗碎，把上述三味加麵粉共同混合攪勻，蒸熟後再放入鐵鍋中用文火炒黃，裝入瓶中，用溫水沖成糊狀食用。每日3次，每次20克。

【主治】痛風的防治。

（29） 小麥粳米粥

【原料】小麥30克、粳米30克。

【用法】先把小麥、粳米淘洗乾淨，同放鍋中，加適量清水煮爛成粥，約兩碗，當早餐食用。

【主治】痛風的防治。

（30） 蘆筍胡蘿蔔檸檬芹菜蘋果汁

【原料】綠蘆筍200克、胡蘿蔔300克、檸檬60克、芹菜100克、蘋果400克。

【用法】上料切塊入榨汁機中，酌加冷開水製成汁，然後用蜂蜜調味飲用。

【主治】痛風的防治。

# 八、痛風的運動治療

## 1. 痛風患者與運動

生命在於運動，對於痛風患者來說運動更為重要。長期運動可以增強尿酸酵解和有關酶的活性，如骨骼肌激酶、琥珀酸脫氫酶及葡萄糖轉移蛋白酶活性增強，這些酶活性增強可以使血尿酸下降。

但是，劇烈運動容易引起痛風。因為劇烈運動使新陳代謝加速，尿酸產生增加。另外，劇烈運動時大量出汗，尿液排泄就會減少，自然尿酸排出隨之減少，而積存在體內的尿酸就會增加。同時，運動後體內產生過多的乳酸，而過多的乳酸會阻礙尿酸的正常排泄，也使體內的尿酸增加，容易引起痛風急性發作。

所以，對於痛風患者，一些劇烈的運動，如快跑、踢足球、打籃球等都應禁止；大運動量消耗體力的項目，如登山、長跑等也不可取，而慢跑、快步走、太極拳、廣播操等鍛鍊較適合痛風患者。

痛風急性發作時，由於關節有炎症反應，疼痛劇烈；如果活動患病關節，則更會增加痛苦。因此，禁止患病關節運動，但其他不疼痛的關節仍可以活動，以增加全身血液流速，供給患肢更多的血液，以利於疾病的恢復。患者進入緩解期後，可視關節情況進行運動，但千萬不要勉強活動。

運動可以促進血液循環，促進尿酸代謝，防治痛風發

作。

　痛風患者的運動一定要從小運動量開始，循序漸進。先選擇一些簡單運動，如每天散步 20～30 分鐘、勻速步行、打太極拳、跳健身操、騎車、游泳等，其中以步行、騎車、游泳最為適宜。這些項目的運動量較為適中，時間較易掌握。只要合理分配體力，就可以既達到鍛鍊身體，又能防治高尿酸血症的目的。

　適度的運動，不但有益健康，防治高尿酸血症，同時還可以緩和緊張的情緒，有利於降低血尿酸。如與飲食保健結合起來，更能顯著降低血尿酸濃度，預防痛風發作、延緩病情進展。

## 2. 適合及預防痛風的運動

### （1）保齡球運動

　保齡球運動是一項全身運動，擲球時要求精神貫注，不生雜念；肌肉協調，保持平衡；視覺開闊，擊球準確。既對運動者手腕、手臂的肌肉有很好的鍛鍊，又由於滾球時上步及身體前傾而使下肢及腰背肌肉得到鍛鍊。能夠有效地減輕肥胖，預防痛風發生。

### （2）瑜伽運動

　身體患痛風時，關節內柔軟的緩衝墊逐漸消失，骨與骨間的摩擦越來越多，常可導致四肢僵硬。而練習瑜伽可以活動各處關節，使其具有柔軟和彈性。減低骨與骨間的摩擦。常練習瑜伽，可以減少關節炎或痛風的發生。

　比如，瑜伽體位法，對加強膝關節的柔韌性和保護膝關節健康非常安全有效。其中「膝伸展」可靈活膝關節，

加強腿部力量，加強膝蓋周圍肌肉，保持韌帶的力度和柔韌性。「抱膝式」強調膝關節和大腿肌肉的平衡力量，減少膝蓋受傷。「幻椅式」促進膝關節周圍血液循環、幫助大腿和小腿的肌肉伸展。

### （3）赤足踩石運動

腳是人體之根，由多塊骨、肌肉、神經、血管和肌腱等所組成的運動器官。腳部有近 70 個穴位，分別聯繫頭、頸、心、肺、腹等部位和胃、脾、肝、腎等內臟器官。赤足踩石能刺激腳掌上的穴位和神經末梢，引起興奮，啟動身體自主神經和內分泌系統的功能，加速血液循環，調理陰陽氣血，促進新陳代謝，具有滋陰補陽、養護腎經和調整血壓、改善睡眠、解除疲勞、提高機體免疫力與對外界環境變化的適應能力，對痛風性關節炎等多種疾病有一定的防治效果；同時，可使腳踝得到充分的鍛鍊，並能有效地增強柔韌性和力量。

除選擇赤足踩石的方式外，還可以赤足在沙地、草坪或地板上散步等，也對身心健康有積極作用。進行赤足鍛鍊，需注意安全，防止腳部損傷。

### （4）冬季游泳

冬泳鍛鍊方式屢見不鮮。冬季經常進行游泳：

① 可增加身體對環境的適應能力，冬泳的人，在冷水中能較長時間保持體溫不下降，這是因為經常受到冷水的刺激，建立了良好的體溫調節條件反射，從而強化了人體的耐寒能力和對各種氣候條件的適應能力，使他們不易患感冒；

② 對心血管功能有明顯的促進作用。冬泳時，可加快

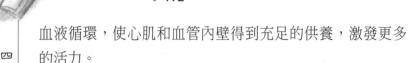

血液循環，使心肌和血管內壁得到充足的供養，激發更多的活力。

同時，長期冬泳的中老年人，冬泳後血尿酸水準降低，說明冬泳可改善中老年人機體代謝功能和腎功能。總之，冬泳是一項特殊的運動，應科學合理地安排運動時間和運動量，以達到強身健體的目的。

### 3. 防治痛風的體操

#### （1）第一種

兩手握空拳，放於腰間，拳心向上。右拳向左前方盡力打出，高度與肩平，然後右拳變掌，從左前向右後方畫弧，五指空抓，慢慢收攏。

【注意】手指儘量伸直並分開，收回時從手指開始逐一收攏捏緊，眼隨手轉。左手的動作完全一樣，方向相反。兩手交替進行，各做 20～40 次。

#### （2）第二種

頸部向左旋轉，至最大程度時抬頭向上看，抬至最高限度，停留 5～10 秒，慢慢還原。接著做右側動作。整個動作要緩慢，幅度盡力達到最大，可以感到頸肩部肌肉的拉伸。左右交替做 20～40 次。

#### （3）第三種

兩手托於腰部，掌心貼腎俞。在頭部帶動下，上身（可以包括髖關節）做後仰的動作，後仰的幅度盡可能大。然後頭腰緩緩回原位，並慢慢向前俯下，至最大限度。後仰時吸氣，前俯時呼氣。

【注意】前俯時由下而上，逐節彎下脊柱各關節，後

仰時由上而下逐節伸展，共做 20〜40 次。

### （4）第四種

站在椅子旁邊，左側對椅子，左手扶椅子背，前後擺動右腿，盡量擺動到最大幅度，然後右腿向外展、內收擺動數下，還原。轉身，右側對椅子，右手扶椅子背，前後踢左腿，做左腿的外展、內收。每個動作做 20〜40 次。

# 九、痛風的一般治療

## 1. 心理治療

「生老病死」是大自然萬事萬物的發展規律，人類亦如此。中醫認為「邪之所湊，其氣必虛」。尤其是老年人，隨著機體功能的減退，更易患上各種各樣的疾病，但患病後每個人的心態卻大不相同，不同的心態對於疾病的治療和康復有著不同的影響。

那麼，患了痛風病後應如何看待呢？

### （1）面對現實，泰然處之

既然已確診為痛風，就應對它有個全面、正確的認識。有人認為得痛風就如同感冒發熱一樣，經過一段時間治療就會痊癒，因而抱過分樂觀的態度；有的人恰恰相反，過於悲觀消沉，認為反正痛風病無法根治，自暴自棄，因而產生抑鬱、緊張、煩躁情緒，這些認識都是錯誤的。

### （2）豁達開朗，積極治療

自行增減降血尿酸藥物或長年維持一個藥量不變，一勞永逸式的治療想法都是錯誤的。痛風患者需要定期監

測，若病情有變化，則應分析其產生的原因，從心理、飲食、運動及藥物等方面加以調整，以達最佳療效。

有的人覺得定期監測太麻煩，自己沒有什麼特別不適就不去醫院復查，這是因小失大，因為有些併發症是在悄悄地發展著，只有全面系統的檢查才能發現，經常定期監測有關指標，可以防微杜漸，防止或延緩併發症的發生、發展。

## （3）樹立正確疾病觀

對待痛風病要抱著科學的態度，既要瞭解它的危害性，重視痛風，又要懂得治療痛風的必要性、可行性，從各個方面配合治療。以樂觀愉快的精神狀態面對痛風，才會對治療有益，應該努力保持下面幾點。

① 既來之，則安之。在患病過程中，凡事要從容以待，冷靜思考，養成理智與冷靜的心態，正確對待各種突然打擊，做到神安而不懼。

② 要善於自我解脫，以使心神安定，要認識到疾病是可以控制好的，要充滿戰勝疾病的希望和信心，不必過於擔心和焦慮。

③ 採用各種方法以使心情舒暢。如讀書吟詩、彈琴做畫、澆花種竹等，都能使心情舒暢，還能解除抑鬱。

## 2. 痛風患者要戒菸酒

痛風是代謝性的疾病，與遺傳和飲食有關。同時，認為吸菸可以緩解痛風患者的心理壓力，減輕疼痛，不管是在痛風緩解期還是發作期都是有好處的。事實上這是一個誤區，菸草中含 1200 多種化合物，其中大部分對人體有害。長期吸菸者，尼古丁可不斷地損傷血管內壁，使膽固

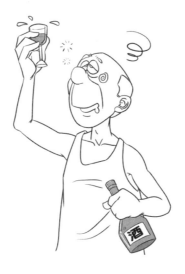

醇、甘油三酯大量沉積在血管壁，致動脈硬化；吸菸並能
興奮交感神經，使血管收縮。這些因素都可以造成組織缺
血、缺氧，誘發痛風的發作或加重其病情，促進併發症的
發生和發展。所以，痛風患者一定要戒菸。

　　適量飲酒可以活血通絡、止痛。冬天適量飲酒有抗寒
的作用，特別是在民間藥酒被廣泛應用，主要用於治療風
濕病、類風濕疾病引起的關節炎。但是美國科學家研究發
現，啤酒中含有大量的嘌呤，過量喝啤酒能使痛風的發病
危險增加。酒精含量較高的烈性酒干擾尿酸代謝也會促使
痛風發作。因此，痛風患者必須禁止飲用啤酒和烈性酒。

### 3. 痛風患者應避免勞累

　　勞累是多種疾病發生的原因，也是誘發疾病加重的因
素，避免勞累是所有疾病共同的要求。痛風作為一種代謝
性的終生性疾病，其發生、發展與勞累有著千絲萬縷的聯

繫。因此，痛風患者必須避免勞累，如果痛風患者不注意休息，即使服用各種藥物效果也不會太理想。

痛風患者如何才能避免勞累呢？必須做到以下幾點。

① **工作量過大是引起勞累的重要原因**：痛風患者在確診後要調整自己的工作量，如果實在沒有辦法，最好能換一個相對輕鬆的工作崗位。特別是在痛風急性發作期，千萬不能繼續拼命工作，過度勞累只能加重痛風，給治療帶來更大難度。一般是越早開始規範治療，效果越好，一旦耽誤了早期治療時間，將來治療就會特別被動。

② **惡劣的工作環境也是引起勞累的因素**：優雅的環境可以讓人身心放鬆，有利於機體恢復。但惡劣的環境卻給人帶來惡性刺激，使人處於應激狀態，容易疲倦。因此，痛風患者需要儘量給自己找一個輕鬆舒適的環境。

③ **休息也非常重要**：良好的休息是高效率工作的基礎，一個人只有頭腦清醒了才會迅速完成任務，為自己留下更多閒暇時間休息，才能更有利於工作，這其實也是避免勞累的秘訣之一。

④ **緩解緊張狀態**：另外，精神緊張使人處在應激狀態，應激狀態持續存在可以使機體反應能力減弱，勞動能力下降，容易引起勞累。

總之，當工作威脅到健康時，一定要推掉一些不必要的應酬，甚至工作，注意勞逸結合，避免過度勞累。這樣才能有助於預防痛風的反覆發生，有利於康復。

### 4. 痛風患者要避免肥胖

肥胖不僅影響人的形體美，而且是痛風發生的重要因

素。痛風患者要注意避免肥胖。有資料報導，對 50 歲以上的 494 名受檢者的血尿酸進行測定發現，肥胖者較不肥胖者高尿酸血症的患病率高 3 倍。可見，肥胖度越高，血尿酸水準就越高，痛風的患病率也越高。

痛風患者多為中老年人，活動量少而熱量攝入不少是大家共同的問題。為了防止肥胖，中老年人要改變不良的生活觀念和習慣。

① **合理膳食、控制飯量**：隨著年齡的增長，機體代謝率逐年下降，需要的熱量要比年輕時減少許多，如仍像年輕時那樣吃飯，剩餘的熱量就會變成脂肪堆積在體內，使身體發胖。因此，一般痛風患者每天進主食 200～250 克即可。特別是嘌呤含量多的食物，如菜湯、肉湯等，不要怕浪費而喝掉。

② **適量運動**：要改變不幹活是享受的錯誤認識。生命在於運動，要多活動，多參加運動，如每天快步走 30 分鐘，或者快步走 5 千公尺。既鍛鍊心肺功能，也不至於過度疲勞。

# 十、痛風的藥物治療

## 1. 痛風患者使用藥物治療的指徵

痛風的急性發作有兩個明顯的特點：關節炎症反應——紅腫疼痛和血尿酸升高。因此，選擇藥物治療痛風時，要選擇抗炎藥和降尿酸藥兩大類。抗炎藥不能降低尿酸值，但可以減輕痛風發作時的炎症程度；降尿酸藥主要

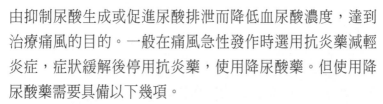

由抑制尿酸生成或促進尿酸排泄而降低血尿酸濃度，達到治療痛風的目的。一般在痛風急性發作時選用抗炎藥減輕炎症，症狀緩解後停用抗炎藥，使用降尿酸藥。但使用降尿酸藥需要具備以下幾項。

① 雖經飲食控制，而血尿酸仍在 420～500 毫摩／升（7～8 毫克／分升）以上的痛風患者。

② 每年痛風急性發作 2 次以上者。

③ 有痛風石或尿酸鹽沉積的 X 線證據者。

④ 有腎結石或腎功能損害的痛風患者。

即使患者有使用藥物的指徵，也一定要在醫生指導下用藥，不能自己隨便使用，以免出現不良後果。

## 2. 痛風急性發作的特效藥——秋水仙鹼

秋水仙鹼是目前治療痛風，特別是重症痛風急性發作的首選藥物，能使 90％以上患者的疼痛和炎症在 12 小時內開始消退，24～48 小時內消失，但局部腫脹可持續數日或更久。

### （1）作 用

① 抑制多核白細胞的趨化、增殖和吞噬尿酸鹽結晶。

② 抑制溶酶體和乳酸的釋放。

③ 提高關節腔內 pH 值，減少尿酸鹽結晶析出。但它不能降低血尿酸，也不能增加尿酸排泄。

### （2）用 法

① 口服時首次劑量 0.5～1.0 毫克，其後每小時 0.5 毫克，直到疼痛緩解或出現嚴重胃腸反應不能耐受時，改為維持量每次 0.5 毫克，每日 1～3 次。一般 10～12 小時內

服 5 毫克胃腸反應不大，效果甚佳。最大耐受量不宜超過 6～8 毫克。

② 靜脈注射為 2 毫克溶於 20 毫升 0.9%氯化鈉溶液（生理鹽水）中，緩慢靜脈注射。視病情 4～6 小時後可以再注射 1 毫克。但在 1 次發作中，用藥總量不應超過 4～5 毫克。已經接受預防用藥的患者，總量不得超過 2 毫克。靜脈給藥具有效果快和胃腸反應小的優點，特別適用於潰瘍病或手術恢復期的急性發作者。

值得注意的是：不易發現中毒作用，故應在給藥前後檢查白細胞；局部刺激作用強，不得漏出血管外。

### （3）副作用及其處理

① 常見的副作用，包括胃腸反應，如腹痛、噁心、嘔吐、腹瀉等，常於痛風症狀緩解時出現，嚴重者可發生出血性胃炎。少數患者出現白細胞減少、再生障礙性貧血、脫髮和肌病。

② 長期使用秋水仙鹼必須化驗血常規。

③ 禁忌證，骨髓功能低下者忌用，妊娠頭 3 個月的孕婦禁用，伴有心血管及肝腎疾病者用量要適當減少。

### 3. 非甾體抗炎藥

非甾體抗炎藥包括吲哚美辛（消炎痛）、布洛芬等。一般用於治療急性痛風，療效明顯，副作用較小。最常見的副作用有消化不良、噁心、上腹痛、潰瘍、出血、腎病綜合徵、間質性腎炎、腎乳頭壞死和急性腎衰竭等。

### 吲哚美辛（消炎痛）

【用法】治療痛風急性發作，每次 50 毫克，每日 3～

4次，症狀明顯改善後減少用量，每次 25 毫克，每日 3～4次。可使 90%的患者關節痛在 2～4 小時內減輕。

【禁忌證】潰瘍病、精神病、哮喘、腎功能不全、孕婦、兒童及對本藥過敏者禁用。

## 4. 腎上腺皮質激素類

腎上腺皮質激素類有促腎上腺皮質激素、琥珀酸氫化可的松、潑尼松、醋酸氫化可的松、（去炎松）等。嚴重急性痛風發作伴有較重全身症狀時，秋水仙鹼或非甾體抗炎藥無效，或患者不能耐受或有禁忌時，可以合用腎上腺皮質激素。其中促腎上腺皮質激素效果最佳。

由於以上藥物停用後出現反跳現象，故最好同時和接著使用 1 週維持量的秋水仙鹼或消炎痛等。

### （1）促腎上腺皮質激素

【用法】常用 25～50 單位加入葡萄糖溶液 500 毫升內，靜脈滴注，維持 8 小時，每日 1 次。或者每次 50 單位肌內注射，每 6～8 小時 1 次，均連用 2～3 日。

### （2）琥珀酸氫化可的松

【用法】每次 200～300 毫克，靜脈滴注，每日 1 次。或潑尼松，每日 30 毫克，分次口服。

### （3）醋酸氫化可的松

【用法】每次 25～50 毫克，進行關節腔內局部注射。也可以用去炎松 10～25 毫克，醋酸潑尼松龍 25 毫克或雙醋酸氫化可的松 5 毫克，局部注射，疼痛常在 12～24 小時內完全緩解。

### 5. 促尿酸排泄藥

促尿酸排泄藥主要指由增加腎小球對尿酸的濾過率，抑制腎小管對尿酸的重吸收，增加腎小管對尿酸的分泌而降低尿酸，預防痛風發作，達到治療痛風的目的。

促尿酸排泄藥主要用於痛風緩解期，急性期一般不適合使用。因為促尿酸排泄藥提高尿路尿酸結石的形成，在服藥過程中，要鹼化尿液，儘量使晨尿的 pH 值維持在 6.2～6.5，同時多喝水保證尿量充足。較常用的促尿酸排泄藥主要有丙磺舒、磺吡酮、苯溴馬隆三種。

### （1）丙磺舒（羧苯磺胺）

【適應證】慢性痛風及痛風性關節炎。

【用法】常從小劑量開始，初用每次 0.25 克，每日 2 次。1 週後每次增至 0.5 克，每日 3 次，最大劑量每日不超過 2 克。

【禁忌證】腎功能不全、2 歲以下兒童及對磺胺類藥物過敏者忌用。

### （2）磺吡酮（苯磺唑酮）

【適應證】慢性痛風及痛風性關節炎。

【用法】常從小劑量開始，初用每次 50 毫克，每日 2 次。漸漸增至每次 100 毫克，每日 3 次，最大劑量每日為 600 毫克。

【禁忌證】潰瘍病患者慎用。

### （3）苯溴馬隆（苯溴香豆酮）

【適應證】不宜使用丙磺舒和別嘌呤醇或具有廣泛痛風石的患者尤其適用苯溴馬隆。

【用法】每日晨起口服 40～80 毫克微晶型片、100～200 毫克非微晶型片。

【禁忌證】孕婦禁用。腎功能不全者慎用。

## 6.抑制尿酸生成藥

抑制尿酸生成藥，由競爭性抑制黃嘌呤氧化酶，使黃嘌呤不能轉化為尿酸，達到治療目的。此類藥物的代表為嘌呤醇。

### 嘌呤醇（別嘌醇）

【適應證】凡是採用低嘌呤飲食治療後，24 小時尿酸排泄量仍大於 600 毫克的患者；對尿酸排泄藥無效、過敏或不能耐受的患者；腎功能顯著減退和有尿酸性腎病或尿酸性尿路結石的患者；嚴重結石性痛風伴有大量尿酸鹽積蓄、高尿酸血症或尿酸排泄不增多，也無尿路結石的患者，都適合使用嘌呤醇治療。

【用法】用藥開始每次 50 毫克，每日 2～3 次，然後每週或隔週增加 100 毫克。嚴重病例最大劑量可達每日 1000 毫克。國內常用量為每日 300～600 毫克。維持量以血尿酸水準而定，一般為每次 100～200 毫克，每日 2～3 次。

【禁忌證】孕婦及 14 歲以下兒童、嚴重肝腎功能不全、有腎結石形成傾向者禁用。

## 7.具有雙重作用的降尿酸藥

具有雙重作用的降尿酸藥是指除可以降低尿酸濃度外，還可以降糖、降脂、降壓等，包括兼有降糖作用的尿酸促排藥降脂醯胺、兼有降脂作用的尿酸促排藥醋磺己

脲、兼有降壓作用的尿酸促排藥替尼酸。

### （1）降脂醯胺

因為其可以抑制腎小管對尿酸的重吸收，增加尿尿酸排泄，故有降低血尿酸作用，效果與丙磺舒相仿。同時具有降糖作用。

【適應證】合併有高血脂症、糖尿病或高血糖及血小板凝聚增加的痛風患者。

【用法】每次 0.25 克，每日 3 次，口服。

### （2）醋磺己脲

原為口服降糖藥，偶然發現其兼能抑制腎小管對尿酸的重吸收，因此有顯著促進尿酸排泄作用。

【適應證】合併有糖尿病或高血糖的痛風患者。

【用法】每日 500～1500 毫克，1 次或分 2 次口服。

## 8. 痛風發作後還需要用藥

痛風急性發作持續 1～2 週後，症狀往往可減輕或消失，由於患者自我感覺良好，便很容易停止用藥。

其實，患者的血尿酸仍持續升高，關節損害也或輕或重地持續存在，且常伴有骨質破壞、腎損害和痛風石，故應堅持服用藥物。特別是有永久性關節改變和慢性症狀、X 光檢查顯示有尿酸鹽結晶、腎功能明顯損害、痛風結節形成或每年有 2 次以上急性痛風發作的患者，應在飲食治療的基礎上，長期使用抑制尿酸生成的藥物治療，也可以酌情並用促進尿酸排泄的藥物治療。甚至在不出現毒性作用的前提下，長期用藥治療。

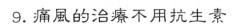

四高健康診療

## 9. 痛風的治療不用抗生素

痛風是一種嘌呤代謝異常性疾病，主要由尿酸升高引起關節劇烈疼痛、發熱等，容易與關節炎誤診。初期急性關節炎發生時即使不用任何藥物，關節炎症狀也會在 1～2 週緩解，總的說來抗生素對痛風沒有治療作用。濫用抗生素會引起細菌廣泛耐藥，給將來治療帶來不必要的麻煩，抗生素對致病菌的作用減弱，甚至無效。

如果，痛風石皮膚附近破潰，造成細菌感染，合理選用抗生素還是有必要的。

## 10. 痛風患者最好不要吃的藥物

在臨床上，發現痛風患者使用一些藥物後出現尿酸升高，較常見的藥物有利尿藥、抗結核藥、阿司匹林、抗生素等。因為這些藥能干擾尿酸的代謝或排泄過程，誘發痛風急性發作，因此最好不用。

① 利尿藥：高血壓或水腫患者長期服用的噻嗪類利尿藥，可損害腎功能，阻止尿酸從腎臟排泄，使痛風發生的機會增多。

② 抗結核藥：結核病患者久用吡嗪酰胺和乙胺丁醇而不合用利福平時，多數人血尿酸升高，也常常誘發痛風發作。

③ 阿司匹林：心腦血管病患者長期服用阿司匹林，痛風急性發生率明顯高於沒用此藥的人。

④ 抗生素：內酰胺類抗生素包括青黴素和頭孢黴素大部分從腎臟排出，可以阻礙尿酸排泄。

此外，痛風急性發作時吃藥更有講究，那些痛風緩解期可長期使用的降尿酸藥物，在急性期是禁止使用的，因為服用這類藥物後，會引起血尿酸濃度的突然降低，促使關節中早已存在的血尿酸結晶釋放、溶解，而出現一個短暫高尿酸血症和痛風的發作。

### 11. 痛風治療聯合用藥效果好

抗痛風治療藥物多少都有些副作用，減少藥物的用量可以減輕副作用。實踐證明，單獨使用促尿酸排泄或者抑制尿酸生成的藥物可以引起痛風急性發作。而恰當的聯合用藥，不僅可以減少副作用，並且由於藥物間的協同作用增加總療效。常用的聯合用藥方案有下述幾種。

① **四聯療法**：秋水仙鹼、潑尼松、別嘌醇和丙磺舒聯合使用。

② **三聯療法**：秋水仙鹼、ACTH 和萘丁美酮（萘普酮）聯合使用。

③ **數藥連續變換療法**：秋水仙鹼、布洛芬、消炎痛、萘普生連續變換服用，直到症狀完全消退。

④ **小複方療法**：秋水仙鹼、吲哚美辛或布洛芬、別嘌醇、潑尼松、複方氫氧化鋁（胃舒平）、維生素 $B_6$ 一起研成末裝膠囊中服用，適用於輕、中度急性痛風性關節炎。發熱及重症患者不宜用。

# 十一、痛風石的手術治療

痛風石主要見於病程比較長的病例，尤其是血尿酸控

制不理想、經常有痛風急性發作者。因此，積極治療痛風，從病根上著手，是防止痛風石發生和發展的關鍵。對於一些較小的形成時間不長的痛風石，由較長時間的認真治療，有可能完全消退。但對於較大的痛風石，則很難由內科藥物治療消除。

如果該痛風石不再繼續增大，對關節活動功能沒有影響，也無破潰，則不必做特殊處理；如果痛風石很大，影響關節及四肢的活動與功能，可用以下兩種治療方法：

① 用粗針穿刺將結節內的尿酸鹽結晶抽出，但不易徹底抽淨；

② 手術治療，將結節切開，取淨尿酸鹽結晶，或將結節連同尿酸鹽一併切除。

## 1. 痛風石的形成與危害

痛風石形成初期呈白色牙膏樣或白堊樣，隨著時間的延長，其水分被吸收後變得堅硬。痛風石周圍結締組織增生、變性，形成包膜。痛風石多見四肢關節及周圍軟組織，尤其第一跖趾關節最常見，其次見於四肢其他關節、耳廓和面部。

痛風石常給痛風患者帶來很多痛苦，重者可造成關節畸形、僵直、持續疼痛。骨及關節嚴重破壞時，關節失去原有的結構和功能。手持物不靈活，足跛行，甚至完全失去自理能力。如痛風石向體表突破，可形成潰瘍或竇道，長期不斷地流出糊狀物，並混有痛風石碎塊，如反覆感染，多年不癒。

痛風石的出現會擴大患者體內的尿酸池（尿酸總

量），正常人平均即溶尿酸池為 7.14 毫摩，每天合成和排泄各 4.46 毫摩，無痛風石的患者即溶尿酸池在 7.14～23.8 毫摩，有的患者即溶尿酸池可上升到 107.10～184.50 毫摩；這些可即溶的尿酸鹽結晶只存在痛風石的表面，僅占總痛風石量的 1%，而痛風石的絕大部分尿酸鹽，屬於慢溶性尿酸鹽，在血尿酸下降時，只能緩慢溶解，變成即溶性尿酸鹽，再向血液中轉移；有痛風石的患者擴增後的尿酸池，就像一個巨大的尿酸鹽倉庫，當用降尿酸藥將血尿酸降至正常時，痛風石的尿酸很快向血液補充，使血尿酸長期維持在很高水準。所以有痛風石的患者，如不手術取石，即使用降尿酸藥，也很難避免關節炎再發作，尿酸鹽對腎臟等器官的損害也會持續加重。因此痛風患者一旦出現痛風石，應儘快手術切除。

## 2. 什麼樣的痛風石適合手術治療

符合以下一項或一項以上者可做手術：

① 一個痛風石直徑＞2 公分者；

② 痛風石影響肢體功能，術後其功能可得到改善者。

③ 骨及關節被痛風石破壞嚴重，需徹底清理痛風石、死骨，將患肢短縮或進行骨骼植換術的患者；

④ 多個小結腫，尿酸池明顯擴大者；

⑤ 痛風石破潰，形成潰瘍、竇道的患者；

⑥ 痛風石影響美觀者；

⑦ 痛風診斷不充分，需要由手術進行確診的患者。

### （1）術前準備

① 手術前首先應把血尿酸降至正常或接近正常水準，

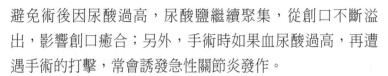

避免術後因尿酸過高,尿酸鹽繼續聚集,從創口不斷溢出,影響創口癒合;另外,手術時如果血尿酸過高,再遭遇手術的打擊,常會誘發急性關節炎發作。

② 需要手術的部位應做影像檢查,瞭解結石的大小及對骨關節破壞程度。X光片是最常用的方法之一。

③ 積極治療較嚴重的併發症,痛風只是代謝綜合徵的一種病,常伴有高血壓病、糖尿病及合併腎、心功能損害等其他代謝病及相關疾病,術前必須進行降壓、降血糖及恢復腎、心功能等治療,待病情穩定後再手術。

### (2)手術方案

手術主要是去除關節及附近的痛風石。有以下幾種方案。

手術時如果痛風石未侵及骨關節,不管是否合併潰瘍和竇道,多數都能將痛風石和包膜一同取出。切口在5～10天即可癒合。

如痛風石深及關節和骨質,一般不易把痛風石完整取出,大塊痛風石取出後,應該再利用刮匙等手術器械將殘餘的痛風石碎塊儘量清除。如果痛風石遺留過多,殘渣會不斷從創口中溢出,影響創口癒合,此時應做引流處理,經引流後1個月以上仍不封口者,應做二次清除術。痛風石碎塊過多手術清除難度大時,可從創口注入生理鹽水,反覆沖洗,儘量將病灶內的殘留物徹底清除掉。

少數骨骼破壞嚴重者,需要植骨、關節融合、患肢短縮,乃至截去患肢。

### (3)術後處理

① **降尿酸**。痛風石術後,刨口多數遺留少量殘渣,這

些殘留的尿酸鹽，會不斷地溶解，回到血液中，使血尿酸迅速增高，加上手術誘因，如不及時有效地給予降尿酸治療，多數患者術後會在其他關節發生急性炎症，有的多關節反覆交替發病。此時除了不吃富含嘌呤的食物外，宜加大降尿酸藥物的量，並在術前 1 天至術後 7 天，每天服1～3 毫克秋水仙鹼，急性關節炎可顯著減少。

② **加強相關疾病的治療**。高血壓、冠心病、糖尿病、腎臟病等都是與痛風關係密切、互相影響的疾病，手術後這些疾病未能很好控制，血尿酸居高不下，會使傷口長期不癒合。因此，術後一定儘快將這些疾病控制在最佳狀態。

③ 手術傷口有感染，短時間內使用抗生素。

# 十二、痛風的中醫中藥治療

## 1. 中醫辨證施治

痛風屬於中醫「痹症」範疇，早在幾千年前就發現痛風與風寒、飲食有關，經過長期的臨床實踐，根據患者的年齡、體質、發病時間、季節及症狀等辨證論治，收到很好的效果。

① **急性發作期**：患者發熱、頭痛、關節明顯紅腫脹痛，證屬風濕熱痹，治宜清熱利濕、祛風通絡，方用四妙散加味湯。

② **真寒假熱型**：關節紅腫痛、口渴不欲飲、苔白兼黃、脈洪無力，方用六味地黃湯，以滋陰補腎、清利濕熱。加桂枝、刨附子以溫經通脈散寒，加木瓜、川牛膝以

活血舒筋通絡佐以藥下行。

③ **慢性期**：關節疼痛反覆發作，灼熱明顯減輕，關節僵硬、畸形、活動受限。治宜調理氣血，補益肝腎，酌加通經活絡、活血化瘀療法，方用黃芪桂枝五物湯加味。

④ **痛風石痛證**：屬久病氣衰、陰寒內積、寒阻血凝、肌膚失養、破潰成痛。治以濟生腎氣丸內服，每次1丸，每日2次，外敷回陽玉龍膏，以暖血生肌；以乾薑肉桂，草烏南星化寒痰活死肌；以赤芍、白芷散滯血生肌肉。

⑤ **合併尿路結石**：可取具有鹼化尿液和促進尿酸結晶溶解作用的青皮、陳皮、金錢草煎湯內服，加用鴨跖草，兼有降尿酸和利尿作用。

## 2.治療痛風的中成藥

中成藥雖然起效緩慢，但攜帶方便，長期服用也可收到很好的治療效果。

### （1）八珍丸

【組方】乳香、沒藥、赭石、穿山甲、川烏、草烏、全蠍等。

【用法】醋糊丸，桐籽大，每次11丸，每日3次，溫水送服。

【功效】活血通絡，祛風止痛。

【主治】痰瘀阻絡型痛風。

### （2）四妙散

【組方】威靈仙、羊角灰、白芥子、蒼耳子。

【用法】每次3克，每日3次，薑汁送服。

【功效】化痰通絡，理氣止痛。

【主治】痰瘀阻絡型痛風。

## （3）舒筋活血丸

【組方】土鱉蟲、桃仁、骨碎補、熟地黃、梔子、桂枝、乳香、當歸、紅花、懷牛膝、續斷、赤芍、三七、馬錢子等。

【用法】每次1丸，每日3次，溫水送服。

【功效】活血化瘀，通絡止痛。

【主治】痰瘀阻絡型痛風。

## （4）金匱腎氣丸

【組方】熟附子、桂枝、熟地黃、山藥、山茱萸、牡丹皮、茯苓、澤瀉。

【用法】每次1丸，每日3次，淡鹽水送服。

【功效】溫補腎陽。

【主治】肝腎不足型痛風偏陽虛者。

## （5）六味地黃丸

【組方】熟地黃、山茱萸、炒山藥、牡丹皮、茯苓、澤瀉。

【用法】每次1丸，每日3次，淡鹽水送服。

【功效】滋陰補腎。

【主治】肝腎不足型痛風偏陰虛者。

## 3.痛風的藥敷療法

### （1）外搽藥酒

【組方】伸筋草、透骨草、羌活、獨活、全當歸各12克，桂枝、川烏、草烏、紫草、紅花、桑枝、虎杖、洛石藤各9克，土鱉蟲6克。

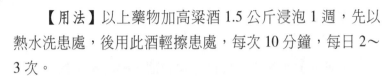

【用法】以上藥物加高粱酒 1.5 公斤浸泡 1 週，先以熱水洗患處，後用此酒輕擦患處，每次 10 分鐘，每日 2～3 次。

【功效】祛風除濕，活血通絡，宣痺止痛。

【主治】跌打損傷，風濕寒痺所致的關節疼痛，活動限制等症。

### （2）黃 藥

【組方】乾燥象皮粉 1 克，蜂蜜 300 毫升。

【用法】冷開水 100 毫升，三者混合攪勻後備用。將黃藥塗於發炎關節表面，每 2 小時 1 次。用藥期間患部禁止過多活動，禁入冷水。

【功效】清熱通絡止痛。

【主治】濕熱型痛風。

### （3）當歸散

【組方】防風、當歸、藁本、獨活、荊芥穗、牡荊葉各 30 克。

【用法】把上藥製成粗末，加鹽 120 克同炒，熱敷患處。

【功效】祛風除濕，活血止痛。

【主治】痛風。

## 4. 痛風的藥浴療法

### （1）祛風活血方

【組方】羌活、獨活、桂枝、荊芥、防風、秦艽、路路通、紅花各 9 克，當歸 12 克。

【用法】水煎 1000 毫升薰洗患處，每日 2～3 次。

【功效】祛風活血，通絡止痛。

【主治】痛風的關節、肌肉筋絡酸痛，活動限制者。

## （2）羊桃淋蘸方

【組方】羊桃、白蒺藜、蒼耳、海桐皮、柳樹蟲末、商陸、蓖麻葉莖、紅花各 500 克。

【用法】上藥加麻葉 1 把，用水適量煎汁去渣，淋洗痛處。

【功效】清熱祛濕，通絡止痛。

【主治】痛風的疼痛赤腫，行立不得，皮膚如小蟲爬。

## （3）五枝湯

【組方】桑枝、槐枝、椿枝、桃枝、柳枝各 30 克。

【用法】上藥加麻葉 1 把，用水適量煎汁去渣，淋洗患處，洗畢宜就寢不要見風。

【功效】舒筋活絡止痛。

【主治】痛風的關節拘攣。

## （4）熱痹沐浴方

【組方】桑枝 500 克，絡石藤 200 克，忍冬藤、雞血藤、海桐皮各 60 克，一枝黃花（葒子草）、海風藤各 100 克。

【用法】上藥加水適量煎汁去渣，沐浴。

【功效】清熱活血，通絡止痛，祛風宣痹。

【主治】痛風的急性期，關節紅腫熱痛。

## 5. 痛風的貼膏藥療法

### （1）風火軟膏

【組方】防風、大蔥、白芷、川烏各 60 克。

【用法】共搗為膏，調熱黃酒敷冷痛處。2～3 日後用

大紅椒、艾葉煎湯薰洗再敷藥，包好。若皮肉熱痛用清油搽之。

【功效】祛風通痹止痛。

【主治】陳年痛風，痛風反覆發作，病程長者。

## （2）頭葛軟膏

【組方】川烏頭 150 克，葛根、雷公藤各 500 克，豬脂 2500 克。

【用法】上藥細切，將藥拌勻，經 3 日，用豬脂 2500 克與前藥入鍋中，以草火煎之，以烏頭色焦黃為度，用綿濾去渣，收於瓷器中，攤貼患處。

【功效】祛風散寒，除痹止痛。

【主治】治痛風，手足頑麻。

## （3）頭子軟膏

【組方】烏頭、附子、當歸各 60 克，羌活、細辛、肉桂、防風、白朮、花椒、吳茱萸各 30 克，豬脂 500 克。

【用法】上藥細切如豆大，以醋微醃之，經一宿，煎豬脂化，去渣，內藥微火煎之，候附子色黃即可成膏，收瓷盒中。適量貼患處，每日 1 次。

【功效】祛風濕，止痹痛。

【主治】痛風。

## （4）芙黃膏

【組方】芙蓉葉、生大黃、紅豆各 30 克。

【用法】上藥共研為細末，按 4：6 加入凡士林，調和成膏，外敷患處，每日 1 次。

【功效】清熱祛濕，除痹止痛。

【主治】濕熱痹阻型痛風。

### （5）回陽玉龍膏

【組方】草烏、煨薑各 90 克，赤芍、白芷、天南星各 30 克，肉桂 15 克。

【用法】上六藥共研為細末，加 4 倍量的凡士林，調勻成膏，外敷患處，每日 1 次。

【功效】散寒活血止痛。

【主治】寒凝血淤型痛風，適用於受涼後痛風急性發作，伴有關節寒痛，皮膚色暗者。

## 6. 痛風的針灸療法

針灸治療痛風有悠久的歷史，不管是在痛風急性發作期還是緩解期都可以取得一定療效，特別對急性發作期的疼痛治療效果顯著。針灸治療主要是根據中醫辨證論治理論進行。由於針灸治療選穴比較複雜，而且患者自行操作會有一定危險，建議患者到正規醫院門診接受治療。痛風患者何時該接受針灸療法、何時不適合針灸治療，現提出以下幾點注意事項供參考。

① 針灸對肥胖型痛風患者效果好，而消瘦型效果差，但不論哪種類型的患者都不能單純依靠針灸治療。

② 各種急性重症併發症應慎用或禁用針灸療法，對伴有關節、皮膚感染者應禁用。

③ 痛風患者體質多偏弱，正氣多不足，極易併發感染，因此針灸部位必須進行嚴格的消毒，以防感染。

④ 艾灸宜懸灸法，以防灼傷皮膚引起感染。

⑤ 如患者在接受針灸前已經服用降尿酸藥，針灸時仍應該按原量服用，待病情改善後，再逐漸減量直至停用藥

物，切不可以用針灸療法代替藥物療法。

⑥ 在針灸治療期間，應控制飲食，配合食療，並每天堅持體育活動以增強體質，這對針灸療效的發揮有促進作用，見效亦快。

## 7. 痛風的偏方、驗方

### （1）方1

【藥物】土茯苓 50 克、豬脊骨 500 克。

【用法】豬脊骨加水煨湯，煎成 1000 毫升左右，取出豬骨，撇去湯上浮油。土茯苓切片，以紗布包好，放入豬骨湯內，煮至 600 毫升左右即可。每日飲 1 劑，可分 2～3 次飲完。

【主治】痛風的防治。

### （2）方2

【藥物】鮮茅根（去芯）30 克、滑石 30 克。

【用法】鮮茅根洗淨後，用刀背輕輕敲扁，去除硬芯；滑石用布包，兩者一起放入保溫杯中，以沸水沖泡 30 分鐘，代茶飲。

【主治】尤其適用於痛風合併腎結石。

### （3）方3

【藥物】黃柏 6 克、威靈仙 6 克、蒼朮 10 克、陳皮 6 克、芍藥 3 克、甘草 10 克、羌活 6 克。

【用法】以上 7 味藥共為末服用。

【主治】痛風。

### （4）方4

【藥物】鮮竹葉、白茅根各 10 克。

【用法】鮮竹葉和白茅根洗淨後，放入保溫杯中，以沸水沖泡 30 分鐘，代茶飲。

【主治】利尿，防痛風合併症——腎結石。

（5）方 5

【藥物】獨活 45 克、白鮮皮 15 克、羌活 30 克、人參 20 克、酒適量。

【用法】將獨活、羌活分別去蘆頭，上 4 味藥，搗為粗末，每用 10 克藥末，同水 7 分，酒 3 分，煎至 7 分，去渣溫服。不拘時候。

【主治】痛風。

（6）方 6

【藥物】黑豆、僵蠶各 250 克，白酒 1000 毫升。

【用法】將黑豆炒焦，以酒淋之，絞去渣，貯於淨器中，將僵蠶也投入淨器中，以酒浸泡之。經 5 日去渣備用。不拘時候，每次溫服 1 小杯。

【主治】痛風。

（7）方 7

【藥物】珍珠蓮根（或藤）、千斤拔（鑽地風）根、毛竹根、牛膝各 30～60 克，丹參 30～120 克，黃酒適量。

【用法】以上各藥水煎，兌黃酒，早晚空腹服。

【主治】慢性痛風。

（8）方 8

【藥物】黨參、白朮、熟地黃、黃柏各 60 克，海浮石、天南星、龜板、山藥各 30 克，鎖陽、乾薑灰各 15 克。

【用法】以上各藥共為末，粥糊為丸，每次 9 克，每日 3 次。

【主治】痛風。

（9）方9

【藥物】紅花、白芷、防風各 15 克，威靈仙 10 克。

【用法】酒煎服。

【主治】痛風四肢疼痛。

（10）方 10

【藥物】問荊、牛蒡子、蕁麻根各 10～15 克。

【用法】用開水沖泡，約 10 分鐘後飲用。

【主治】可有效緩解痛風症狀。

（11）方 11

【藥物】白菊花、牛蒡根各 10～15 克，玉米鬚適量。

【用法】加冷水適量煮沸後常年飲用。

【主治】能有效消除血液中過高的尿酸，預防痛風急性發作。還有降血糖、降血脂的作用。

（12）方 12

【藥物】鉤藤根 250 克，燒酒適量。

【用法】鉤藤根用燒酒浸 1 天後分 3 天服完。

【主治】有理氣活血止痛的功效，適用於痛風的防治。

（13）方 13

【藥物】牡丹藤 1500 克，牛膝 30 克，千斤拔（鑽地風）60 克，五加皮、紅糖、大棗各 250 克，燒酒 5000 克。

【用法】以上各物密封 1 個月。每次服 30 毫升，每日服 3 次。

【主治】有活血祛風、通絡止痛的功效，適用於痛風的防治。

（14）方14

【藥物】蒼朮、丹參、黃柏、延胡索（元胡）、路路通、茯苓各15克，蠶沙、白芍、桑枝各12克，木瓜、檳榔各10克，牛膝6克，五靈脂9克，升麻、甘草各3克。

【用法】水煎服。

【主治】有祛風除濕、活血通絡的功效，適用於痛風的防治。

（15）方15

【藥物】凌霄花根（紫葳根）6～10克。

【用法】酒浸或以酒煎服。

【主治】有活血止痛的功效，適用於痛風的防治。

# 十三、痛風的預防

## 1. 痛風的一級預防

痛風的一級預防是針對易發痛風的危險因素進行預防，預防的對象是痛風家族史直系親屬、體力活動少、嗜酒、營養過剩和肥胖者，以及體檢發現血尿酸偏高的高尿酸血症患者。

痛風的發生除與遺傳、年齡等有關外，還與環境因素密切相關，如飲食習慣、營養狀況、工作及生活條件、體力活動、職業等。

前者屬不能改變的因素，後者則可以由個人努力加以調整，即由改變這些環境因素來減少痛風的發生。

主要是養成健康的飲食習慣，保持體液的酸鹼平衡，

減少體內尿酸的生成，多素少葷，始終保持體液呈弱鹼性，多飲水。

節假日期間，不可暴飲暴食，避免營養過剩及肥胖，保持理想體重。遠離吸菸、酗酒等不良嗜好。注意勞逸結合，長期從事腦力勞動者，每日應參加一定的體力活動，使腦力活動和體力活動交替進行，並持之以恆。

合理安排生活。生活要有規律及節制，同時培養樂觀主義精神，經常參加文娛及體育活動。

定期體格檢查。體格檢查對預防痛風非常重要，尤其是 40 歲以上者或肥胖者，應每 1～2 年作一次體格檢查。包括血尿酸測定，以早期發現高尿酸血症，防止痛風。

## 2.痛風的二級預防

痛風的二級預防是指對已發生痛風的患者做到早診斷，並及時進行全面的、系統的治療，以防止其病情加重及發生併發症。

對早期確診的痛風病患者首先禁止進食海鮮、肉類，尤其是動物內臟等高嘌呤食物。戒酒。攝入充足的水分，應選用 pH 為 7 的礦泉水或普通自來水，多飲水可以增加尿酸的溶解及尿酸的排泄。

對於紅腫疼痛較重的患者，應使用鎮痛抗炎類藥物，如秋水仙鹼或非甾體類藥物。防止其病情加重及發生併發症，待主症控制後，再進行適當的體育鍛鍊，在此期間，仍配合飲食控制，多飲水和鹼化尿液等措施，可有效地預防痛風性腎結石和皮下痛風石的形成。

## 3. 痛風的三級預防

痛風的三級預防主要是預防痛風併發症的發生和發展，以提高痛風患者的生活品質。痛風性腎病是痛風常見的一種併發症，也是痛風最常見的死亡原因。

尿酸增高是引起痛風性腎病的基礎，控制血尿酸是預防尿酸性腎病的前提。

### （1）選擇有效的降尿酸藥物，使血尿酸維持在正常水準

降尿酸的藥物分為兩大類。

① 促進尿酸排泄的藥物：如苯溴馬隆，其主要作用是抑制腎小管對尿酸的重吸收，增加腎小管對尿酸的排泄，服藥期間應大量飲水，鹼化尿液。

② 抑制尿酸生成的藥物：如別嘌呤醇。由於別嘌呤醇有發熱、胃腸不適、白細胞及血小板減少，肝功能損害，上肢壞死等不良反應。因此，服藥期間須定期檢查肝功能、血常規，如發現異常，應立即停藥。

### （2）控制血壓

高血壓會引起或者加重腎臟損害，而痛風患者多伴有血壓增高，故需嚴格控制高血壓。

可選擇的降壓藥有血管緊張素轉換酶抑制劑，如卡托普利、依那普利、培哚普利等；或血管緊張素 II 受體阻滯劑，如氯沙坦、纈沙坦、伊貝沙坦等。

血管緊張素轉換酶抑制劑對腎臟有保護作用，能降低腎小球內壓，減少尿蛋白，防止腎小球基底膜增厚，同時可降低血壓。

### （3）早治療尿路感染

如果痛風合併泌尿系感染，就容易導致尿酸結石形成及尿酸性腎病。故積極做好尿路保養和防治泌尿系感染很重要。

① 多喝水，增加排尿量，使尿酸容易溶解到尿中，有利於尿酸的排泄，防止其在體內沉積。

② 檢測尿液 pH 值，使其保持在弱酸性。尿酸在尿過於酸性時難以溶解，過分鹼性化會使鈣質不易溶解而出現鈣結石。所以使尿液的 pH 值保持在 6.5～7.0 為最好。應經常用 pH 值試紙自測尿 pH 值。

③ 要使尿鹼性化，除多喝水外，同時，還要多吃蔬菜和海藻類食物，不過量進食肉類。

### （4）調整飲食結構

痛風性腎病患者應堅持低鹽飲食，以降低高血壓，減輕水腫，如已有腎功能損害，應將蛋白質攝入量控制在每日每公斤體重 0.5～0.8 克。同時選用高生物效價的優質蛋白質，如雞蛋、牛奶等。

# 十四、痛風防治的誤區

### （1）只有中年男性才會患痛風

據現在的臨床統計，大約 95% 的痛風患者都是男性，且高發年齡多為 30 歲以上。但認為只有中年男性才會患痛風，這是一個誤區。

隨著生活水準提高了，飲食中嘌呤含量也越來越高，很多年輕人不注意飲食，也會患痛風。所以，不能僅僅考

慮自己年輕，就掉以輕心，狂吃海鮮，如不注重控制飲食，照樣可以患痛風。

因為雌性激素能夠促進尿酸排泄，所以女性患痛風的概率比男性要低很多。但是更年期以後，女性的雌性激素水準大大降低，故也會患痛風，不能忽視。

### （2）尿酸高就一定得痛風

痛風的發病是因為尿酸升高引起，但認為尿酸高就一定得痛風，這是一個誤區。

因為痛風的發生是尿酸升高引起的，理論上血尿酸水準越高，越容易引起痛風性關節炎發作，關節的炎症反應越嚴重，全身症狀（如發熱、肌肉酸痛）也更明顯。但事實上並不完全如此。有的患者關節炎發作非常嚴重，但血尿酸可接近或完全正常；有的患者血尿酸水準明顯升高，但並沒有痛風性關節炎發作；也有的患者血尿酸在痛風發作期不高，反而在間歇期升高。由此可見，血尿酸與關節炎之間沒有絕對的相關性。

很多人在體檢時查出血尿酸含量偏高，也就是高尿酸血症，但並沒有患上痛風。因為只有血液中升高的尿酸結晶沉積在關節的滑膜上，引起關節滑膜發炎時才導致痛風性關節炎的發生。許多高尿酸血症的人終生都不會發生尿酸結晶沉積在關節的滑膜上引起痛風性關節炎。

一般來講，高尿酸血症的人中約只有 10%會發生痛風。此外，也有個別的痛風患者急性期的尿酸並不高。

### （3）治療急性痛風要尿酸迅速降至正常

因為痛風是由於血尿酸升高引起的，所以在治療痛風的時候，許多患者常常會急切地想要把升高的血尿酸迅速

降至正常範圍。其實這是一個誤區。

在臨床的觀察研究中，發現尿酸水準的驟然降低有時反而會加劇痛風的發作。這是因為血尿酸突然降低會導致已經沉積在關節及其周圍組織的不溶性尿酸鹽結晶脫落下來，引發急性痛風性關節炎發作，這種情況也叫做轉移性關節炎。

為避免發生這種現象，因此，在治療初期一般使用小劑量的降尿酸藥物，逐漸增加到足量，使升高的血尿酸緩慢降至正常水準。

### （4）使用抗生素治療急性痛風

有些急性痛風患者，出現關節炎急性發作的症狀，紅腫熱痛明顯，甚至一些非風濕免疫科的醫師也誤認為是細菌感染所致，便使用抗生素。這是一個誤區。

急性痛風的關節炎急性發作，紅腫熱痛非常明顯，並不是細菌感染發炎所致，而是尿酸結晶沉積在關節及其周圍組織引起。抗生素對尿酸的代謝沒有治療作用。

不少痛風患者感覺用了抗生素以後，疼痛有所減輕，便以為是藥物起了作用。其實，痛風早期發作有自限性，即使不治療，也會在 3～10 天內自然緩解。不難看出這種療效並非是抗生素的作用。

因為注入體內的抗生素大多由腎臟排泄，而尿酸也由腎臟排泄。腎臟排泄抗生素會減少尿酸的排泄，而使血尿酸升高，病情會隨之加重。

因此，在痛風發作時，一般來講，主要是用一些非抗生素類的抗炎鎮痛藥物來緩解患者的劇烈疼痛，以及消除由尿酸結晶引起的關節非感染性炎症；再用一些控制尿酸

代謝的藥物，幫助體內的尿酸代謝恢復平衡。而不宜使用抗生素。

只有當痛風石破潰併發感染時，才可酌情使用抗生素治療，並儘量選用腎毒性較小的藥物。

### （5）饑餓療法可治痛風

大多數患者認為，痛風通常是由於攝入含高嘌呤的食物所誘發，因而認為饑餓療法一定能治療痛風。其實這也是一個誤區。

雖然，痛風是由於攝入含高嘌呤的食物所誘發，饑餓可以減少一些高嘌呤食物的攝入。但是，饑餓可導致糖原異生增加，有機酸（如 $\beta$ - 羥丁酸、自由脂肪酸、乳酸等）的產生增多，這些有機酸對腎小管分泌尿酸起競爭抑制作用而使尿酸排泄減少，導致高尿酸血症。

所以饑餓不僅不能降低尿酸，反而使尿酸水準升高。當然，饑餓也就不能治療痛風。

### （6）控制飲食是痛風的主要治療手段

因為痛風常是暴飲暴食引起，所以認為控制飲食是痛風的主要治療手段。這也是一個誤區。

飲食控制是痛風的基本治療措施，但不能作為痛風的主要治療手段。因為飲食控制並不能完全糾正高尿酸血症。人體內血尿酸的升高，80%來源於「生成過多」，20%來源於「攝取過量」。

一個正常人每日嘌呤攝入總量為 150～200 毫克，而每日體內代謝產生的嘌呤總量為 600～700 毫克，遠遠超過食物中的來源。

據研究，健康男子食用無嘌呤食物 10 天後，僅使血尿

酸由 291 微摩／升（4.9 毫克／分升）下降至 184 微摩／升（3.1 毫克／分升），24 小時尿尿酸由 2.98 毫摩／升（500 毫克／分升）下降至 2.00 毫摩／升（336 毫克／分升）。痛風患者嚴格低嘌呤飲食後，也只能使血尿酸降低 59～119 微摩／升（1～2 毫克／分升）而已。

長期嚴格限制「嘌呤」食物，勢必會影響蛋白質的正常攝取，導致營養失衡。因此，正確治療痛風，應採取降尿酸藥和飲食控制同時進行的原則。

痛風發作時，應嚴格控制飲食。若經降尿酸治療後，血尿酸一直能保持在較理想水準，飲食控制無須太嚴格，可適量吃一些魚蝦和瘦肉。

# 高血壓病

　　高血壓病具有高發病率、高致殘率、高死亡率的三高特點。據統計，我國有 1 億高血壓病患者，平均每 12 個人中就有 1 個是高血壓病患者。其中，每年約有 250 萬人因高血壓導致腦中風；460 萬人發生腎功能衰竭；250 萬人發生心力衰竭。更可怕的是高血壓病患者存在知曉率低、治療率低、控制率低的三低現象。其實，只要堅持科學的生活方式可以預防和延緩高血壓的發生；患有高血壓病只要堅持治療，可以減輕、推遲嚴重併發症的發生，提高帶病生活品質。

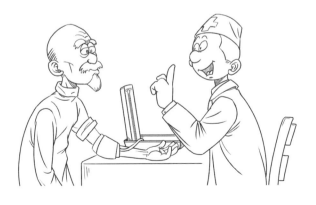

# 一、血壓與高血壓病

## 1. 血壓形成的三大因素

所謂血壓是指血液在血管內流動，對血管壁產生的側壓力。平時說的血壓包括收縮壓和舒張壓。

血壓用血壓計在上臂測得肱動脈的數值來表示，以毫米汞柱（mmHg）或千帕（kPa）為單位。如一個人的收縮壓（通常稱為高壓）為 120 毫米汞柱，舒張壓（通常稱為低壓）為 80 毫米汞柱，就寫成 120 / 80 毫米汞柱。血壓的國際單位為千帕（kPa），1 毫米汞柱＝0.133 千帕。

① **血管內有一定的血容量：**只有有足夠的血液量才能形成對血管的壓力，故血容量是血壓形成的重要因素。由於大出血、大量的嘔吐或腹瀉，都可以造成有效血液量急劇減少，而使血壓降低，甚至休克、死亡。

② **心臟的動力：**當心臟收縮時，血液由心臟流進動脈血管，對血管壁產生側壓力。這是動脈收縮壓的直接來源。由於受心臟舒張時的影響，使動脈壓呈現波動，形成舒張壓。如果心臟停止搏動，也就沒有了血壓。

③ **大動脈的彈性作用：**每次心臟收縮時，由於大動脈的彈性作用，只有三分之一的血液流進外周血管裏，其餘三分之二的血液暫時貯存在因彈性擴張的大動脈內，等心臟舒張時，由於大動脈的彈性回縮力，使血液繼續排出到外周血管裏。如果動脈硬化，失去彈性，也就不會形成正常血壓。

由分析血壓形成的三大因素，不難看出保持正常血壓對生命的重要。

## 2. 血壓的調解

人體內多種器官、多種功能對血壓都有影響。因此，要保持正常的血壓，一定要注意多種因素參與血壓的調節作用。

### (1) 神經調節

人體最高「指揮系統」是大腦，人體各種功能、各種活動的指令都是由大腦發出，血壓的調節也不例外。在頸部的頸動脈竇和主動脈弓的血管壁外膜下有豐富的感覺神經末梢。當動脈血壓由低逐漸升高時，感覺神經末梢受壓力的影響，興奮性增強，即發放神經衝動，傳入至大腦的心血管中樞，來改變心血管中樞的活動，通過傳出神經使心臟收縮力減弱，血管擴張，外周阻力減低，使血壓下降並保持在一定的水準上。

相反的，當血壓突然降低時，頸動脈竇的壓力感受器就將資訊傳遞到大腦的心血管中樞，使降壓反射減弱，從而使心臟的收縮力加強，外周血管阻力增加而使血壓升高。

### (2) 體液調節

所謂體液調節就是指有關腺體分泌的化學物質，進入血液和組織中，對心肌和血管平滑肌活動所起的調節和控制作用。如腎上腺髓質分泌的抗利尿激素等。它們都對血壓的升高與降低起著重要的調節和控制作用。當然，它們的作用與功能都是在各種條件和各種因素下互相影響、互

相制約的。但是,它們有著共同的特點:

① 量少作用大,就像一種高能量的「催化劑」;

② 各種激素的分泌同樣與中樞神經的控制和制約有密切關係。

### （3）腎臟的調節

腎臟在血壓的調節過程中也有很重要的作用。除以上與體液調節有關外,腎臟本身在血壓的影響下,決定水、鈉代謝,而水和鈉的代謝又反過來對血壓產生一定的影響,因此說,在血壓的調節中,腎臟排泄水、鈉的功能和機體對水、鈉的攝入量兩者之間的相互關係在血壓調節中也起著非常重要的作用。

### 3. 正常血壓的波動性

血壓保持一個正常穩定的水準,對人體的健康是十分重要的。但血壓不會一成不變,不是始終保持在某個特定的數值上,而是隨著自然界的變化發生一定規律的波動。

### （1）血壓會有四季變化

人體的血管如同物體一樣,也存在熱脹冷縮的現象,因此與季節的關係密切。冬季天寒,血管遇冷收縮,血壓會稍有升高。而夏季炎熱,血管擴張,加之出汗較多,血壓自然偏低點。

### （2）一天內,血壓的波動也有一定的節律性

清晨,人從睡夢中醒來,交感神經開始興奮,心率加快,血壓上升。起床走動後血壓進一步上升,在上午6～10時及下午4～8時各有一個高峰,繼之緩慢下降,在夜間1～3時降至最低,並保持一定水準。

這就是為什麼同一個人一天測量幾次血壓，每次的數值都不相同，有時甚至差異較大。但是一般說來，一天內人體血壓的正常波動範圍為 20～30 毫米汞柱，收縮壓的波動大於舒張壓的波動。

現在，不少研究認為，血壓的波動受人體生物鐘的影響。此外，血壓的波動還會受到人的情緒、運動、飲食等外界環境因素的影響。例如，人在生氣發火的時候，會感到臉發紅，呼吸加粗，心搏加快，血壓也隨之升高。有調查顯示，人在飽食、喝茶、飲酒、吸菸、排便、劇烈運動、情緒緊張、疼痛等情況下，血壓都會升高。而在天氣炎熱、睡眠、失血等情況下，血壓都會有所下降。

## （3）血壓的正常和穩定對健康十分重要

血壓指人的動脈血壓。動脈的重要作用是把血液輸送到人體各個器官和組織。血壓維持在一定的水準，就能保證人的主要器官，如腦、心、肝、腎等的血液供應，使他們能順利完成各自的工作。

例如一個外傷患者出現內臟血管破裂引起失血過多，血管內的血液容量就減少，心臟搏出量減少，血壓下降，表現為腦供血不足，會出現眼花、頭暈等症狀；心臟供血不足，出現心悸、氣短，甚至心絞痛；腎血流量不足會少尿、無尿。為保證心、腦、腎的血液供應，血管就會收縮，出現四肢發冷、血壓下降等症狀。這就是因失血導致休克狀態，如不馬上搶救，生命會受到威脅。

如果血壓增高，心臟的負擔就會加重，時間長了，可導致心肌肥厚、心臟擴大，甚至心力衰竭。

高血壓又容易誘發腦血管病，直接危害人們的生活和

工作。

所以，血壓過高和過低對人體都是不利的。血壓不穩定，波動特別大，人體也不好適應，就像高血壓患者，今天服藥降至正常，明天停藥血壓又升至很高，患者都會感到不舒服。所以血壓保持在一個正常的、較穩定的水準，對人體健康是十分重要的。

## 4. 收縮壓及舒張壓

心臟每時每刻都在不停地收縮和舒張。當心臟收縮時將血液射入動脈血管內，這時血液對血管壁所產生的側壓力稱為收縮壓，因為數值較高，通常也叫高壓。

血壓增加高於正常值叫高血壓，見於原發性高血壓、腎臟疾病、腎上腺皮質和髓質腫瘤、顱內壓增高、妊娠高血壓綜合徵等。

血壓降低低於正常值叫低血壓，見於休克、心肌梗塞、心功能不全、心臟壓塞（心包填塞）、腎上腺皮質功能減退等。

待心室將血排完，心室由收縮狀態變為舒張狀態，血液依靠主動脈的彈性推動前進，此時血液對動脈血管壁的側壓力，稱為舒張壓。因為數值較低，通常也叫低壓。

## 5. 脈壓差及平均動脈壓

收縮壓減去舒張壓的差值稱為脈壓差，也叫脈壓。

脈壓增大見於主動脈瓣關閉不全、主動脈粥樣硬化、甲狀腺功能亢進症、嚴重貧血等。

脈壓減少見於低血壓、心包積液、縮窄性心包炎、嚴

重二尖瓣狹窄、主動脈瓣狹窄、重度心功能不全等。

每一心動週期中的動脈血壓平均值稱為平均動脈壓。由於舒張期長於收縮期，故平均動脈壓不是收縮壓與舒張壓的平均數，而是更靠近於舒張壓，大約等於舒張壓加 1 / 3 脈壓。

## 6. 高血壓病發病的一般規律

未服抗高血壓藥物，非同日 3 次測量的靜息（靜坐 5～15 分鐘）血壓，收縮壓≥140 毫米汞柱和（或）舒張壓≥90 毫米汞柱，診斷為高血壓病。

經過多年的調查、研究，發現高血壓病的發病與流行有如下規律。

① **年齡**：高血壓病患病率與年齡呈正比，即年齡越大，高血壓病患病率越高。

② **性別**：女性更年期前高血壓病患病率低於男性，更年期後高血壓病患病率高於男性。

③ **地理分佈差異**：一般規律是高緯度（寒冷）地區高血壓病患病率高於低緯度（溫暖）地區，高海拔地區高於低海拔地區。

④ **季節**：同一人群有季節差異，冬季高血壓病患病率高於夏季。

⑤ **與飲食習慣有關**：人均鹽與飽和脂肪酸攝入越高，平均血壓水準就越高。經常大量飲酒者血壓水準高於不飲酒者。

⑥ **與經濟文化發展水準呈正相關**：經濟文化落後的未「開化」地區很少有高血壓病患者，經濟文化越發達人均

血壓水準越高。

⑦ **體重**：患病率與人群肥胖程度和精神壓力呈正相關，與體力活動水準呈負相關。

⑧ **有一定的遺傳基礎**：直系親屬（尤其是父母及親生子女之間）血壓有明顯相關。不同種族和民族之間血壓有一定的群體差異。

### 7. 高血壓病的種類

根據發病原因，高血壓病可分為原發性高血壓與繼發性高血壓兩種。按照輕重程度，高血壓病可分為輕度高血壓（臨界高血壓）（Ⅰ級）、中度高血壓（Ⅱ級）、重度高血壓（Ⅲ級）、單純收縮期高血壓。

按發病及病情進展快慢，高血壓病又可分為急進型高血壓病、緩進型高血壓病、惡性高血壓病等。

#### （1）原發性高血壓

原發性高血壓又稱高血壓病，是指發病機制尚未完全明瞭，而臨床上又以體循環動脈血壓升高為主要表現的一種疾病。它是最常見的心血管疾病。不僅患病率高，而且引起嚴重的心、腦、腎併發症，是腦中風、冠心病的主要危險因素。原發性高血壓占高血壓病患者的95%以上。

更為嚴重的是高血壓病患者對自己血壓高的知曉率很低，能夠服藥治療的治療率很低，特別是能堅持服藥治療，把血壓控制在正常的控制率更低。

流行病學研究結果表明，原發性高血壓發病與遺傳及吸菸、食鹽過多等膳食因素、肥胖、不良生活習慣和職業、性別等多種因素有關。在各種致病因素共同作用下，

導致血壓調節功能異常，使周圍小動脈阻力增高，同時伴有不同程度的心排血量和血容量增加。

### （2）繼發性高血壓

繼發性高血壓又稱症狀性高血壓，約占高血壓病患者總數的 5%。但其病因明確，如能及時診斷，徹底去除病因，血壓可以基本控制正常，部分患者可以根治。但是，對繼發性高血壓在未能找到真正致病病因之前，應按高血壓病防治，雖經合理的降壓藥物治療，血壓也難以得到控制，不僅浪費藥物資源，造成經濟損失，更重要的是會貽誤病情，不能去除病因，增加發生心腦血管意外的危險，甚至死亡。引起繼發性高血壓的疾病很多，臨床上常見引起繼發性高血壓的病因有以下幾種。

### ① 腎性高血壓

腎性高血壓包括腎實質病變和腎血管病變。能引起高血壓的腎實質病變的疾病有急性腎炎、慢性腎小球腎炎、慢性腎盂腎炎、多囊腎、腎癌、糖尿病腎病和先天性腎發育不良等。能引起高血壓的腎血管性疾病有大動脈炎和動脈粥樣硬化所致的腎動脈狹窄、腎梗塞等。

### ② 內分泌疾病引起的繼發性高血壓

能引起繼發性高血壓的內分泌疾病包括原發性醛固酮增多症、庫欣綜合徵、嗜鉻細胞瘤和甲狀腺功能亢進症等。

### ③ 妊娠高血壓綜合徵

妊娠高血壓綜合徵包括先兆子癇、暫時性妊娠性高血壓。多數最早發生在妊娠 24 週後，只有在分娩以後才能逆轉。一般認為，妊娠高血壓綜合徵的發生是因為血管平滑

肌收縮、外周血管阻力增加引起，可能與血管壁對血管緊張素和去甲腎上腺素的敏感性增加有關。在已有小動脈管壁水腫、增厚和平滑肌收縮的情況下，這些加壓物質進一步促使小動脈痙攣，周圍阻力增高產生高血壓。

妊娠高血壓綜合徵的臨床症狀多種多樣。一般最先出現水腫，有時高血壓先出現；再進一步發展可能有水腫、高血壓和蛋白尿。並可出現頭痛、噁心、嘔吐、眼花和胸悶等症狀，嚴重時發生抽搐（此時稱為子癇）、昏迷。

收縮壓一般不超過 200 毫米汞柱，腎功能大多正常，眼底小動脈痙攣。嚴重威脅孕婦和胎兒的生命，並且可以導致遠期後遺症，長期影響婦女的健康，也是引起胎兒早產、新生兒死亡的重要原因之一。

④ 藥物引起的高血壓病

藥物引起的繼發性高血壓，如口服避孕藥、大劑量激素等可使血壓升高。

（3）輕度高血壓

輕度高血壓（即Ⅰ級高血壓），收縮壓為 140～159 毫米汞柱；舒張壓為 90～99 毫米汞柱。

（4）中度高血壓

中度高血壓（即Ⅱ級高血壓），收縮壓為 160～179 毫米汞柱；舒張壓為 100～109 毫米汞柱。

（5）重度高血壓

重度高血壓（即Ⅲ級高血壓），收縮壓：180 毫米汞柱；舒張壓：110 毫米汞柱。

（6）單純收縮期高血壓

單純收縮期高血壓，收縮壓：140 毫米汞柱；舒張

壓＜90 毫米汞柱。

### （7）臨界高血壓

臨界高血壓因有「臨界」限定，使許多患者發生誤解，以為是不夠高血壓標準的「準」高血壓狀態，以為它並不像高血壓病那樣足以引起不良後果。因此，患者往往不把它當作高血壓病對待，而聽之任之。

#### ① 臨界高血壓就是輕度高血壓：

根據世界衛生組織的最新標準，臨界高血壓被列為輕度高血壓，即收縮壓為 140～l49 毫米汞柱，舒張壓為 90～94 毫米汞柱。毫無疑問，臨界高血壓就是高血壓病的一個類型，而不是臨界於正常血壓與高血壓之間血壓值的代名詞。

#### ② 危險性不因「臨界」而模稜兩可：

專家們認為，就高血壓病的危險性而言，應糾正一種模糊認識，即心臟病、腦中風等高血壓病引起的危害，與血壓值必然平行，臨界（輕度）高血壓也因血壓值「臨界」，其危害也微乎其微而不必有後顧之憂。事實卻不然，有些人的血壓儘管還在「臨界」狀態，但心臟病、腦中風的危險性卻十分明顯。因此，臨界高血壓的存在，必然加重這些危險性。

#### ③ 臨界高收縮壓的危害更大：

臨界高血壓中，最早出現和最常見到的是臨界高收縮壓。臨界高收縮壓者，與正常血壓者相比較，發生腦中風的危險性及死於心血管疾病的危險性均高 43%。發生心臟病的危險性高 26%。

## （8）急進型高血壓病

急進型高血壓又稱惡性高血壓，其臨床表現基本與緩進型高血壓相似，其區別在於病情嚴重，發展迅速。早期出現視網膜病變和腎功能衰竭。此類患者血壓顯著升高，舒張壓多持續在 130 毫米汞柱或更高，各種症狀明顯，其血管病理改變為小動脈的纖維素樣壞死，動脈內膜顯著增厚，管腔高度狹窄。

這種病變分佈廣泛，多見於腎臟、腦、腸和胰腺，但以腎動脈的變化最為嚴重。病變進展迅速，常於數月或 1～2 年間出現嚴重的心、腦、腎等重要器官的損害，嚴重者發生腦血管意外（腦出血或腦梗塞）、心力衰竭和尿毒症，並常有視力模糊或失明，視網膜出血、滲出及視盤水腫，甚至視網膜剝離。腎臟損害最為顯著，常有持續蛋白尿（＋＋～＋＋＋）、血尿和管型尿，最後多因尿毒症而死亡；但也可以死於腦血管意外或心力衰竭，此類高血壓多見於年輕患者，某些緩進型高血壓患者在某一階段，也可以轉變為急進型高血壓。

## （9）惡性高血壓病

惡性高血壓病是急進型高血壓的最嚴重階段。也有人認為急進型高血壓是惡性高血壓病的前驅。惡性高血壓病是指以嚴重的高舒張壓（常超過 130 毫米汞柱）、視盤水腫、腎功能不全和小動脈病理變化為特徵的一類高血壓。由於小動脈呈一種閉塞性動脈內膜炎的改變，因此，引起的病變十分嚴重。

這些患者的血壓往往在短期內急劇升高，臨床症狀非常嚴重，如劇烈的頭痛，視網膜出血、滲出，視力迅速減

退，視網膜剝離，還出現急性左心功能減退的表現，並有嚴重的腎功能減退或尿毒症表現，還可出現神志模糊、譫妄等腦功能障礙表現。

對於這類患者，最關鍵的治療是迅速控制血壓，爭取在 24 小時內將血壓控制在 160／110 毫米汞柱以下。

惡性高血壓病的診斷標準：

① 舒張壓＞130 毫米汞柱；

② 眼底出血、滲出和視盤水腫（Ⅳ級）；

③ 腎功能不全；

④ 可有心、腦功能障礙。

### （10）緩進型高血壓病

緩進型高血壓病的病情進展很慢，常常在較長的一段時間內只有血壓升高，而沒有心臟、腎臟、腦等損害或其他表現，故又稱為良性高血壓。

這種高血壓早期多無症狀，只在勞累或情緒激動、精神緊張時出現血壓升高，收縮壓和舒張壓同時升高，休息或去除病因後血壓可以恢復正常，因而常被忽視。

在此階段，僅有小動脈壁輕度增厚，視網膜和腎功能可多年保持良好。以後病情逐漸發展，小動脈病變逐漸加重，出現動脈壁玻璃樣變性，使動脈內膜增厚，管腔變窄；血管阻力增加，臨床上出現血壓持續升高，並且可影響心、腦、腎等重要器官，出現功能障礙，如心臟肥大、動脈粥樣硬化、心力衰竭、心肌梗塞、腦梗塞、腦溢血、腎功能不全等。但總的來說，這些過程進展極為緩慢，常需要幾年，甚至幾十年的時間，部分患者可能未出現這些併發症就死於其他疾病。但也有 5% 的患者病情加重，發展

成惡性高血壓病。

# 二、引起高血壓病的原因

### 1. 長期緊張

當人體接受外界刺激，短期、適當的精神緊張狀態，對於集中精力完成某項工作是有意義的。但是，當長期處於一種高度的緊張狀態，或者，在突如其來的事件的刺激下，其精神緊張的程度超過了人體生理上所能承受的閾限時，人體就會產生不良的後果。如考生在考場的暈場現象，面對恐怖事件手足冰涼等。

從醫學角度上分析，精神緊張對人體的刺激是有其生理基礎的：人體處於緊張狀態時，大腦中樞會釋放出某種大量的化學物質，這類物質作用於心臟使心率加快；作用於外周血管使小動脈收縮，外周阻力增加，導致血壓升高，這時就會出現血壓升高、手冰涼的臨床症狀；嚴重時，可發生心血管疾患。

近年來的研究發現，長期從事精神緊張、注意力需要集中的職業的人所患高血壓的比例較高。如駕駛員、外科醫師、教師等。

此外，老年人與兒童的心理調節能力往往較差，對於精神刺激比較敏感，所以血壓易受情緒的控制。因此，社會上應該提倡多關心老年人與兒童，讓他們的精神得以放鬆，少一點心理上的壓力，這對維持正常的血壓有一定的作用。

由此看來，無論是在兒童、成人或老人，創造良好的心理環境，盡可能地克服精神緊張因素，對預防和治療高血壓都是很有積極意義的。

## 2. 家族遺傳

許多臨床調查資料表明，高血壓病的發生是多基因遺傳，呈明顯的家族聚集性。

① 父母雙方均為正常血壓者，他們的子女患高血壓的概率為3%。而父母均為高血壓者，他們的子女患高血壓的概率則上升為45%。

② 在人群分佈，不同種族之間高血壓的患病率不同。

③ 孿生子女，單卵孿生中一方患高血壓，另一方也易患高血壓；而在雙卵孿生中這種相關性則明顯下降。

④ 從遺傳基因的研究，尋找高血壓遺傳基因的片段，對最終揭開高血壓遺傳之謎具有極大幫助。

多數學者認為高血壓的遺傳方式是多基因遺傳性疾病，並且與環境因素有著密切的關係。在許多家庭中，不良的生活方式與飲食習慣一代代地影響下去，這雖不能說是遺傳，但這對於高血壓病的發病也有一定的影響。

高血壓病患者的後代中，確有部分人存在發病傾向。但這部分人也未必百分之百會發生高血壓病。這是因為，高血壓病一方面受遺傳因素影響，另一方面遺傳基因的效應與環境有著密切的關係，如飲食習慣、生活方式、工作條件、氣候等，它們在高血壓病的發病中起著比遺傳因素更重要的作用。有了先天的遺傳因素，再加上後天的各種環境因素，才有可能發生高血壓病，故高血壓病也被稱為

生活方式相關性疾病。

　　預防高血壓病的發生，很大程度取決於自己。特別在家族中有高血壓病患者，就應儘量避免、減少容易發生高血壓病的有關因素，注意調整生活方式，合理膳食，適量運動，戒菸限酒，定期監測血壓，及時發現，儘早治療，從而達到預防和減少高血壓病發生的目的。

　　所以，即使是生在高血壓病家庭的子女，只要平常注意生活習慣，採取有效的預防措施，就可以預防高血壓病的發生。

## 3. 肥　胖

　　「肥胖」這個世界性的話題，已越來越被人們所重視。它已經成為許多疾病的信號。一些被現代人稱為「城市病」的疾病，如高血脂症、高血壓病、糖尿病等都與肥胖有著密切的關係。大量研究資料表明，超重、肥胖體形的人易患高血壓病。尤其那些挺著「將軍肚的人」就更需關注了。

### （1）爲什麼肥胖者容易患高血壓病

　　由於長期超負荷的工作，加上平時活動少，應酬多，蛋白質、脂肪攝入過多，導致超重，大腹便便，肥胖者的血管內容易有脂肪堆積，而且血管外也被脂肪包圍，導致血流阻力變大，血管不暢通，血管彈性變差，最終引發高血壓病，甚至伴隨脂肪肝、高血脂症、高血糖的發生，後果將不堪設想。

### （2）正常人的標準體重和肥胖的標準

　　目前，常用衡量肥胖的指標是體重。標準體重應結合

性別和身高進行判定。

國內學者提出的按性別計算標準體重的公式：

① 男性平均體重（公斤）＝身高（公分）－105；

② 女性平均體重（公斤）＝身高（公分）－107.5。

日本學者提出的亞洲人按身高計算標準體重的公式：

① 身高在 159 公分以下者，標準體重（公斤）＝身高－105；

② 身高在 160 公分以上者，標準體重（公斤）＝〔身高－100〕×0.9。

根據以上公式計算出的標準體重並不是絕對「標準」，實測體重高於或低於標準體重的 10%以內，都應該視為正常體重。如實測體重高於標準體重的 10%～19%為超重；超出標準體重 20%，稱為輕度肥胖；超出標準體重的 30%，稱為中度肥胖；超出標準體重的 50%以上，稱為重度肥胖；凡低於標準體重的 20%，則稱為消瘦。

### （3）體重指數

標準體重用起來雖然很方便，但它只考慮人的高度，而實際上人是立體的。體重指數較好地彌補了標準體重的不足，所以，成為目前最為常用的衡量肥胖的指標。

體重指數＝體重（公斤）／身高（公尺）$^2$

一般來說，體重指數為 22 最好，如果大於 25 以上就算超重，大於 30 就算肥胖。

日常生活中，人們可以經常用此公式來檢測一下自己的體重，看看自己是否處於一種正常的體重水準，以便自我調節。

### 4. 飲食習慣

#### （1）飲食中食鹽含量較多

從生理學角度上分析，人體攝入大量的食鹽後，即攝入了大量鈉（鈉離子是維持人體水電解質平衡的重要物質），就會造成體內的水瀦留，使血容量增多，鈉離子還可以使小動脈收縮，管腔變細，血管阻力增加而導致血壓增高。正常情況下，人體攝鹽量一般應維持在每日 3～4 克。

在調查中發現，不是每個人吃鹽多了都會得高血壓，而是只有 20%，醫學上稱這部分人為「鹽敏感者」；而80%的人稍鹹飲食後不會得高血壓。但目前區分這兩種類型的人還沒有有效的方法，從科學飲食的角度出發還應提倡限鹽飲食。

#### （2）大量的高脂飲食

高脂飲食與肥胖關係比較密切，進食過多的高脂飲食，又不注意運動，則會造成肥胖。而在前面已經介紹過肥胖對心血管系統所造成的危害。

那麼，在日常飲食中哪些食物屬高脂飲食呢？一般來說，富含脂質和膽固醇的動物脂肪和內臟皆屬高脂食物，這對於高血壓患者來說，應該嚴格控制對這類食物的攝入，提倡食用一些植物油脂和富含纖維素的食物，如水果、蔬菜等，以降低對身體的損害程度，也有利於對高血壓病的防治。

### 5. 吸　菸

吸菸有害健康，這已經是人人皆知的生活常識。吸菸

對人體血壓的影響也是相當大的。最近有學者用 24 小時動態血壓監測方法，對 250 例男性正常血壓及高血壓患者進行對比觀察研究，結果表明：在偶測血壓正常的男性人群中，吸菸組 24 小時白晝、夜間的收縮壓和舒張壓均高於不吸菸者，白天這種情況更加明顯。同時吸菸者的心率也快於不吸菸者，在高血壓組的研究中發現這種現象更加突出，原有高血壓患者在吸菸後血壓更高，並且形成夜間睡眠中血壓不下降的規律。

吸菸為什麼對血壓會有如此大的影響呢？香菸的菸霧中對人體有害的物質達三十餘種，其中對血壓影響最大的是尼古丁。尼古丁進入血液後，能促使心搏加快，血管收縮，血壓升高，心臟耗氧量增加，血管痙攣，血液流動異常以及血小板的黏稠性增加。

研究發現，吸一支普通的香菸，可使收縮壓升高 10～30 毫米汞柱，長期大量地吸菸，每日吸 30～40 支香菸，可引起小動脈的持續性收縮。天長日久，小動脈壁的平滑肌變性，血管內膜漸漸增厚，形成小動脈硬化。吸菸對血脂代謝也有影響，能使總膽固醇、低密度脂蛋白膽固醇升高，高密度脂蛋白膽固醇下降，因此，動脈粥樣硬化的進程加快，容易發生急進型惡性高血壓、蛛網膜下腔出血和冠心病、心肌梗塞等。

此外，尼古丁還能使機體內的腎上腺素和去甲腎上腺素增加，使心率加快、血壓升高。

同時，吸菸還直接影響了某些降壓藥物的療效，使抗高血壓治療不易獲得滿意效果，從而增加了用藥量。

因此，吸菸無論是對健康者還是對高血壓患者都是有

百害而無一利的，所以戒除菸癮勢在必行，這對於高血壓患者來說尤為重要。

### 6.年　齡

一般情況下，動脈血壓隨著年齡的增長而逐漸升高，收縮壓的升高比舒張壓升高更顯著。經濟發達的國家這種動脈血壓隨著年齡的增長而逐漸升高的現象更明顯。據觀察，40～70 歲收縮壓升高 5～10 毫米汞柱，舒張壓升高 5.6 毫米汞柱。收縮壓隨年齡的升高而增加是進行性的，一直到 70～80 歲都在增加。舒張壓的增加只到 50～60 歲，以後就維持在原有的水準或略有下降。

嬰幼兒的血壓比較低，剛出生的新生兒收縮壓僅有 40 毫米汞柱左右，出生第 1 個月以內收縮壓很快上升，到第 1 個月末可達 80 毫米汞柱，以後還要繼續升高。12 歲時約為 105 毫米汞柱。青春期時又很快升高，17 歲男青年，收縮壓可達 120 毫米汞柱。青春期後收縮壓緩慢增加，到 60 歲可接近 140 毫米汞柱。

儘管，血壓隨年齡增長而升高，但是，老年人的正常血壓仍規定在低於 140 / 90 毫米汞柱，超過這個範圍就應診斷高血壓病，並積極進行治療。

### 7.妊　娠

研究發現，一部分婦女在孕期可能因子宮胎盤缺血、前列腺素缺乏、遺傳因素等而誘發高血壓。也可能因為孕期體內的血容量比平時增多，部分孕婦可能因機體調節方面的缺陷或體內相對缺鈣，導致血壓升高，稱為妊娠期高

血壓。這部分有高血壓傾向的孕婦往往具有以下特點。

① 年輕初產婦及高齡初產婦。

② 體形矮胖者。

③ 營養不良，特別是伴有嚴重貧血者。

④ 患有原發性高血壓、慢性腎炎、糖尿病合併妊娠者，其發病率較高，病情可能更為複雜。

⑤ 雙胞胎、羊水過多及葡萄胎的孕婦，發病率亦較高。

⑥ 有高血壓家族史，如孕婦的母親有妊娠期高血壓病史者，孕婦發病的可能性較高。

對於有以上特徵的婦女，妊娠後一定要重視血壓升高。不過妊娠期高血壓常常是暫時的，分娩後血壓能恢復正常。妊娠中若發現高血壓，特別是嚴重的高血壓患者，或發生子癇時，往往必須終止妊娠。一旦妊娠終止，血壓基本上可以恢復到正常水準。在分娩後，血壓仍不能恢復到正常水準者，就有可能成為終生高血壓病患者了。

因此，不僅在孕期要重視預防血壓的升高，以免被迫終止妊娠。對可以帶病繼續妊娠的婦女，分娩後也應注意預防血壓的異常升高，以免終生患高血壓病。

## 8. 疾 病

許多疾病可以引起血壓升高，比較常見的疾病有如下幾種。

### （1）慢性腎病與高血壓

慢性腎病多指腎小球腎炎、腎盂腎炎、多囊腎、腎腫瘤、間質性腎炎、糖尿病腎病和先天性腎發育不良等。這

些慢性腎病的腎功能受到嚴重損害，導致血壓異常升高。統計表明，在慢性腎功能衰竭的患者中，高血壓的發生率高達 80%～90%。尤其引起注意的是很多患者不知道自己患有慢性腎病，有的在體檢時發現，有的是腎功能嚴重損害才發現，然而為時已晚。

為防止發生這種現象，平時要多關注身體，加強鍛鍊，定期體檢，特別是對尿液的化驗檢查。

## （2）糖尿病與高血壓

糖尿病常有很多不同的併發症，其中患有高血壓的比例較高，並約有 10%死於高血壓。特別是在糖尿病患者中，有一部分人體重非但不減反而增加，出現身體明顯發胖的現象，這部分糖尿病患者，高血壓的發生率明顯增高。對糖尿病患者來說必需積極防治高血壓，首要的是控制糖尿病，並定期監測血壓，以便及早發現，及早治療。

## （3）嗜鉻細胞瘤與高血壓

嗜鉻細胞瘤多生長在腎上腺髓質部，90%為良性腫瘤。由於瘤體能分泌大量引起血壓升高的腎上腺素、去甲腎上腺素，故收縮壓、舒張壓均明顯增高，往往為惡性高血壓。同時，出現心悸、心動過速、劇烈頭痛、皮膚蒼白，特別是面部皮膚蒼白顯著、呼吸困難、嘔吐、中上腹痛、瞳孔散大、視力模糊、精神緊張、大量出汗，自覺有瀕死感，時常併發肺水腫、心力衰竭、腦溢血而死亡。

除上述與高血壓病相似的症狀外，還有肌肉震顫、消瘦、低熱、心律失常、站立時低血壓或血壓波動較大等症狀。

# 三、高血壓病的症狀與危害

## 1. 高血壓病的分級分期

動脈血壓高於正常叫做高血壓。正常人的血壓隨年齡升高而升高，在不同生理情況下有一定波動。世界衛生組織最新規定成年人收縮壓（高壓）＜140 毫米汞柱、舒長壓（低壓）＜90 毫米汞柱為正常血壓。收縮壓≥140 毫米汞柱或舒張壓≥90 毫米汞柱為高血壓。如連續三次測血壓（不在同一天內）都超過正常標準就可能患了高血壓病。

最近美國高血壓預防、評估和治療聯合會依據血壓水準和靶器官（心、腦、腎）損害的有無或輕重將成人高血壓分為如下幾期，見下表。

### 高血壓分期表

| 分　期 | 千帕（kpa） | 毫米汞柱（mmHg） |
|---|---|---|
| 理想血壓 | ＜16.0 / 10.66 | ＜120 / 80 |
| 正常血壓 | ＜17.33 / 11.33 | ＜130 / 85 |
| 正常範圍 | ＜18.66 / 12.0 | ＜140 / 90 |
| 正常高限 | 17.33～18.53 / 11.33～11.86 | 130～139 / 85～89 |
| 高血壓 | ≥18.66 / 12.0 | ≥140 / 90 |
| Ⅰ期 | 18.66～21.19 / 12.0～13.2 | 140～159 / 90～99 |
| Ⅱ期 | 21.33～23.86 / 13.33～14.53 | 160～179 / 100～109 |
| Ⅲ期 | ≥24.0 / 14.66 | ≥180 / 110 |

## 2. 早期發現高血壓

① 35 歲以上的人應勤測血壓。

② 家中有高血壓病患者，應自備血壓計。不光患者要常測血壓，全家人也都應測量血壓，以便於早期發現高血壓。

③ 人人都不可忽視自己的血壓。有機會在任何場合都應測量一下自己的血壓，包括在馬路上、藥店、單位醫務室等。如果發現在不同日三次測出的血壓都≥140 / 90 毫米汞柱，就應該確認患有高血壓病。真正的理想血壓應≤120 / 80 毫米汞柱。當血壓達 130～140 / 85～89 毫米汞柱時，要引起注意，常測血壓。假如超重或肥胖應及時減肥；喜鹹食或醃製食品的人，應改為清淡飲食。

④ 高血壓病患者可無症狀。有一半以上高血壓病患者平時可毫無症狀或僅在早期有輕微症狀，如輕微頭暈、頭痛等，極容易被忽視，時間一久，就習慣了，反而毫無感覺。

## 3. 高血壓病信號

### (1) 枕後頭脹痛

頭痛是高血壓最常見和最多發的症狀之一。高血壓的頭痛以枕後部、頸部多見。一般為中等程度的疼痛、脹痛或搏動性跳痛，間歇性發作，有時呈持續性。劇烈頭痛較少見。

頭痛時間可從半夜到凌晨逐漸加重，早晨醒來時頭痛較重，起床活動後可以減輕。

頭痛的類型與年齡有關，青壯年偏頭痛較多，中老年多為前額後枕部頭痛，也可為全頭痛，低頭或屏氣用力可使頭痛加重。

伴有頭暈、眼脹、耳鳴、失眠、健忘等其他血壓升高的症狀。

### （2）陣發性眩暈

眩暈是一種常見症狀，而不是一個獨立的疾病。對於高血壓病患者來說，主要是由於長期血壓升高導致血管彈性變差，管壁變硬，加速動脈粥樣硬化，若再合併高血脂、血黏度增加，均會影響血流通暢。

對於血壓控制不夠穩定的高血壓病患者，還要防止服用降壓藥過量或血壓降得過快、過低，而致機體不能耐受，出現頭暈、胸悶等低血壓症狀。所以，當高血壓病患者感到一陣陣眩暈襲來時，應把它當作危險信號，及時測量血壓。

### （3）頸項部僵直

脖子僵硬不適，同時腰酸背痛，可能與高血壓有關。所以，當出現頸部僵直、肌肉疼痛、轉頭不靈活，且伴有頭痛、頭暈、耳鳴、失眠、多夢、近期記憶力減退、眼部乾澀、視力減退或出現假性近視、複視、胸悶、心慌、腸蠕動增加等自主神經功能紊亂的症狀時，一定要警惕高血壓，應立即到醫院就診。

### （4）失　眠

失眠的表現有許多，大致可以分為三種。

① **入睡困難：**上床後翻來覆去睡不著，往往需要數小時才能入睡，這樣的人多有精神緊張、焦慮、恐懼等情緒。

② **睡眠間斷**：睡眠中時睡時醒，稍有動靜，就會驚醒，噩夢紛紛。

③ **睡眠易醒**：入睡並不困難，但睡眠持續時間不長，特別到了凌晨 2 時以後醒來，就再也不能入睡了，直至清晨才可再次昏昏睡著。

高血壓病患者常有失眠，由於失眠休息不好，大腦相對缺氧，可使血壓進一步升高，或服用降壓藥效果不佳。夜裏睡眠不足，白天精神委靡，注意力不集中，胃口不好，同時兼有耳鳴、健忘、手顫、頭腦昏沉、容易動怒等症狀。

為什麼高血壓患者容易失眠呢？這是因為高血壓病患者，尤其老年高血壓患者腦動脈存在著不同程度的硬化，大腦長期處於缺血缺氧狀態，導致大腦功能紊亂，影響到睡眠覺醒中樞，就會導致失眠，可見失眠也是高血壓病的信號之一。

### （5）胸悶不舒

早期高血壓患者會偶感一過性胸悶不適，這往往是神經性的。可由血壓暫時升高，心臟的負荷加重引起。如果能早期發現，及時控制血壓，胸悶症狀很快可以消失。

如常常出現心胸煩悶的感覺，即呼吸費力或氣不夠用的一種主觀感覺。有時就好像被石頭壓住胸膛，透不過氣，氣喘吁吁，甚至發生呼吸困難，就是高血壓的信號了。常常是因為心臟長期承受血壓升高的負荷，疲憊不堪，左心室擴張或心肌肥厚，進而發生心肌缺血和心律失常，如此惡性循環，致使胸悶逐漸加重。此時應立刻去醫院進行心電圖等全面檢查，必要時以 24 小時動態心電圖、

超聲心動圖監測，選擇適當的降壓藥物治療高血壓，儘早防止高血壓引起的心臟危害。

### （6）鼻腔和眼結膜下出血

頻繁性的鼻腔和眼結膜下出血，常為高血壓腦出血的先兆。高血壓病患者的鼻腔黏膜上的細小血管既豐富又表淺，而老年人鼻腔內血管硬化，血管壁纖維組織增生，血管壁彈性減少，脆性增加，尤其是鼻腔後部血管曲度較大，經常接受血液衝擊，當患者受氣候乾燥、寒冷，或精神刺激、環境變化等影響時，引起血壓波動，血壓猛升，鼻腔血管就容易發生破裂出血。

由血壓升高引起的鼻出血一般比較突然，常在清晨或剛起床活動時發生，出血部位多見於鼻腔後部，且出血量較大，出血後不容易自行止住。鼻出血有時可以緩衝血管內的壓力，防止其他內臟出血，特別是防止腦部血管破裂、腦中風的發生。對高血壓病患者的鼻出血，都不可以忽視。

遇到鼻腔出血，首先不要驚慌，應保持鎮靜。患者取坐位或半臥位，頭稍向後仰。然後，用拇指和示指緊捏患者兩側的鼻翼5～10分鐘，再用冷水毛巾敷前額和鼻部，也可以用清潔棉花球填充鼻腔。如果仍出血不止，應及時到醫院就診。

### （7）心 悸

心悸是不用手觸心前區，就能自覺心搏快而強，或全身表淺動脈搏動感同時伴有心前區不適的一種自覺症狀。心悸與患者的敏感程度及心搏強弱和節律異常有關，一般多呈陣發性。正常情況下，情緒激動或勞累時可以出現，

患有心血管疾病時，往往是疾病發作的一種表現。

初發高血壓，患者常感到煩躁、一過性的喘不上氣、心搏加快。這是因為高血壓病患者在初發高血壓時神經調節失去平衡，交感神經過度興奮。交感神經異常興奮時表現為心率加快，心肌收縮力加強，使心臟排血量增加，血壓上升，這時患者會有心悸。

高血壓病患者出現心悸，是高血壓危及心臟的危險信號。正常的情況下，心臟按照一定的節律有序搏動，如果這種有序搏動受到了破壞，就會出現種種心律失常，輕者可能毫無感覺，僅在體檢或做心電圖檢查時才被發現。重者頻繁發生，或較為嚴重時，就會感到心悸。心悸的感受因人而異，有的人感到心前區被「擠壓了一下」，有的覺得「咽喉部似有東西跳出來」，有的還自覺「心臟停頓了一下」等。

高血壓早期或清晨高血壓其心律失常的發生主要是功能性的，與交感神經興奮性增強有關，對此可不必過分緊張。但伴隨高血壓性心臟病的發展可產生心肌肥厚和心肌缺血，從而改變心肌細胞的電活動而產生心律失常。伴有心律失常的高血壓患者屬於容易發生心腦血管病的高危人群，嚴重室性心律失常可導致短暫性腦缺血發作或腦中風，誘發心絞痛甚至猝死。因此，中老年人等若自覺心悸應做血壓監測、心電圖檢查等，以便及早發現高血壓，及早採取相應措施進行治療。

### （8）肢體麻木

高血壓患者因血管舒縮功能紊亂或動脈硬化等原因，會引起肢體局部供血不足，特別是長期血壓高得不到很好

的控制，就容易損傷腦組織，導致大腦功能減退，甚或誘發腦血管意外，出現肢體癱瘓等。因此，當平時自我感覺很健康的人，出現肢體發麻或乏力，活動不便時，應注意測量血壓，了解血壓是否異常升高。

如出現肢體偏癱，或一側口眼歪斜，短暫的意識障礙，言語不清，頭痛持續性加重等症狀時，一定要提高警惕，及時在家人的陪同下到醫院就診。

## 4. 高血壓病的症狀

高血壓病可根據其起病緩急和病情進展情況分為緩進型和急進型兩類。其中絕大多數為緩進型。緩進型高血壓又叫良性高血壓，起病隱匿，病程進展緩慢。早期僅在精神緊張、情緒波動或勞累後出現輕度而暫時的血壓升高，去除原因或休息後可恢復正常。以後血壓可逐步升高並趨向持續性或波動幅度很小。

此時近半數患者可無症狀。血壓增高僅在體檢或其他疾病就醫時發現。有的患者可有頭痛、頭暈、頭脹、耳鳴、眼花、健忘、注意力不集中、失眠、煩悶、乏力、四肢麻木、心悸等。這些症狀多由高級神經功能失調所致。

身體不同部位反覆出血，如鼻衄、月經過多、眼結膜下出血、咯血等也常有發生。病情進一步發展，血壓明顯而持久地升高，則可出現腦、心、腎、眼底等器官的損害和功能障礙症狀。

①腦部症狀有頭痛、頭暈、頭脹，也有頭部沉重或頸項板緊感。頭痛多發生在早晨，位於前額、枕部或顳部。暫時性失語、失明、肢體活動不靈，甚至偏癱，可持續數

分鐘至數天。

② 心臟有左心衰竭症狀，如在體力勞動、飽食和說話過多時發生氣喘、心悸、咳嗽，並呈陣發性發作，常在夜間發生，並有痰中帶血。嚴重時發生肺水腫。

③ 腎臟症狀有血尿、蛋白尿、管型尿、尿毒症。

高血壓病患者遇有精神創傷、情緒變化、過度疲勞、寒冷刺激、氣候變動和內分泌失調等可出現血壓急劇升高，引起高血壓危象。其症狀為血壓突然升高，以收縮壓升高為主。嚴重時舒張壓也升高，心率增快、異常興奮、發熱、出汗、口乾、皮膚潮紅或面色蒼白、手足發抖、劇烈頭痛、頭暈、耳鳴、眩暈、噁心、嘔吐、氣急、視力模糊或暫時失明、腹痛、尿頻、尿量少或排尿困難，甚至出現心絞痛、肺水腫、腎功能衰竭、高血壓腦病等。

高血壓腦病是指腦小動脈發生持久而嚴重的痙攣後，出現被動性或強制性擴張，腦循環發生急性障礙，導致腦水腫或顱內壓增高，引起一系列症狀，是高血壓病的一種危險情況。

發病時常先有血壓突然升高、頭痛、噁心、嘔吐、煩躁不安、心動過緩、脈搏有力、呼吸困難、視力障礙、抽搐、意識模糊，甚至昏迷，也可暫時性偏癱、半身感覺障礙、失語等，歷時數分鐘或數小時，甚至數日之久。

## 5. 高血壓病患者何時易發病

高血壓病患者由於血管長期承受的壓力較大，使血管處於痙攣狀態，以致血管彈性下降，脆性增加。如果此時由於某種原因促成血壓驟然增高，就易造成腦血管破裂而

發生腦溢血，這對高血壓病患者來說，無疑是最致命的打擊。因此，高血壓病患者應儘量避免血壓驟升，尤其在下列情況下，更應小心謹慎。

① **情緒激動時：**情緒變化是引導血壓突然升高的最常見原因。

② **屏氣排便時：**下蹲排便時，由於體位改變和用力，腹壓增高，外周血管阻力增加，血壓隨之上升。如遇大便乾結，患者屏氣排便時，全身肌肉收縮，血管收縮，胸腔和腹腔壓力增大，致使較多的血液充盈顱內血管。此時靜脈回流受阻，顱內血管壓力劇增，常常導致腦溢血的發生。

③ **氣溫驟變時：**高血壓病患者多為老年人，而老年人對環境溫度變化的耐受性明顯降低。當遇到寒冷刺激時，體內腎上腺素分泌增多，血液循環加快以抵禦寒冷。然而，腎上腺素增多會使血管收縮，從而引起血壓明顯上升。醫學研究表明，每當寒潮過境之時，也是腦溢血多發之日。

④ **菸酒過量時：**菸酒可直接刺激人體的中樞神經，使心率加快、血壓升高，這對患有高血壓、動脈硬化的中老年人來說是非常危險的。因此，中老年人應控制菸酒量，以防不測。

⑤ **突然停用降壓藥時：**據報導，每天服用可樂定（可樂寧）超過 1.2 毫克的 14 名高血壓病患者，在突然停藥後，有 7 人發生出汗、頭痛、失眠、臉部潮紅和血壓回升等症狀，有的血壓比治療前還高很多，這是「停藥反跳」現象，所以高血壓患者停藥應在醫師指導下逐漸減量，以

防功虧一簣。

另外，在施行外傷縫合、拔牙時所用的麻醉藥有時可使血壓升高；關節炎患者服用的消炎痛也可使血壓明顯上升，很可能誘發高血壓危象，故而高血壓病患者因其他疾病就醫時，應向醫師說明病情，防止用藥導致血壓驟升。

### 6.中風先兆

中風即腦血管意外，俗稱腦中風，可分為缺血性和出血性，已經成為非常嚴重的健康問題。中國腦中風的發病率為 250 / 10 萬，高居世界第二位，並且呈上升及年輕化的趨勢。每年有 200 萬～250 萬例新發患者，死亡約 150 萬人。腦中風是一種比較嚴重的疾病，發病急、病情進展快，致死及致殘率都很高。但腦中風發病前也有一些徵兆，如果能捕捉到這些蛛絲馬跡，正確處理、及時就醫，常可防止發生腦中風或減輕症狀，提高治癒率。

### （1）感覺麻木

一側面部或上肢、下肢突然感覺麻木，軟弱無力，嘴歪，流口水。嚴格說來，這就是輕型中風。研究資料顯示，約半數以上的人在短暫性腦缺血發作後 3～5 年，就會發生明顯的缺血性中風。

### （2）反覆發生視物模糊

短暫性視力障礙或視野缺損，多在 1 小時內自行恢復，但可反覆發作，可一日數次，也可數週、數月或數年發作一次。

### （3）一過性黑矇

突然出現眼前發黑，看不見東西，數秒或數分鐘即恢

復，還伴有噁心、嘔吐、頭暈及意識障礙。

### （4）頻繁打哈欠

當腦動脈硬化逐漸加重，管腔愈來愈窄，腦缺血缺氧加重，特別是呼吸中樞缺氧時，會引起哈欠反射。中風前頻繁打哈欠者為 80% 左右，多在缺血性中風發作前 5～10 天出現。

### （5）記憶力減退

發病數月或數年前，可有記憶障礙，如記憶力減退、健忘、注意力不集中等。

### （6）扭頭後頭暈

轉頭時可引起頸動脈扭曲，進而加重動脈狹窄，導致顱腦供血不足。因此患者頭轉向一側時，可突然感覺頭暈、頭痛，一兩分鐘即可完全恢復正常。

### （7）短暫意識不清或嗜睡

突然出現短暫意識不清或與日常習慣不同的嗜睡，且持續數日以上不能緩解，並伴有情緒不穩定、急躁易怒。

### （8）說話困難

突然出現說話困難，說話不利索、口遲或聽不懂別人說話。

### （9）眩　暈

突然感到眩暈，搖晃不穩。由於大腦供血不足，影響平衡而出現的症狀。

### （10）難以忍受的頭痛

突然出現難以忍受的頭痛，而且頭痛由間斷性變為持續性，或伴有噁心、嘔吐。

## （11）流鼻血

中老年高血壓病患者在鼻出血後 1～6 個月內，約有50%可能發生中風。高血壓病、動脈硬化患者血管脆性增加，尤其是鼻腔後部血管彎曲度大，血壓波動時容易破裂出血。此外，長期高血壓也使鼻腔靜脈處於淤血狀態，一旦血壓波動則易破裂出血。因而高血壓鼻出血預示血壓不穩定，往往是中風的先兆。

以上信號可以是暫時的，也可以反覆發作，甚至逐漸加重。一旦出現上述信號的一種或幾種。特別是高血壓病、動脈硬化患者或老年人出現以上信號，就更要想到腦中風的可能。但千萬不要慌張，應儘量保持冷靜，穩定情緒，就地休息，稍休息病情稍穩定後立即去醫院就醫。

## 7. 高血壓病的危害、危象

高血壓的危害主要是造成腦、心、腎等重要器官的損害。

① **左心室肥厚**：由於血壓長期維持在較高的水準上，加重心臟負荷及其他體液因素的共同作用所致左心室肥厚。早期發生代償性左心室肥厚，隨著病情發展，心臟繼續擴張，最後可能發生心力衰竭及嚴重心律失常。

② **動脈粥樣硬化**：長期血壓升高可促進動脈粥樣硬化形成，尤其是冠狀動脈硬化的發展。

③ **腦血管意外**：長期的血壓升高，使小動脈硬化，易於破裂出血或痙攣，導致腦血栓的形成或腦出血。

④ **腎臟損害**：由於腎臟入球和出球小動脈痙攣、硬化導致腎臟缺血、缺氧，腎實質纖維化，高血壓病晚期多伴

有進行性腎功能減退。

⑤**視網膜功能減退**：血壓長期升高使得視網膜動脈發生玻璃樣變所致。腦中風和冠心病是高血壓病最嚴重的併發症。

高血壓危象是由於血壓突然大幅度升高而引起的，它常常由情緒變化、氣候變化或停經期內分泌功能失調所誘發。發作時收縮壓可高達 200 毫米汞柱，同時心、腎、腦及腹部內臟由於供血不足處於缺血狀態，當供給心臟營養和氧氣的冠狀動脈缺血時，則可發生嚴重的心絞痛；腦血管痙攣時可有一過性腦缺血，出現半身感覺障礙，一側肢體活動失靈，一側面部、唇、舌麻木，失語，流口水，說話困難，視物不清，喝水易嗆等。高血壓危象時，患者還會出現交感神經興奮的症狀，如劇烈頭痛、頭暈、噁心、心慌、面色蒼白、大量出汗，同時血壓繼續升高。

高血壓危象的症狀一般持續幾分鐘到幾小時，最長可達幾天，但是發作過去後不會留下永久性損傷，肢體活動不便、失語等症狀可以消失。但是高血壓危象發作時，必須迅速到醫院急診治療。

高血壓危象往往是「中風」的先兆，所以高血壓患者，應避免精神高度緊張、情緒激動，注意勞逸結合，儘量防止出現高血壓危象。出現過高血壓危象的患者，要注意堅持用藥，遵從醫師指導，警惕「中風」的早期信號。

# 四、高血壓病的檢查與診斷

高血壓患者，除了應詳細地詢問病史外，還要進行全

面的體格檢查，尤其是做一些化驗檢查，其目的是為了確定引起繼發性高血壓的原因及判斷高血壓對靶器官損害的程度。化驗檢查一般分常規檢查和特殊檢查。

## 1. 尿常規化驗

原發性高血壓（就是我們常說的高血壓病）對人體的危害除了損害心臟和腦外，腎臟也深受其害。高血壓腎臟損害早期沒有明顯症狀，化驗尿液也可正常，偶然可發現有紅細胞、白細胞，普通化驗尿中蛋白質可呈陰性，只有使用較先進的、敏感的測定方法才能測出有微量白蛋白尿。

尿白蛋白的排出量與平均動脈壓有著密切的關係，在輕度高血壓病患者中，微量白蛋白尿的發生率為 5%左右。而在重度高血壓中，微量白蛋白尿則普遍和嚴重。

隨著高血壓病病情的發展，可逐漸出現輕度蛋白尿，通常小於 1 克／日，並隨血壓變化而波動。尿蛋白量越多，說明高血壓引起的腎損害越重，越容易發展為腎功能不全。當腎功能開始減退時，可有多尿、夜尿、尿中蛋白增多，有紅細胞、管型等改變。

另一方面，繼發於急慢性腎小球腎炎、慢性腎盂腎炎、多囊腎等腎臟疾病的高血壓常是先有尿液異常，然後才有高血壓。因此，高血壓病患者做尿液檢查是為了瞭解有無早期腎臟損害，並推測高血壓病的病變程度。

治療時還可以作為治療的觀察指標。所以，高血壓病患者進行尿液檢查對診斷和治療高血壓都有好處。

## 2. 腎功能化驗

腎臟的功能是將血液中的廢物和水分濾出來，然後經過輸尿管到膀胱排出體外。如果腎臟發生嚴重損害，排泄廢物的功能就會發生障礙。

這時原來應該隨尿液排出的新陳代謝產物，如尿素氮、肌酐、尿酸等廢物就會在血液裏積累起來，而這些物質對人體是有害的。故血液中這些物質增多，表明腎臟的功能已到了嚴重減退的地步。

尿素氮正常值為 2.5～6.5 毫摩／升，肌酐 50～120 微摩／升，尿酸 90～420 微摩／升。如上述指標超過正常範圍，加上尿中出現尿蛋白等，則要考慮有腎功能損害，甚至腎功能衰竭（尿毒症）的可能。

## 3. 血脂化驗

血脂包括總膽固醇（簡稱 TC）、甘油三酯（TG）、低密度脂蛋白膽固醇（LDL－C）和高密度脂蛋白膽固醇（HDL－C），前三者增高時稱為高血脂症。

高密度脂蛋白膽固醇由於能消除血管內的膽固醇，是對身體有益的膽固醇。所謂高血脂症常常是指前三者中的一項或幾項增高伴或不伴有高密度脂蛋白膽固醇的降低。因此嚴格地說，高血脂應稱為血脂異常，降血脂治療也應稱為調脂治療為妥。

總膽固醇的正常值為 2.9～5.18 毫摩／升，甘油三酯 0.56～1.76 毫摩／升，低密度脂蛋白膽固醇＜3.37 毫摩／升，高密度脂蛋白膽固醇≥1.04 毫摩／升。如上述化驗指

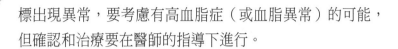

標出現異常，要考慮有高血脂症（或血脂異常）的可能，但確認和治療要在醫師的指導下進行。

### 4. 血糖化驗

血糖是診斷糖尿病的首要和不可缺少的指標。空腹血糖的正常值為 3.9～6.1 毫摩／升。血糖超過此正常值時，應想到有糖尿病的可能，必要時還要由葡萄糖耐量試驗和胰島素釋放試驗等檢查，以便進一步明確診斷。

### 5. 心電圖檢查

人體內動脈血壓長期升高，勢必會加重心臟負擔，使心臟的結構和功能發生改變。早期心臟發生左心室壁肥厚，逐漸出現左心室增大，嚴重者後期出現心力衰竭和心律失常。而高血壓對心臟的這些影響可在心電圖上表現出來。高血壓對心電圖的影響主要有兩種：

① 因左心室壁增厚所引起，即我們常說的左心室肥厚或左心室肥大；

② 高血壓引起的各種心律失常，如房性期前收縮（早搏）、心房顫動、心房撲動、室性早搏、室性心動過速、傳導阻滯等。

近年來發現，心電圖示有左心房擴大者，即使當前並無左心室肥大的表現且心排血量正常，但左心室的舒張和收縮功能已有損害。因此，左心房擴大也是高血壓性心臟損害的一個重要標誌。高血壓病患者做心電圖檢查不僅可以反映高血壓的程度，同時也是判斷高血壓病患者預後的指標之一。

245 ◆ ─ ── ─────

## 6. 超聲心動圖檢查

超聲心動圖檢查能掌握高血壓左心室肥厚的程度。發現是否有左心室室壁運動異常。瞭解左心室順應性及舒張功能情況。瞭解心臟收縮功能情況。提供選擇用藥的資訊,如高動力型左心室肥厚的高血壓病患者可用鈣離子拮抗藥或 $\beta$ 受體阻滯藥等。

超聲心動圖是檢查高血壓左心室肥厚的敏感性指標,檢出率約為 50%,而心電圖或 X 光檢查的檢出率僅達 1%～5%。超聲心動圖能夠十分準確地測出左心室厚度、室間隔厚度和左心室內徑。計算出左心室重量。

## 7. X 光及其他檢查

① X 光檢查可看出心臟的大小、形狀和位置。高血壓病患者的血壓長期升高,增加了心臟的負擔,可以引起左心室的肌肉肥厚,使心臟增大。但也有的患者在 X 光片上看不出有何增大,這主要是心肌的向心性肥大所致。

一般病程較長的患者,其心臟都可有程度不等的增大。即便是中期,患者的自覺症狀不明顯,但經 X 光檢查,常可發現心臟已經增大。病程長的高血壓病患者,還可引起大小動脈硬化,主動脈在硬化後變得擴大而伸長,在 X 光檢查下,患者的這種改變就可明顯地顯示出來。

② X 光腹部平片檢查,包括腎臟、輸尿管、膀胱拍片可以瞭解這些器官形態、位置及結石、鈣化等情況。

③ 必要時還可以做腎圖、腎 B 超、血管造影、CT、MRI 及造影檢查。

## 8.眼底檢查

長期血壓增高可引起心、腦、腎、血管損害。腦、腎的損害也因血管硬化引起，因此瞭解血管受損情況可反映高血壓的程度。眼底血管是人體唯一能窺見的小動脈。視網膜動脈是終末小動脈，由其形態不但能瞭解全身循環系統的狀態，也能反映腦、腎臟的小動脈情況。所以，檢查眼底對判斷高血壓病的進程、預後有重要價值。

高血壓性視網膜病變依血壓升高的程度和持續高壓的時間、升高的速度而不同。主要病變有以下4種。

① **視網膜動脈的改變：** 正常的視網膜動脈與靜脈的比例為 2：3 或 3：4。高血壓早期，視網膜動脈功能性收縮，普遍變細，動脈與靜脈比例變為 1：3 或 1：4。當血壓持續升高時，血管壁硬化，血管反光帶變寬，血管壁寬窄不等。血管硬化進展，血管壁再增厚，致動脈呈黃紅色反光，似銅絲，稱銅絲樣動脈。動脈硬化嚴重時，血管壁更厚，動脈呈白色發光的銀絲樣動脈。

② **動靜脈交叉處的改變：** 血壓持續增高，動靜脈交叉處的血管改變最明顯，出現動脈、靜脈交叉處有壓跡。

③ **血視網膜屏障破裂：** 由於血壓急驟升高，損害血－視網膜屏障，使血管內皮細胞破裂，血漿和血液中的紅細胞等有形成分漏出，進入視網膜，造成視網膜水腫、出血和滲出。

④ **視盤水腫：** 高血壓得不到控制，進展到嚴重階段，同時有顱內壓增高的症狀，如頭痛、噁心、嘔吐等，視盤的邊界模糊，稱為視盤水腫，如水腫長期持續存在，最後

視神經萎縮，視力發生嚴重障礙。

## 9. 高血壓病的診斷

對於高血壓病的診斷並不困難，凡血壓持續增高達到高血壓標準，並能排出症狀性高血壓時，就可以診斷為高血壓病。如連續三次測血壓（不在同一天內）都達到世界衛生組織最新規定，成年人收縮壓 ≥140 毫米汞柱、舒張壓 ≥90 毫米汞柱就可診斷為高血壓病。

在測量血壓時必須嚴格按照測量血壓的步驟進行，除外由於情緒激動、體力活動等引起的一時性血壓升高，也應除外一些可能導致假性高血壓的因素。

另外，應根據高血壓的臨床症狀進行診斷。由於高血壓病是一個多臟器的綜合性病變，所以高血壓剛開始起病尚未使臟器產生病變時，一般無特殊症狀。只有當病變進一步發展殃及內臟器官時，才會出現一系列症狀。

為了能確定高血壓病是否殃及內臟，最好進行必要的化驗檢查，如尿的化驗、胸部 X 光檢查、心電圖及超聲心動圖檢查、腎功能化驗、眼底檢查等，必要時還可以做腎圖、腎 B 超、血管造影、CT、MRI 及造影檢查。

# 五、高血壓病的自我監測

## 1. 對血壓的監測

為掌握自己的血壓情況，判斷降壓藥物的療效，一定要堅持定期在家中自測血壓。

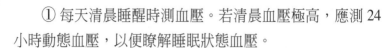

① 每天清晨睡醒時測血壓。若清晨血壓極高，應測 24 小時動態血壓，以便瞭解睡眠狀態血壓。

② 服降壓藥後 2～6 小時測血壓。

總之，正確掌握自測血壓的時間，能較客觀地反映用藥後的效果，便於決定選用藥物、怎樣用藥，達到控制血壓的目的。

常用的血壓計有水銀柱式血壓計、氣壓錶式血壓計和電子血壓計三種。

① 水銀柱式血壓計：

優點是準確性和可靠性較高，缺點是較重，攜帶不方便，測量血壓時需要用聽診器，聽力不好無法使用。使用時水銀必須足量，刻度管內的水銀凸面應正好在刻度「0」，使用完畢後一定要將開關關好，勿使水銀漏出。

② 氣壓錶式血壓計（又稱無液測壓計）：

形如鐘錶，是用表頭的機械動作來表示讀數，其餘部分與水銀柱式血壓計相同，其準確度不如水銀柱式血壓計，一般需要 6 個月與水銀柱式血壓計校準 1 次。氣壓錶式血壓計優點是攜帶方便，操作簡單。缺點是測血壓的準確度不如水銀柱式血壓計，且維修也較困難，刻度數字較小，聽力、視力不好的老人使用較困難。

③ 電子血壓計：

較輕巧，攜帶方便，操作也簡單，若能正確使用，與水銀柱血壓計一樣準確，但受條件影響較大，如周圍噪聲、袖帶移動及摩擦等因素影響，所測得血壓與實際血壓有誤差。因此，必須經常與水銀柱式血壓計校準，同時應規範操作，免除干擾。

## 2. 常用的血壓測量法

測量血壓，通常測量上臂肱動脈的壓力，並以右上肢為準。如兩上肢血壓明顯不等，可能患有主動脈瘤、無名動脈或鎖骨下動脈受壓、上肢無脈型多發性大動脈炎、先天性動脈畸形等。特殊情況（如懷疑主動脈夾層、大動脈炎等）要測量上下肢血壓。有觸診法和聽診法兩種。

### （1）聽診法

測量血壓前應檢查血壓表有無破損，是否準確，如水銀柱平面或指針起點為零，打氣後待水銀柱上升到 200 毫米汞柱、水銀無間斷，並能在放氣時迅速降至零位，即準確可以用。

患者應休息 15 分鐘，取坐位或臥位，露出一側上臂（最好是右臂），如衣袖太緊應脫下，伸直肘部，手掌向上放平，血壓表應放在與患者腋中線同一水準上。血壓表位置過高或過低及衣袖太緊均影響血壓值。

血壓表袖帶寬應為 14 公分，將袖帶展平，中部對著肱動脈，鬆緊適宜地纏繞在肘上 3～4 公分的上臂上，鬆緊程度以能伸進 1～2 個手指為宜。袖帶下緣在肘彎上 1～2 公分，塞好血壓表袖帶末端，驅盡血壓表袖帶內氣體，打開血壓表開關，戴好聽診器，將聽診器聽筒端放在肘窩的肱動脈搏動處，關緊血壓表氣門，捏血壓表的皮球打氣，使氣囊內的壓力高於肱動脈內的壓力而阻止血流通過，此時橈動脈搏動消失，繼續打氣使壓力再升高 4.0 千帕（30 毫米汞柱），見血壓表水銀柱或指針上升到 24 千帕（180 毫米汞柱）即可（以聽筒內聽不到聲音為準），然後輕輕打

開氣門,緩緩放氣,使水銀柱或指標緩慢下降,以 0.3 千帕／秒（2 毫米汞柱／秒）為宜,以便讀出正確結果。

當聽到第一聲搏動時,讀出水銀柱或指針所指的度數,即為收縮壓（高壓）。然後繼續放氣直到搏動聲突然消失時,如聲音持續不消失,可採用聲音變弱時水銀柱或指針所指度數,為舒張壓（低壓）,兒童舒張壓以變音為準。如第一次未聽清,還可把水銀柱或指標降到零,重新打氣測量。

每次量血壓時,最好反覆測幾遍,直到量出的血壓穩定為止。清晨醒後起床前所測量的血壓叫基礎血壓,比較準確。測完血壓,一定把袖帶內氣體放完,水銀柱降到零以下,關閉開關,以防水銀外漏,並將袖帶位置放好。要定期檢測血壓計,以防失靈。

測血壓時應選擇同一側上臂,並定時測量。因左右臂及上下午血壓不同,右臂比左臂高 0.6665～1.333 千帕,下肢比上肢高 2.666～5.332 千帕。另外,運動、緊張、激動、寒冷可使血壓暫時升高,上午略低於下午。

## （2）觸診法

袖帶纏繞方法同聽診法,然後一隻手觸診腕部橈動脈,另一隻手按壓皮球迅速充氣,加壓至不能觸到腕部橈動脈搏動為止,然後緩慢放氣降低壓力,當觸到橈動脈第一次跳動時即為收縮壓（高壓）。此法不能測舒張壓。

## 3. 什麼時間測血壓

為掌握自己的血壓情況,判斷降壓藥物的療效,一定要堅持定期在家中自測血壓。每天什麼時間測血壓比較好

呢？

因為血壓總處在變化中並有一定的規律，大多數人血壓有明顯的晝夜節律性變化，白天活動狀態血壓較高，夜間入睡後血壓較低。白天血壓有兩個高峰期，即 6～10 時及 16～20 時，一般應在這兩個時段測血壓，瞭解一天中血壓的最高值。

當然，高血壓病患者血壓升高時間的節律性不盡相同，有的老年人平時不高，一到晚上血壓就升高，什麼原因也不清楚。因此，高血壓病患者還要根據自己的情況，定期測量血壓，瞭解自己血壓的變化規律；同時，在出現頭痛、頭暈等不適時，也應及時自測血壓。

不同的降壓藥作用時間也不相同；同一類降壓藥也有長效製劑、中效製劑、短效製劑。長效製劑降壓作用持續時間長，每日服一次降壓藥，藥效可持續 24 小時左右。而短效製劑持續時間短，服藥後 6～8 小時療效即消失。中效製劑作用時間約 12 小時。所以，為判斷降壓藥的效果，有必要在不同的時段自測血壓。

① **每天清晨睡醒時測血壓：**此時血壓水準反映了所服藥物降壓作用能否持續到次日清晨。若清晨血壓極高，應測 24 小時動態血壓，以便瞭解睡眠狀態血壓。如果夜間睡眠時血壓和白天水準相同，應在睡前加服降壓藥；如果夜間睡眠時血壓很低，清晨一覺醒來突然血壓升高，應在剛醒時甚至清晨 3～5 時，提前服用短效降壓藥。

② **服降壓藥後 2～6 小時測血壓：**因為短效降壓藥一般在服藥後 2 小時達到最大程度的降壓，中效或長效製劑降壓作用高峰分別在服藥後 2～4 或 3～6 小時出現，此時

段測血壓可基本反映藥物的最大降壓效果。

### 4. 測血壓時注意事項

① 測血壓前應安靜休息 15～30 分鐘，排空膀胱，不飲酒、茶和咖啡，不抽菸，環境應安靜，溫度適當，避免緊張、勞累、焦慮、疼痛。

② 測血壓時應將上臂、血壓計的零點和心臟的位置三者置於同一水平，即坐位時手臂高度放在第 4 肋軟骨水平，相當男性乳頭水平。臥位時手臂高度放在腋中線水平，並外展 45 度。

③ 上臂必須裸露或者僅著內衣。如果穿著過多或過厚衣服，例如毛衣，測得的血壓不準確或者聽不清搏動音，血壓讀數常偏高，因為需要更高的氣囊內壓力來克服衣服的阻力與彈力。另外，測壓時上臂要伸直，手掌向上，不要握拳。

④ 血壓計袖帶氣囊的長度和寬度對準確測量血壓極為重要。若氣囊太寬，測得的血壓比實際血壓低；氣囊太窄，測得的血壓比實際血壓高。有證據顯示，氣囊寬度和上臂周徑的最佳比例是 0.4，氣囊長度應是其寬度的 2.5 倍。為保證測量血壓的準確性，應根據不同患者的情況（兒童、成人、肥胖者等），選用不同尺寸的袖帶。

⑤ 袖帶充氣壓迫時間不能過長，否則容易引起全身血管反應性收縮而使血壓升高。

⑥ 放氣時一定要緩慢，聽到搏動音消失後應繼續聽 20 毫米汞柱，以肯定聲音完全消失。

⑦ 第一次測量血壓後，應將氣囊完全放空，安靜 2 分

鐘再次測量血壓。

⑧ 測血壓應使用近期經過校準的水銀柱血壓計或有效的電子血壓計。

⑨ 對於患有房顫和其他心律失常的患者，每次心臟搏出量不等，故血壓數值不一樣。所以應多測量幾次，取其平均值。

⑩ 對於第一次就診的患者，發現血壓升高需要測量兩側上肢血壓，以後可固定測量血壓值較高一側上肢的血壓。如果是年輕的患者第一次就診，還要測量其下肢血壓。每次測血壓必須連續測 2 次或 2 次以上，取其平均值，至少有 3 次不同日的血壓高於正常，才能確診為高血壓。

高血壓病患者還應做好其他方面的監測。如為觀察病情變化及治療效果，每 3～6 個月要做一次常規體格檢查，包括尿的化驗檢查，以便瞭解腎臟是否受到損害。胸部 X 光檢查、心電圖及超聲心動圖檢查、腎功能化驗、眼底檢查等，必要時還可以做腎圖、腎 B 超、血管造影、CT、MRI 檢查。

# 六、高血壓病的飲食治療

## 1. 高血壓病的飲食治療原則

高血壓病的飲食治療要適量控制熱能及食鹽量，降低脂肪和膽固醇的攝入，控制體重以防止或糾正肥胖，保護心、腦、腎、血管功能。以低脂、低膽固醇、低鈉、高維生素、適量蛋白質和熱能的飲食原則為宜。

### （1）限制總熱能

控制體重在標準範圍內，肥胖者應節食減肥，體重減輕每週 1～1.5 公斤為宜。體重每增加 12.5 公斤，收縮壓可升高 10 毫米汞柱，舒張壓升高 7 毫米汞柱，說明體重增加，對高血壓病治療大為不利。

### （2）適量蛋白質

蛋白質代謝產生的有害物質，可引起血壓波動，應限制動物蛋白質，選用優質蛋白，按 1 克／公斤體重補給。其中植物蛋白質可占 50%，動物蛋白質選用魚肉、雞肉、牛肉、雞蛋白、牛奶、豬瘦肉等。

### （3）限制脂類

減少脂肪，限制膽固醇。脂肪按 40～50 克／日攝入，除椰子油外，豆油、菜油、花生油、香油（芝麻油）、玉米油、紅花油等植物油均含維生素 E 和較多亞油酸，對預防血管硬化有一定作用。限制動物脂肪攝入，如動物內臟、腦髓、蛋黃、肥肉、貝類、烏賊、動物脂肪等，可引起高脂蛋白血症，促使脂質沉積，加重高血壓病，飲食中膽固醇應為 300～400 毫克／日。

### （4）進食多糖類

多糖類食物含食物纖維高，如澱粉、糙米、標準粉、玉米、小米等，可促進腸蠕動，加速膽固醇排出，對防治高血壓病有利。

### （5）礦物質和微量元素

① 限制鹽的攝入，吃鹽越多，高血壓病患病率越高，每天吃 10 克鹽，發病率為 10%，而 20 克／日則為 20%。每日食鹽以 2～5 克為宜。

② 補鉀，鉀與鈉的比至少為 1.5：1。

③ 補鈣，鈣對高血壓病有一定療效，1000 毫克／日，連用 8 週可使血壓下降。

### （6）補充足量維生素 C

大劑量維生素 C 可使膽固醇轉化為膽酸排出體外，改善心臟功能和血液循環，有助於高血壓病的防治。

### （7）節制飲食

定時定量進食，不過饑過飽，不暴飲暴食，食物種類齊全，營養素比例合理，不挑食偏食。飲食宜清淡，不能過於油膩。

### （8）菸酒和茶

捲菸中尼古丁刺激心臟，心搏加快，血管收縮，血壓升高；促使鈣鹽、膽固醇等在血管壁上沉積，加速動脈粥樣硬化的形成。長期大量飲酒可誘發肝硬變，並加速動脈硬化。茶葉含有多種防治高血壓病的有效成分，其中以綠茶為好。

### （9）多吃綠色蔬菜和新鮮水果

綠色蔬菜和新鮮水果有利於心肌代謝，改善心肌功能和血液循環，促使膽固醇排泄，防止高血壓病發展。

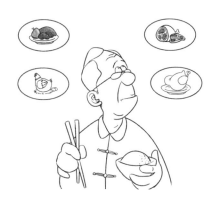

（10）食物選擇

① 多吃降壓、降脂和保護血管食物，如有降壓作用的蔬菜：芹菜、蒓菜、海菜、薺菜、木耳、海藻、番茄、淡菜、大蒜、洋蔥、茼蒿、刺兒菜、菠菜、馬蘭頭、茄子、胡蘿蔔、白蘿蔔、髮菜、茭白、青蘆筍、黃瓜、紫菜、海蜇、香蕈、金針菇、草菇等。

具有降血壓作用的水果：西瓜、蘋果、山楂、香蕉、柿子、金橘、大棗、葡萄等。

有降脂作用的山楂、香菇、大蒜、洋蔥、海魚、綠豆等。此外，草菇、香菇、平菇、蘑菇、黑木耳、銀耳等蕈類食物營養豐富，味道鮮美，對防治高血壓病、腦出血、腦血栓均有較好效果。

② 禁忌食物，所有過鹹食物及脂製品、蛤貝類、蝦米、皮蛋，含鈉高的綠葉蔬菜等，菸、酒、濃茶、咖啡以及辛辣的刺激性食品均在禁忌之列。

③ 飲食習慣：宜少量多餐，每天 4～5 餐為宜，避免過飽。

以上飲食原則，高血壓患者若能落到實處，持之以恆，必有益於健康。

## 2. 高血壓病患者應注意清晨飲水

水是構成人體組織的重要成分，成人體重的 60%都是水。另外，水是人體重要的營養物質之一，體內新陳代謝都需要水參加才能完成，可以說水是生命的「甘露」。隨著年齡的增長，體內固有的水分和細胞中的水分逐漸減少，出現了慢性、生理性失水現象，這就是老年人皮膚乾

燥、皺紋增多的主要原因。

此外，老年人腸內消化液分泌減少，糞便在腸內停留過久，有害物質在腸內堆積過多、過長，易誘發腸癌。科學研究證明，老年人及高血壓、心血管病患者每天早晨喝1杯溫開水（200～400毫升），對健康有許多好處。

① **利尿排毒：**清晨飲水 15～30 分鐘後就有迅速而明顯的利尿和排出毒性代謝產物的作用。

② **幫助排便：**清晨飲水可預防習慣性便秘。

③ **預防泌尿系結石和感染：**泌尿系結石與尿液過濃以及尿酸鹽、草酸鈣等鹽類沉積有關。早晨飲水可以稀釋尿液，帶走尿路細菌而有預防作用。

④ **預防心絞痛：**經過一夜的睡眠，體內的水分隨尿液、汗液和呼吸丟失許多，血液變得濃稠，因此，冠心病及心肌梗塞多發生在清晨及上午 9 時左右。如清晨起床後喝杯水，就能補充水分、降低血液黏稠度和擴張血管，從而減少心絞痛及心肌梗塞的發生。

### 3. 高血壓病患者飲茶、喝咖啡的講究

經觀察，飲濃茶可使血壓升高，這是因為茶葉中含有咖啡鹼等活性物質。日常生活中有些人飲濃茶後頭暈、頭痛，很可能是血壓升高的緣故。

據研究，在各類茶葉中綠茶含咖啡鹼量少，而含茶多酚較多，後者有消除咖啡鹼的作用。因此，患有高血壓者可以適當飲些綠茶，但不宜過濃、過多。

有關研究報告指出，單是咖啡因就能使血壓上升 5～15 毫米汞柱。喝 1 杯咖啡之後，血壓升高可長達 12 小

時。如咖啡因再加上情緒緊張，就會產生危險性的相乘結
果。有家族高血壓病病史者，也就是所謂的高危人群，在
攝取咖啡因後，血壓上升最多。故高血壓的高危險人群尤
其應避免在工作壓力大的時候喝含咖啡因的飲料。

## 4. 高血壓病患者不宜飽餐

人體是一個精密的有機體，各器官系統之間密切相
關。暴飲暴食不僅可以引起消化系統疾病，同時也可引起
循環系統、血液系統、神經內分泌系統等產生一系列病理
生理變化。當胃內充滿食物時，為了充分消化和吸收營養
物質，血液大量地向胃腸道分流，使其他組織的血液供應
相對減少。

有人觀察到，飽餐後外周血壓明顯下降，原有高血壓
病患者血壓下降更加顯著，如飲酒更促進血壓下降。血壓
下降突然明顯時，可造成心血管供血不足。如飽餐時攝入
大量高脂肪食物，可使血中脂質濃度迅速升高，血液黏度
上升，血小板聚積性增高，易於形成微血栓。以上因素綜
合作用很容易誘發心絞痛，乃至心肌梗塞和腦血管病發
作。故心、腦血管病患者不宜飽餐。

## 5. 高血壓病的食療藥膳方

### （1）夏枯草豬肉湯

【原料】瘦豬肉 50 克、夏枯草 10 克。

【用法】將瘦豬肉、夏枯草煲湯內服，每日 2 次。

【主治】高血壓病、頭痛。

## （2）帶藻乾貝湯

【原料】海帶、海藻各 200 克，乾貝 100 克，油、鹽各適量。

【用法】前三物用溫水洗淨放入鍋中，加兩碗水，煮熟後用油、鹽調味吃菜喝湯。每日服用。

【主治】高血壓病。

## （3）木耳冰糖羹

【原料】白木耳、黑木耳各 10 克，冰糖適量。

【用法】將白木耳、黑木耳以溫水泡發並洗淨放入小碗中，加水和冰糖適量置蒸鍋中，蒸 1 小時，吃木耳喝湯，1 次或分次食用，每日 2 次。

【主治】腎陰虛或肺腎陰虛的頭暈目眩、血管硬化、高血壓病。

## （4）雞絲炒豌豆

【原料】雞肉 60 克，嫩豌豆 90 克，澱粉、料酒、蔥、薑、油、精鹽、味精、肉湯各適量。

【用法】將雞肉切成絲，用料酒、蔥、薑、鹽調汁浸好，澱粉加水調汁。豌豆剝好洗淨。將油燒熱倒下豌豆略炒，再把雞肉絲倒入急炒幾下，加少量肉湯或開水燒一下，放入鹽、澱粉汁，燴熟放入味精佐餐用。

【主治】高血壓病、冠心病。

## （5）拍小紅蘿蔔

【原料】小紅蘿蔔 150 克、醬油 30 克，香油、醋各 1.5 克。

【用法】將小紅蘿蔔洗淨用刀拍碎，裝入碗或盆中，澆入醬油、香油、醋拌勻任意食用。

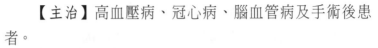

【主治】高血壓病、冠心病、腦血管病及手術後患者。

### （6）炒香菇

【原料】香菇 90 克、植物油適量、精鹽少許。

【用法】香菇去蒂洗淨。炒鍋放植物油燒熱，放入香菇煸炒，加水、精鹽煮成湯，飲湯吃菜。

【主治】動脈粥樣硬化、高血壓病、糖尿病等血脂過高。

### （7）首烏山楂湯

【原料】何首烏 15 克、山楂 12 克、糖適量。

【用法】前兩味同加水煮，加糖少量，再煮 50 分鐘後取湯溫服，每日 1 劑。

【主治】高血壓病、動脈硬化、血脂高、肝腎虛。

### （8）牛肉炒二蘿

【原料】牛肉 60 克，胡蘿蔔 30 克，白蘿蔔 60 克，醬油、植物油、精鹽、蔥、薑、料酒各適量。

【用法】將牛肉洗淨切成塊。胡蘿蔔及白蘿蔔削去皮，切成滾刀塊，並用開水焯過。牛肉入鍋後用醬油、料酒拌勻，並放入蔥、薑，再加水蓋過牛肉燉煮。將要燉爛時放入蘿蔔塊、油、鹽，燒至熟爛佐餐食用。

【主治】高血壓病及術後恢復期。

### （9）鵪鶉蛋粳米粥

【原料】鵪鶉蛋 2 個、粳米 50 克、白糖適量。

【用法】將粳米淘洗乾淨放入鍋中，加清水適量熬粥，粥成後打入鵪鶉蛋攪勻，稍沸後加入白糖適量作早、晚餐溫熱食用。每日 2 次，每次 1 碗。

【主治】血管硬化、神經衰弱、高血壓病等。

## （10）糖醋黃瓜

【原料】黃瓜 120 克、糖 6 克、醋 6 克、香油 1.5 克。

【用法】把黃瓜洗淨切成寸段後去瓤和籽，僅留外面皮肉。放入糖、醋浸泡約 30 分鐘加香油，每日早晚食之。

【主治】高血壓病、冠心病。

## （11）醋泡花生米

【原料】生花生米 250 克、食醋適量。

【用法】把生花生米洗淨、晾乾，放入容器內，倒入食醋浸泡 7 日。每日早晚各吃 10 粒醋泡花生米。血壓下降後，可以改為隔日服用。

【主治】高血壓病。

## （12）二花茶

【原料】綠茶、菊花、槐花各 3 克。

【用法】把上面 3 物同放入杯內，加入適量開水沖泡。待濃後頻頻飲用。

【主治】高血壓病。

## （13）荸薺蘿蔔汁

【原料】荸薺、白蘿蔔各 750 克，蜂蜜適量。

【用法】把荸薺、白蘿蔔分別用涼開水洗淨，切碎、搗爛、絞汁，然後把兩汁混合，再加入蜂蜜調勻。每日 1 劑，分 2～3 次服。

【主治】高血壓病。

## （14）綠豆海帶粳米粥

【原料】綠豆、海帶各 100 克，粳米 50 克。

【用法】綠豆去雜、洗淨，海帶洗淨後切絲，粳米淘

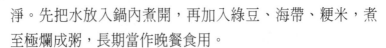

淨。先把水放入鍋內煮開，再加入綠豆、海帶、粳米，煮至極爛成粥，長期當作晚餐食用。

【主治】高血壓病。

### （15）胡蘿蔔粳米粥

【原料】胡蘿蔔 150 克、粳米 100 克。

【用法】把胡蘿蔔洗淨、切碎，粳米淘淨，一同放入鍋內，再加入適量的水。煮至米爛粥稠，每日早晚各服 1 次。

【主治】高血壓病。

### （16）銀耳冰糖羹

【原料】銀耳 6 克、冰糖適量。

【用法】銀耳放入碗內，加清水浸泡一夜，然後倒掉水，上籠蒸 1～2 小時，取出，加冰糖待融化後食用，每晚睡前服 1 次。

【主治】高血壓病。

### （17）山楂冰糖飲

【原料】山楂 100 克、冰糖適量。

【用法】把山楂洗淨，與冰糖一同放入鍋內，加水同煎，取汁代茶飲用。

【主治】高血壓病。

### （18）海蜇荸薺湯

【原料】海蜇、荸薺各 100 克。

【用法】海蜇用清水浸泡，漂洗乾淨，切成細絲。荸薺洗淨，兩者一同放入鍋內，加適量水煎湯，至海蜇、荸薺熟後。吃海蜇、荸薺，喝湯，每日 1 劑，分 2 次食用。

【主治】高血壓病。

### （19）荷葉粳米粥

【原料】荷葉 1 張、粳米 100 克。

【用法】把新鮮荷葉洗淨，加入適量水煎煮 5～10 分鐘，去掉荷葉，加入洗淨的粳米，煮至米爛成粥。每日 1 劑，分早晚食用。

【主治】高血壓病。

### （20）檸檬荸薺煎

【原料】檸檬 1 個、荸薺 10 個。

【用法】水煎後服用，常用有效。

【主治】高血壓病。

### （21）松花淡菜粥

【原料】松花蛋 1 個、淡菜 50 克、大米 50 克、食鹽適量。

【用法】松花蛋去皮，淡菜浸泡洗淨，同大米共煮成粥，加少許食鹽調味。每早空腹吃蛋喝粥。

【主治】高血壓病。

### （22）鮮葫蘆汁

【原料】鮮葫蘆、蜂蜜各適量。

【用法】把葫蘆搗爛絞出汁，加入蜂蜜調勻。每次飲半杯至一杯，每日 2 次。

【主治】高血壓病。

### （23）茭白芹菜煎

【原料】鮮茭白 100 克、芹菜 50 克。

【用法】加入適量清水，煮後服用，每日早晚各 1 次。

【主治】高血壓病。

（24）芹菜蜂蜜汁

【原料】芹菜、蜂蜜各適量。

【用法】把新鮮芹菜洗淨榨成汁後（芹菜汁要每天現配，不能加熱），加入等量蜂蜜調勻飲用。每次 40 毫升，每日 3 次。

【主治】高血壓病。

（25）葵花托紅棗湯

【原料】向日葵花托 1 個、紅棗 20 個。

【用法】把向日葵花托掰碎，同紅棗一起放入沙鍋內，加水 3 碗，煎至 1 碗，飲湯吃棗。

【主治】高血壓病。

（26）髮菜牡蠣粥

【原料】髮菜 3 克，牡蠣肉、瘦豬肉各 60 克，大米適量。

【用法】髮菜、牡蠣肉水發洗淨，瘦豬肉剁爛製成肉丸。在沙鍋加適量水並煮沸，加入大米，放進髮菜、牡蠣肉，共同煮至大米開花為度，再放入豬肉丸煮熟，吃肉食粥。

【主治】高血壓病。

（27）冰糖食醋飲

【原料】冰糖、食醋各 500 克。

【用法】冰糖放入容器中，加入食醋，待冰糖溶化後飲用，每次 2 湯匙，每日 1 次。

【主治】高血壓病。

（28）大蒜粳米粥

【原料】大蒜 1 頭、粳米 50 克。

【用法】大蒜去皮洗淨，放入沸水鍋中煮片刻後撈出，加入洗淨的粳米煮粥，待粥將熟時加入煮過的大蒜，再煮片刻食用。每日 1 劑，分早晚 2 次熱服。

【主治】高血壓病。

**（29）拌海帶絲**

【原料】海帶 250 克，香油、食醋各適量。

【用法】海帶用清水洗淨，放入溫水鍋中煮沸，撈出控乾水分，切成細絲，加入香油、食醋拌勻。每日 1 次佐餐食用。

【主治】高血壓病。

**（30）香油拌菠菜**

【原料】菠菜 500 克、香油適量。

【用法】把菠菜摘洗乾淨，加入開水中汆一下，撈出控乾水分，切成寸段，加香油拌勻，每日 1 劑，早晚佐餐分食。

【主治】高血壓病。

# 七、高血壓病的運動療法

## 1. 赤腳行走療法

赤腳行走有利於腳部穴位按摩，有健身、防病、治病的作用。

### （1）赤腳行走療法可防治的疾病

赤腳行走療法對防治頭痛、高血壓病、哮喘、耳鳴、消化不良、便秘及肥胖症等疾病有良好的功效。同時對防

治老年性下肢麻木、水腫、風濕痛、凍瘡等也有較好的效果。此外，赤腳行走療法還能夠對大腦皮質產生良性刺激，消除腦力勞動後的疲勞，治療神經衰弱。

### （2）赤腳行走療法的方法

用腳踏一種特製的橡皮墊子上，墊子長約 55 公分，寬約 30 公分，中間稍厚，兩邊稍薄，呈拱形，墊子上佈滿「乳頭」，鍛鍊時赤腳（或穿薄襪），在橡皮墊上踩踏、摩擦，也可在墊子上走動或原地跑步，每天鍛鍊 3～4 次，每次鍛鍊 30 分鐘。

在石子路上行走 1 週，可刺激腳掌的 36 個穴位。為了達到各個不同穴位的效果，石子路的各段路面各不相同。第一段鋪的是圓圓的鵝卵石，踩在上面可刺激十二指腸和胰臟的穴位。接著是塊石路面，刺激大腦的穴位。再往前走是尖尖的粒石，可刺激腳掌。最後一段是砂石和混凝土路面。經過一段時間的行走鍛鍊可改善體質。

## 2. 健身球療法

健身球俗稱「鐵球」，最早流行於我國。近幾年，健身球運動已遍及全世界。研究發現，每日用手掌旋轉健身球 30 分鐘，逐漸增至 1 小時，3 個月後收縮壓平均下降 20.4 毫米汞柱，舒張壓平均下降 9.8 毫米汞柱，自覺症狀也有明顯改善。

### （1）健身球療法可防治的疾病

手指與五臟六腑是由經絡聯繫起來而互為一體的。當健身球在手掌內活動時，五指搓動球體，球體對手指、手掌穴位的刺激，能使氣血、津液保持通暢，從而調和氣

血，舒筋健骨。因此，這種運動有利於防治手麻、手顫、指關節、腕關節炎、高血壓等症。

### （2）健身球運動注意事項

健身球運動一定要循序漸進，旋轉速度一般保持在每分鐘 60～80 次。鍛鍊時要全身放鬆，左右手交替進行。同時要持之以恆，堅持鍛鍊方可見效。採用健身球治療高血壓，一般需要半年以上才能見效。另外，健身球最好選擇空心球，不宜用實心鐵球或石球。

### 3.散步療法

散步無需專門的場地和設備，方便易行。散步動作輕柔，不易受傷，特別適合老年人、肥胖患者鍛鍊。

### （1）散步療法可防治的疾病

散步是簡單易行的體育活動。散步時，心肌收縮加強，心跳加快，血流加速，既鍛鍊了心臟、又增加了心力，對高血壓病、冠心病等心血管疾病都有好處，並且無任何不良反應，可謂方便穩妥，安全可靠。

散步還可緩解消化不良，對營養過剩，過於肥胖的老年人來說，也是妙方。患神經衰弱、睡眠不好的老人，睡前輕鬆的散步，也是一劑鎮靜良藥。

### （2）散步療法的方法

① 普通散步法：其速度為每分鐘 60～90 步，每次20～40 分鐘。此法適合有冠心病、高血壓病、腦溢血後遺症或呼吸系疾患的老人。

② 快速散步法：其速度為每分鐘 90～120 步，每次30～60 分鐘。此法適合身體健康的老人和慢性關節炎、胃

腸病、高血壓病恢復期的患者。

③ **反臂背向散步法**：即行走時，把兩手背放在後腰命門穴，緩步倒走 50 步，然後再向前走 100 步。這樣一倒一前反覆走 5～10 次。此法適合患有老年輕微癡呆症、神經疾病的患者。

④ **擺臂散步法**：走時兩臂前後做較大的擺動。每分鐘行走 60～90 步。適合有肩周炎、上下肢關節炎、慢性氣管炎、肺氣腫等疾病的患者。

⑤ **摩腹散步法**：步行時，雙手旋轉按摩腹部，每分鐘30～60 步。每走一步按摩腹部一週，正轉和反轉交替進行。每次散步時間 3～5 分鐘。此法能增強胃腸功能，有助於消化，適合有胃腸病患者。

### （3）散步療法的注意事項

① 散步時以穿軟底布鞋為好，不宜穿皮鞋、高跟鞋等。

② 散步前要適當活動肢體，調勻呼吸。

③ 散步時要背直、肩平、精神飽滿、抬頭挺胸、目視前方、手臂自然擺動、手足合拍、從容和緩。

④ 散步不拘形式，以個人體力決定速度快慢和時間長短。不宜強為，應以勞而不倦，微微見汗為度。對於高血壓病合併心、腦、腎病變者，不要選擇快速散步。

### 4. 跑步療法

跑步是一種最好的健身運動，跑步能使兩腿活動，兩臂搖動，肌肉強壯，特別是可以加強腹肌。跑步能使人體穩定，身心愉快，精力充沛。經常堅持跑步，可以提高血

液中的高密度脂蛋白膽固醇，以利清除和阻止脂質在血管
壁內沉積，有預防和緩解動脈硬化的作用。

因此，為了維持血管系統的正常功能，預防高血壓等
心腦血管疾病，最好是跑步。

### （1）跑步的方法

跑步，最好是長距離（1500～3000公尺）的慢跑。急
跑，對一般人，特別是體弱的人沒有好處。跑步的運動量
可掌握在每次鍛鍊後，脈搏每分鐘為120～160次。太低不
起作用，太高易引發其他病症。

跑步的耗氧量較大，鍛鍊者一定要挑選環境優雅、樹
木較多的地方活動。最好不要在馬路上跑，堅硬的路面對
大腦有振盪作用，汽車尾氣對肺臟也有害。一般在早晨跑
步為宜，跑前應做準備活動，以免受傷。

### （2）跑步可防治的疾病

德國運動學家愛恩斯坦•阿肯研究，長跑可防治癌症。
跑步可以減肥，增強心肺功能，降低血脂，促進血液循
環，擴張血管，降低血壓，降低高血壓合併心、腦、腎病
變。

同時，還可以增強骨骼密度，防治神經衰弱等。

### （3）跑步的注意事項

① 跑步前一定要做好準備活動，如徒手體操，或先步
行一段後過渡到慢跑。

② 跑步的姿勢應是兩手微握拳，兩臂自然前後擺動，
上半身略向前傾，全身肌肉儘量放鬆，兩足落地要輕，前
足掌先著地，防止身體受到震動。

③ 跑步的方式採取慢跑與步行交替進行為宜，以不喘

粗氣、不覺難受、不感頭昏，最高心率 120～130 次／分鐘為度。

④ 跑步的速度以 100～120 公尺／分鐘為宜，每次跑 10 分鐘左右。

⑤ 跑步中出現腹痛應馬上停止運動。

⑥ 跑步時最好用鼻呼吸，不要用口呼吸，防止引起咳嗽、噁心、嘔吐。此外，還要注意呼吸頻率與步伐協調，一般是兩步一吸，兩步一呼，也可以三步二呼一吸。

⑦ 跑步結束前，要減慢速度，不可以突然停止。跑步後應做整理活動。如果出汗較多，應及時擦乾，穿好衣服，休息 20～30 分鐘後再洗澡。

⑧ 高血壓病患者，如有併發症，心絞痛、冠心病等，不宜進行跑步鍛鍊。

### 5. 舞蹈療法

跳交誼舞是一項較好的體育活動和健身方法。跳舞時，人處於運動狀態，心肌收縮加強，心排血量增加，血流增快，對心臟是一種鍛鍊。同時，運動時呼吸加深加快，能改善器官功能。

此外，跳舞對預防中老年人易患的高血壓、動脈硬化、消化不良等頗有益處；還有助於改善人體脊柱功能，預防彎腰弓背，提高人體的平衡能力，促進動作的靈活性，使腦力活動得到調節。

### （1）跳舞的注意事項

① 舞場要寬敞通風，濕度適宜。舞場過小或人員擁擠時，室內空氣變得污濁，使人有憋氣感，同時也容易傳播

呼吸道傳染病。因此，舞場必須注意通風換氣，保持空氣清新。

②　每次跳舞的時間不宜太長，要掌握間歇。如果長時間處於光線暗淡、節奏強烈的環境中，人的情緒往往因過度興奮而容易導致疲勞。如果終日迷戀於跳舞，那就不屬正常娛樂的範圍，會給人的身心健康帶來危害。

③　要避免舞蹈動作過度旋轉、搖擺或肢體關節的扭動。否則，有些人會發生難以控制的眩暈或頭脹、倦怠、胸悶等，通常稱為「跳舞綜合徵」。因此，中老年人或患有高血壓病、心臟病的患者，更要注意動作適度和量力而行。

④　參加舞會前不宜飽食，更不要喝酒、吃大蒜和腥味較重的食品，跳舞時講話要輕聲，與舞伴的距離不要太近。

### 6. 手指降壓保健操

手指保健操簡單、方便、易行，可以舒舒服服地降低血壓，恢復血管的青春。手上集中著許多與健康有著密切關係的穴位，刺激這些經絡穴位，某些病狀可得到改善。可以使大腦皮質得到刺激，保持神經系統的青春活力，並對血管和內臟各種疾患起著預防作用。

另外，手指活動可以刺激神經末梢和毛細血管，這對改善神經調節和血液循環都十分有益。具體方法如下。

第一節：握拳、鬆開，反覆 10～15 次。

第二節：模仿彈奏鋼琴動作，約半分鐘。

第三節：重做上節，但用手指先在凳子上，而後在牆

上作打擊動作，約 1 分鐘。

第四節：雙手抬至胸前，輕輕甩動 10 次左右，而後將手握緊，再伸開。重複 3～5 次。

第五節：手臂下垂伸直，手指慢慢彎屈，後將手指伸直，重複 3～5 次。

第六節：用力將手水平向前伸直，掌心向前，似用手掌向前貼牆壁狀，待無力時將手臂放下，重複 3 次後休息片刻，再做 3 次。

第七節：雙手手指交叉相握，手腕用力往下拉。

第八節：將小球握在手中，用力握同時呼氣，然後深吸氣並將手張開。

第九節：將兩個小球握在手中，使其左右交換位置活動，當有煩惱和不滿情緒時，用此法可以解除。

## 7. 太極拳、氣功療法

太極拳是中華民族傳統的體育項目之一，很早以前就在民間流傳，具有強身、防病及延年益壽的功效。長年打太極拳的人，不論在體態上，還是在心血管、呼吸、骨骼等系統及代謝功能方面都較一般人為佳。

另外，打太極拳 5～30 分鐘後，血內膽固醇含量下降。尤其是血膽固醇高的人，下降更明顯。這可以使老年人易患的動脈硬化大大減少和減輕。

### 打太極拳的注意事項

打太極拳時應注意動作柔緩均勻、連貫圓活，猶如行雲流水。練拳時要「用意不用力」，全身肌肉放鬆，動作以意識做導引，使中樞神經的興奮和抑制得到調整。練拳

時呼吸要勻細、深沉、穩定和有節奏，拳術變換要「以腰為軸」。這些都能最有效地活躍胸、腹的血液循環，促進胃腸功能。

打太極拳的運動量，可以由拳術動作的快和慢，架子的高或低進行調節。動作慢、架子低，運動量就大；反之，運動量就小。練一套簡化太極拳以 4～8 分鐘為宜，練傳統的楊式大架，以 9～20 分鐘為宜。

氣功是我國傳統的醫療保健方法，對許多慢性疾病都有良好的治療作用，是現代醫學良好的輔助治療方法之一。高血壓病患者氣功鍛鍊的基本要領是心靜、體鬆、氣和、動靜結合，以達到似回歸自然的境界。

氣功有輔助降壓的作用。但是需要指出的是，對於疾病，任何一種治療方法都不是萬能的，都是有一定局限性的，氣功作為一種治療方法也不例外。

目前社會上有一些人把氣功說得非常神奇，似能包治百病，這對許多患者產生了誤導，認為得了病不服藥只練氣功就能好，這是非常愚昧的想法，這樣只能耽誤病情，

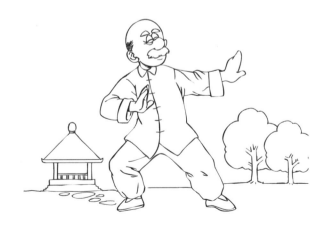

貽誤治療的時機。

四　高　健　康　診　療

可以肯定地講，在需要藥物治療的原發性高血壓患者中，沒有一位是由氣功鍛鍊使血壓終生保持在正常或接近正常水準的，因為在日常生活中每個人不可能總保持在練功狀態。所以，合理的藥物治療是必需的，加上適度的氣功輔助是可取的。

下面就一些常用的功法加以介紹。

### （1）鬆靜降壓功

【適應證】高血壓病、頭昏目眩、失眠多夢。

【功法】取開足站式或正坐式，兩臂在胸前舉起略比肩寬，抬起45度左右，微屈時，垂指鬆腕，掌心向下，兩手虎口於胸前相對，眼平視，舌抵上腭。先從頭頂、頸、肩、大臂、小臂、手腕、手指逐次放鬆；再從胸椎、腰椎、髖部、膝部、踝部、腳掌逐次放鬆，重心落於兩腳。然後平靜2～3分鐘，再意守湧泉穴。同時調整呼吸，吸短呼長，隨著功法逐步熟練使呼吸頻率由10～12次／分，降至6～8次／分，注意細、長、勻。

收功時做兩臂體前交叉上下擺動，上擺時掌心朝上，眼觀手掌，下擺時掌心朝下眼觀手背，擺度不過肩為宜，做8次以上。最後，合掌搓手，手掌指擦胸，雙手指從前髮際向後揉頭部20～30次收功。

### （2）站椿降壓功

【適應證】高血壓病。

【功法】自然站立，以舒適為宜，輕鬆自然，雙手可放在褲袋或上衣兜裏，或重疊於小腹前，或十指交叉於小腹前，也可自然下垂，雙目垂簾，呼吸自然。

站好後運用意識找自身重心，使身體不向前也不向後，不偏左也不偏右。由於身體重心時刻在變化，而意識也時刻不離身。這樣很快就能入靜，全身疏通。當自身重心找到時，身體會有微微擺動的感覺；有時突然覺得瞬間動起，感到突然一震。有時會感到舒適或空空蕩蕩。

高血壓病患者，在找到身體重心的同時，可注意一下雙腳湧泉穴。

【收功】睜開眼睛即可，或行浴面、梳頭、叩齒、咽津。自我導引功亦可。

練功中，如出現較明顯的自發外動，可以雙手拇指掐住無名指根部，稍用力即可止動。

## （3）放鬆功

【適應證】適合於各種類型的高血壓病，但應根據患者證型的不同，有選擇地進行辨證施功。

【基本功法】將身體分成兩側、前面、後面三條線，有步驟、有節奏地依次放鬆。

第一條線（兩側）頭部兩側→頸部兩側→肩部→小臂→肘關節→前臂→腕關節→兩手→十指。

第二條線（前面）面部→頸部→胸部→腹部→兩大腿→膝關節→兩小腿→十腳趾。

第三條線（後面）後腦部→後項部→背部→腰部→兩大腿後面→兩膝窩→兩小腿後面→兩腳→兩腳底。

練功者取站式或坐式，身體及四肢安放舒適自如，雙目微閉，心神安寧，採取自然呼吸。

先注意一個部位，默念「鬆」，使該部位放鬆，再注意下一部位，默念「鬆」。依次放鬆第一、第二、第三條

線的各個部位。每放鬆一條線，在該線的止息點（即最後一個部位），輕輕意守一下，1～2分鐘。放完三條線為一個循環，把注意集中在臍下三寸的丹田穴處，意守3～4分鐘。一般做二三個循環，然後收功。收功時應緩緩從容，徐徐睜開眼。

# 八、高血壓病的心理療法

高血壓病的心理療法在臨床治療方面是非常重要的，如果一個人因為自己得了慢性疾病，甚至是不可治癒的疾病，而終日心情鬱悶，性情急躁，這往往加速病情的發展，不利於治療。

有些高血壓病患者的心理情緒不穩定，使得藥物控制後的血壓變化明顯，給治療方面帶來了許多困難。故高血壓病患者應注意心理療法。

## 1. 保持積極、樂觀的情緒

積極樂觀的情緒對人的身體健康非常重要，它可以給人帶來生機和希望，給人以排除困難的勇氣。而消極、低沉的情緒對人的身體健康是非常有害的。長期鬱悶的情緒，突然而來的強烈精神刺激，都可能致人於死命。

正如《黃帝內經》所說，「精神內傷，身必敗之」。人得了慢性疾病以後，往往性格就會發生變化，使原來開朗的性格也會變得低沉。這個時期，患者往往對生與死及家庭方面考慮得較多，因此興趣狹窄，感情平淡，性情固執，情緒抑鬱，消極悲觀，長期持續下去，可使機體內環

境的穩定遭到破壞，生理平衡失調，免疫力下降，從而使原有病情加重並產生新的疾病。

而積極樂觀的情緒，可使人的心情開朗，性情平和，對任何事情都考慮積極的因素，不過於計較個人的得失，眼光放得比較長遠。當高興的時候，食慾增加，消化功能增強，有利於食物的消化吸收，可增強抵抗力，改善現有的身體狀況。

高血壓患者要經常保持樂觀豁達的性情，就要樹立正確的人生觀。加強思想修養，遇到事情能站得高，看得遠，不要因患病而煩惱不休。

故高血壓病患者應該時常做這種心理暗示練習，使自己的情緒保持在愉悅狀況，使自己從疾病痛苦的纏繞中擺脫出來，而不被疾病所壓倒，從而加速身體的康復。以健康的身體，飽滿的情緒投入新的生活。

## 2. 學會克服不良的心理影響

當患者被確診為高血壓病時，往往會有沉重的心理壓力，再加上疾病所致的各種痛苦，治療的麻煩等都會對心理狀態產生影響。

如果是重病患者，喪失了工作、學習及生活自理的能力，加上家庭經濟上的負擔及給家人帶來的種種麻煩，這樣更會為患者產生心理活動的變化。

### ① 第一種是自怨自艾型

這種患者性格內向，不愛言語，與別人溝通少，對自己的病情完全失去了信心，精神上非常沮喪，認為自己是社會和家庭的「包袱」，不願接受治療，也不願接受別人

的幫助,拒絕執行各項治療方案,等待著「最後的歸宿」。

### ② 第二種是怨天尤人型

這種患者表現為性情急躁,易激動,動輒發怒,責怪家人照料不周,埋怨醫務人員未盡心盡責,總覺得別人誰都對不起自己。從根本上講,患者還是對疾病的好轉缺乏自信心而產生的不良情緒。

### ③ 第三種是服從依賴型

這是患者對長期慢性病習慣化的表現。這類患者往往按時診治,按醫囑服藥、檢查。但每天的全部生活內容就是與病床為伴,看病、服藥、休息,依賴治療,一點也沒有發揮自己的主觀能動性。這些人總覺得自己是患者,因此,心安理得地接受他人照顧,也沒有恢復正常的心理準備,或者害怕重返正常生活,覺得自己已沒有正常生活的能力了,心理上完全處於一種依賴狀態。

要改變以上三種患者的不良思想情緒,要從患者及其周圍的人入手。

患者應做到以下幾點:

① 首先是確定自己的生活目標和良好的人生觀、世界觀,並為之努力;

② 培養自己的藝術鑒賞能力,提高自己在這方面的修養,經常去聽一些令人輕鬆愉快的音樂,參加一些體育活動。

③ 要培養寬容的態度,不要在小事上發火,學會制怒;

④ 要充分挖掘自己的潛力和機體的抗病能力,主動與

醫生配合治療。

患者周圍的人應做到以下幾點：

① 應給予患者心理上的支援，使他們重新認識到自己的價值，建立信心，戰勝疾病；

② 要儘量理解患者的心情，由友善的交談與接觸來穩定患者的情緒；

③ 要給患者創造條件，鼓勵他們要主動同疾病作抗爭，並督促他們適當進行一些體育鍛鍊。

### 3. 抵禦不良的社會心理壓力

不良的社會心理壓力對每個人來說都是一個打擊，人生活在社會中，遭受到各種各樣的社會心理壓力是在所難免的。調查表明，不良的社會心理壓力可增加心血管疾病的發病率。高血壓病發病率的高低與生活事件刺激強度的大小成正比，這說明了高血壓病發病的社會因素，即高血壓病是一種身心疾患，在不良的社會因素刺激下，使人體的生理功能發生紊亂，內分泌失調，結果導致血壓升高。

俗話講「天有不測風雲，人有旦夕禍福」，生活中有許多事件的發生是人力不可阻擋的，往往是不可預知的。所以在突發事件來臨時，應該採取一種正確的、積極的態度去對待，較快地從不良體驗中解放出來。

所以，正確處理好生活中的事件，培養自己對生活的興趣，積極參加一些有益的活動和社會團體。只要堅持不懈，久而久之，也會對你的病情恢復產生積極的作用。由此可見，在高血壓病的治療中，除了藥物控制外，及時對患者的不良情緒進行疏導，緩解其社會心理壓力，也是

非常重要的。這樣可以提高治療效果,可以長時期地把血壓控制在一個平穩狀態。

# 九、高血壓病的藥物治療

高血壓病應首先選擇非藥物療法,特別是輕型高血壓更應先用調整生活方式的降壓方法包括:

① 控制體重、合理膳食、增加運動量的方法把體重控制在正常範圍內;

② 限鹽,每日食鹽量在 3〜5 克;

③ 戒菸、戒酒或限制飲酒;

④ 參加體育鍛鍊和體力勞動,解除精神緊張,保持心理平衡。

活動強度和時間因人而異,要量力而行。同時要保持樂觀愉快的情緒,樹立治療信心。透過調整,往往可使血壓降至正常水準。

如經調整生活方式的非藥物療法,觀察 1 個月血壓並未下降,要開始服用降壓藥物。特別是患有高血壓,還同時有糖尿病和心、腦、腎等損害,或 II、III 期高血壓病患者,或有吸菸、血脂高、大於 60 歲的男性、停經期婦女、有心血管病家族史中 1 個危險因素者必須服用降壓藥治療。

目前,高血壓病雖然還不能根治,但只要堅持正確用藥,血壓完全可以控制在正常水準,使腦中風及腎功能衰竭等併發症大為減少。

常用的降壓藥物較多,主要分為 7 類。

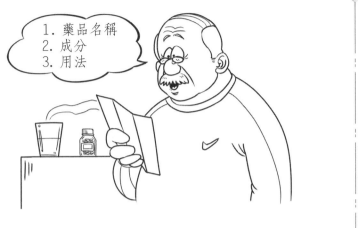

### 1. 利尿降壓藥

利尿藥是無併發症的輕度、中度高血壓病患者的首選降壓藥，尤其是老年高血壓（包括老年單純收縮期高血壓）、肥胖及併發心力衰竭者。少數患者服用利尿藥可能出現副作用，如低血鉀、高尿酸。大劑量可引起和加重糖脂代謝異常。因此利尿藥用於降壓時，劑量宜小。注意監測血鉀，痛風患者禁用。

常用的利尿藥降壓藥：

① 氫氯噻嗪（雙氫克尿塞），每次 12.5～25 毫克，每日 2 次，口服；

② 吲達帕胺，每次 2.5 毫克，每日 1 次，口服。

### 2. β‑受體阻滯藥

β‑受體阻滯藥是常用的降壓藥物。中、青年在靜息時心率較快（心率每分鐘大於 80 次）的輕度、中度高血壓病患者可單獨使用。各種程度的高血壓伴有冠心病、心絞

痛、心力衰竭者也應該選用此藥。但需要在醫生的監測和指導下小心使用。嚴重心動過緩、心臟傳導阻滯、支氣管哮喘及嚴重周圍血管疾病不能使用 $\beta$-受體阻滯藥。

常用的 $\beta$-受體阻滯藥：

① 普萘洛爾（心得安），每次 10～20 毫克，每日 1～3 次口服；

② 美托洛爾（倍他樂克），每次 100 毫克，晨頓服或分早晚 2 次口服。

### 3. 鈣通道阻滯藥

鈣通道阻滯藥的降壓效果十分可靠且穩定，適用於各種程度的高血壓伴有冠心病、心絞痛、周圍血管疾病、糖尿病或糖耐量異常、妊娠期高血壓及合併腎臟損害的患者。

常用的鈣通道阻滯藥：

① 硝苯地平，每次 5～10 毫克，每日 3 次或 4 次，口服；

② 尼卡地平，每次 10～20 毫克，每日 3 次，口服。

### 4. 血管緊張素轉換酶抑制藥

血管緊張素轉換酶抑制藥不僅能有效降低血壓，而且具有靶器官保護功能，尤其適用於伴有心、腦、腎、視網膜等器官或組織病變的高血壓病患者，如左心室肥厚、左心室功能不全或心力衰竭、糖尿病合併微量蛋白尿、腎臟損害等。對於腎功能嚴重損害的患者，需要由醫師指導降壓治療。

常用的血管緊張素轉換酶抑制劑：

① 卡托普利，每次 25～50 毫克，每日 3 次口服；

② 依那普利，每次 5～10 毫克，每日 1 次口服。

## 5. 血管緊張素 II 受體拮抗藥

血管緊張素 II 受體拮抗藥屬於長效降壓藥類，作用維持時間長，血壓下降明顯，對心、腦、腎均有保護作用，還能預防和逆轉心肌肥厚，不良反應較少。

常用的血管緊張素 II 受體拮抗藥：

① 氯沙坦，每次 50 毫克，每日 1 次口服。

② 纈沙坦，每次 80 毫克，每日 1 次口服。

## 6. α - 受體阻滯藥

$\alpha$ - 受體阻滯藥既可降壓，又可緩解前列腺症狀，適宜伴有前列腺肥大的老年高血壓病患者。

常用的 $\alpha$ - 受體阻滯藥：

① 哌唑嗪，每次 0.5～1 毫克，每日 2～3 次口服；

② 特拉唑嗪，每次 5 毫克，睡前 1 次口服，首次劑量為 0.5～1 毫克。

## 7. 中樞降壓藥

中樞降壓藥由抑制大腦血管運動中樞，降低交感神經活性，使外周血管阻力降低而降壓。另外，可使外周交感神經末梢釋放去甲腎上腺素減少，起到降壓作用。

常用的中樞降壓藥：

① 可樂定，每次 0.1～0.2 毫克，每日 2 次或 4 次，開

始量為 0.075 毫克,每日 3 次;

　② 利美尼定,每次 1 毫克,每日 1 次或 2 次。

## 8. 服用降壓藥的注意事項

　① 一般服藥從小劑量、單一藥物開始,逐漸增加劑量品種,把血壓控制在正常範圍。世界衛生組織和國際高血壓聯盟及《中國高血壓防治指南》推薦第一階梯藥物為以上幾類藥物中的任何一種。

　療效不理想可增加一種,配方為利尿藥+β－受體阻滯藥,或β－受體阻滯藥+鈣通道阻滯藥,或利尿藥+鈣通道阻滯藥,或鈣通道阻滯藥+轉換酶抑制藥,為第二階梯藥物。療效仍不理想用第三階梯藥物,其配方為利尿藥+鈣通道阻滯藥+β－受體阻滯藥或利尿藥及鈣通道阻滯藥+轉換酶抑制藥+β－受體阻滯藥或利尿藥中的一種。第四階梯藥物為第三階梯藥物再加胍乙啶每次 10 毫克,每日 1 次。或米諾地爾,每次 25 毫克,每日 2 次。

　② 聯合用藥可以發揮每種藥物的最大降壓作用。如利尿藥和β－受體阻滯藥合用,利尿藥可以消除β－受體阻滯藥長期使用時產生的水、鈉瀦留,但可促使有生壓作用的腎素分泌。而β－受體阻滯藥又能輕度抑制腎素分泌。加之這兩種藥沒有相同或相似的不良反應,故是很好的組合,常作為輕、中度高血壓病患者,尤其是沒有明顯血糖、血脂、血尿酸等代謝異常患者的首選藥物組合。

　藥物組合還可以減少不良反應或副作用。如鈣通道阻滯藥在擴張血管、降低血壓的同時,會反射性引起交感神經興奮,使心率加快,患者感到心慌。如與β－受體阻滯

藥合用，就可以利用其具有減慢心率的副作用，消除鈣通道阻滯藥的這一不良反應。

長期使用轉換酶抑制藥，有輕度升高血鉀及水、鈉瀦留等副作用。如與排鉀利尿藥合用，既可消除水、鈉瀦留，又可平衡血鉀，故也是很好的藥物組合。據臨床統計，使用單一藥物降壓，可使 40%～50%高血壓病患者血壓達標（低於 140 / 90 毫米汞柱），而使用兩種藥物組合治療，可使 70%～80%高血壓病患者血壓達標。

③ 治療高血壓要個體化用藥，必須根據年齡、性別、病程、合併症等選擇，所以最好請醫師決定。另外，經用藥後血壓降至正常，說明藥物適宜有效，但並不是說明高血壓已治癒。此時停藥，血壓可再次升高。如血壓如此波動，會加重心、腦、腎和血管的損害。有些藥物突然停用，還會出現「反跳」現象，使血壓驟升帶來不良後果。故血壓下降後，可在醫師指導下減少藥量並經常測血壓，根據血壓調整用藥，但必須長期堅持服藥。長期堅持服藥就是終生服藥，並不是幾個月或是幾年。長期堅持服藥，Ⅱ、Ⅲ期高血壓病患者併發心、腦血管病及由此致殘、死亡率明顯降低，有的Ⅲ期高血壓逆轉至Ⅱ期。而不堅持服藥者，病情可迅速惡化，並發生併發症。出現高血壓危象和高血壓腦病時應爭分奪秒地儘快降低血壓，制止抽搐，防止發生嚴重併發症。

④ 無症狀高血壓也需要堅持治療，因為治療高血壓的目的主要是防止高血壓所致的心、腦、腎等靶器官的損害，延緩腦中風、冠心病、心力衰竭、腎臟疾病的發生或進展，最大限度地降低心血管病的致殘率和死亡率。

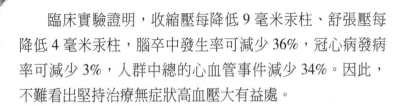

臨床實驗證明，收縮壓每降低 9 毫米汞柱、舒張壓每降低 4 毫米汞柱，腦卒中發生率可減少 36%，冠心病發病率可減少 3%，人群中總的心血管事件減少 34%。因此，不難看出堅持治療無症狀高血壓大有益處。

# 十、高血壓病的中醫治療

## 1. 中藥治療

中醫將高血壓病歸為眩暈，根據發病原因及徵候，按辨證把高血壓病分為陰虛陽亢、痰濁中阻、氣血夾瘀、陰陽兩虛四型。按辨證施治的原則，不同型的高血壓病，用藥不同。

### （1）陰虛陽亢型

證見頭暈目眩頭痛，腰膝酸軟，耳鳴如蟬，咽乾且澀，煩急少寐，手足心熱，舌質紅，舌苔少或薄黃，脈弦細數。

治宜用「滋養潛陽、調氣和血」，方用杞菊地黃湯、大定風珠加減，常用的藥物有生地黃、白芍、龜板、鱉甲、五味子、麥冬、枸杞子、菊花、天麻、鉤藤、牛膝、赤芍、刺蒺藜、羅布麻等。

### （2）痰濁中阻型

證見頭暈目眩，頭重如裹，胸悶脘痞，食少多寐，肢端麻木或肢體遊走性疼痛，舌質淡，苔白膩，脈濡或滑。

治宜理氣化痰，活血通絡，方用半夏白朮天麻湯加減，常用的藥物有半夏、白朮、天麻、茯苓、澤瀉、葛

根、益母草、陳皮、黃芪、山楂、羊藿（仙靈脾）、仙鶴草、鹿銜草、稀薟草等。

### （3）氣血夾瘀型

證見頭暈目眩，胸悶胸痛，肢端麻木，神疲乏力，氣短自汗，心悸失眠，舌質紫暗或有瘀斑，或舌體胖大，邊有齒痕，脈弦細或細澀。

治宜益氣活血，化瘀通絡，方用黃芪赤風湯加味，常用的藥物有黃芪、赤芍、防風、杜仲、桑寄生、牛膝、珍珠母、當歸、沉香、烏藥、丹參、益母草、澤蘭等。

### （4）陰陽兩虛型

證見眩暈頭痛，視物模糊，心悸氣短，心煩失眠，耳鳴如蟬，腰膝酸軟，畏寒肢冷，肢體麻木，夜尿頻頻，遺精陽痿，舌質淡紅，舌苔薄白或少苔，脈沉弦或沉細，尺脈弱。

治宜育陰助陽，益氣和血，方用二仙湯加減，常用的藥物有仙茅、淫羊藿（仙靈脾）、巴戟天、黃芪、當歸、鹿角膠、杜仲、熟地黃、龜板、牡蠣、知母、黃柏、桑寄生、牛膝等。

## 2.常用中成藥

治療高血壓病的中成藥有許多種，療效也不錯。但是，必須辨證用藥。

### （1）龍膽瀉肝丸

【功效】具有清肝火、瀉濕熱的作用。

【主治】證見頭痛目赤、脇痛口苦、耳聾、耳鳴、小便短赤、舌紅苔黃等肝經實熱表現的比較年輕的高血壓病

患者。

【用法】每次 6～9 克，每日 2～3 次，溫開水送服。

## （2）牛黃降壓丸

【功效】具有清肝火、潛肝陽的作用。

【主治】與龍膽瀉肝丸基本相同，但藥力較緩，更適用中老年高血壓病患者。

【用法】每次 1 丸，每日 2～3 次，溫開水送服。

## （3）腦立清

【功效】具有潛陽、降逆止嘔的作用。

【主治】證見頭脹、頭痛、面紅目赤、煩躁易怒、咽乾口苦、喜冷飲、大便乾的高血壓病患者。

【用法】每次 10～15 粒，每日 2 次，溫開水送服。

## （4）杞菊地黃丸

【功效】具有滋養肝腎的作用。

【主治】證見肝腎陰虛引起兩眼昏花，視物不明或眼球乾澀，迎風流淚的高血壓病患者。

【用法】每次 1 丸，每日 2 次，溫開水送服。

## （5）六味地黃丸

【功效】具有滋補腎陰作用。

【主治】證見腎陰不足引起腰酸膝軟，潮熱盜汗，手足心熱，心煩口渴的高血壓病患者。

【用法】每次 1 丸（或 30 粒），每日 2～3 次，溫開水送服。

## （6）清腦降壓片

【功效】具有滋陰清肝，潛陽降壓作用。

【主治】證見頭暈目眩，失眠煩躁，耳鳴耳聾，舌紅

少苔等肝陰虛、肝火旺的高血壓病患者。

【用法】每次 2～3 片，每日 2 次，溫開水送服。

## （7）複方羅布麻片

【功效】具有宜陰潛陽，平肝熄風的作用。

【主治】證見頭暈頭痛，耳鳴目眩，面頰潮紅，五心煩熱，失眠多夢，肢體麻木的高血壓病患者。

【用法】每次 2 片，每日 3 次，溫開水送服。

## （8）金匱腎氣丸

【功效】具有調補陰陽的作用。

【主治】證見眩暈頭重，目糊耳鳴，咽乾腰酸，自汗乏力，肢冷畏寒，夜間尿頻，陽痿早洩，心悸失眠的高血壓病患者。

【用法】每次 1 丸，每日 2 次，溫開水送服。

## （9）當歸蘆薈丸

【功效】具有清肝瀉火，通便導滯的作用。

【主治】證見體質壯實，面紅目赤，煩躁不安，大便秘結，頭痛頭暈較劇烈，甚至嘔吐、抽搐等肝火較為旺盛的高血壓病患者。

【用法】每次 6 克，每日 2～3 次，溫開水送服。

## （10）血府逐淤丸

【功效】具有祛淤通脈，行血降壓的作用。

【主治】證見眩暈頭痛如針刺，心悸健忘，精神不振，面色青紫等由體內淤積不通的高血壓病患者。

【用法】每次 1 丸，每日 2 次，溫開水送服。

## 3. 偏方、驗方

### （1）方1

【藥物】玉米鬚 50 克。

【用法】水煎，當茶飲。

【主治】高血壓病。

### （2）方2

【藥物】香蕉根（即香蕉柄子）適量。

【用法】水煎，代茶常服。

【主治】高血壓病。

### （3）方3

【藥物】仙茅、淫羊藿（仙靈脾）各 10 克，巴戟天 15 克，知母 10 克，當歸 6 克，紅糖、白糖各 30 克。

【用法】前 5 味水煎去渣取濾液，加紅、白糖煮 1～2 沸，每日早晚服 30～50 毫升。

【主治】高血壓病。

### （4）方4

【藥物】雞冠花 3～4 個、紅棗 10 枚。

【用法】水煎，當茶飲。

【主治】高血壓病。

### （5）方5

【藥物】杜仲 250 克、五味子 100～150 克、冰糖 500～750 克、米醋 1000 克。

【用法】杜仲、五味子、冰糖共浸米醋中密封，10 日後飲服。每次 10～15 克，每日 1～2 次。

【主治】高血壓病。

（6）方6

【藥物】花生全草（整棵乾品）50克，糖適量。

【用法】切成小段，泡洗乾淨，煎湯代茶飲，每日1劑。血壓正常後，可改為不定期服用。

【主治】高血壓病。

（7）方7

【藥物】風乾西瓜皮30克、草決明15克。

【用法】二者同加入鍋內，加水煎湯代茶飲。

【主治】高血壓病。

（8）方8

【藥物】豬苦膽汁200克、綠豆粉100克。

【用法】把綠豆粉拌入膽汁內，曬乾後研成細末，每次服10克，每日2次。

【主治】高血壓病。

（9）方9

【藥物】黃瓜藤1把。

【用法】洗淨後加水適量，煎煮成濃湯，每次喝1小杯，每日2次。

【主治】高血壓病。

（10）方10

【藥物】蠶豆花50克。

【用法】開水沖沏代茶飲，1次量為50克，久服有效。

【主治】高血壓病。

（11）方11

【藥物】鮮向日葵葉120克。

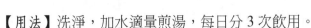

【用法】洗淨，加水適量煎湯，每日分 3 次飲用。

【主治】高血壓病。

（12）方 12

【藥物】綠豆乾皮、乾菊花適量。

【用法】把綠豆乾皮、乾菊花裝入枕芯中，睡覺時當枕頭用。

【主治】高血壓病。

（13）方 13

【藥物】草決明子 30 克、炒杜仲 15 克。

【用法】上藥水煎，每日 1 劑，分 2 次溫服，連服 10 日血壓可恢復正常。

【主治】妊娠期高血壓的輔助治療。

（14）方 14

【藥物】白茅根 30 克、桑寄生 15 克、蘇葉 6 克。

【用法】上藥水煎，分 2 次溫服，連服 10 日血壓可恢復正常。

【主治】妊娠期高血壓的輔助治療。

（15）方 15

【藥物】菊花、夏枯草各 15 克，車前草 30 克。

【用法】上藥水煎 2 次，分 2 次溫服，每日 1 劑，以血壓恢復正常為度。伴有水腫者，上藥再加茯苓 20 克，白朮 15 克，水煎服。

【主治】妊娠期高血壓的輔助治療。

（16）方 16

【藥物】香蕉 3 個、乾西瓜皮 60 克（鮮品加倍）、玉米鬚 60 克、冰糖適量。

【用法】香蕉皮、西瓜皮、玉米鬚同煮，加冰糖調服，每日 2 次。

【主治】高血壓病。

（17）方 17

【藥物】蓮芯 2～3 克。

【用法】開水沖沏後代茶飲用。

【主治】高血壓病。

（18）方 18

【藥物】向日葵花托 1 個、紅棗 20 個。

【用法】將向日葵花托瓣碎，同紅棗共放沙鍋內，加清水 3 碗，煎煮至 1 碗，喝湯吃棗。

【主治】高血壓病、頭痛。

（19）方 19

【藥物】夏枯草 10 克、荷葉10 克（或新鮮荷葉半張）。

【用法】2 藥同煎，取汁代茶飲。

【主治】高血壓病、頭痛。

## 4. 針灸治療

艾灸治療高血壓效果很好。可用艾條懸灸足三里穴（足三里穴位於屈膝時外膝眼下 3 寸）、絕骨穴（絕骨穴位於外踝上 3 寸），每次取一穴雙側灸 20 分鐘，兩穴交替，每日 1 次，待血壓穩定正常水準後，改每週 2～3 次。或灸湧泉穴（湧泉穴位於足底中，屈足趾時凹陷處），每日 1 次，每次 10～15 分鐘，血壓穩定正常水準後，改為每週 2～3 次，鞏固療效。

## 5. 按摩療法

### （1）自我按摩降壓保健操

自我按摩降壓保健操是一套完整的、行之有效的自我調理型體操。它是根據中國醫學「平肝熄風」的理論，選擇有關的經絡穴位，由自我按摩手法，疏通氣血，調和陰陽，從而達到降壓目的。

其方法簡單易學，對高血壓病有明顯的康復作用。一般做操後 10～20 分鐘，收縮壓可下降 1～2 千帕，舒張壓可下降 0.5～1 千帕。

而且做完此操後，患者精神舒暢，堅持每天 2～3 遍，可起到降壓、清腦、鎮痛、寬胸、安神等作用。

全操共有如下 10 節。

**第一節起勢：**坐在椅子上，姿勢自然端正，放鬆，目視前方，雙手掌放在大腿上，膝關節呈 90 度彎曲姿勢，兩足分開與肩同寬，呼吸均勻，有節奏。

**第二節按揉太陽穴：**以左右手示指按壓在太陽穴（眉梢與外眼角中間，向後約 1 寸凹處），順時針旋轉 32 次。

**第三節按摩百會穴：**用左或右手掌，緊貼百會穴（頭頂部後髮際上 7 寸）旋轉 32 次。

**第四節按揉風池穴：**用雙手拇指按揉雙側風池穴（耳後頸部凹陷中），順時針旋轉 32 次。

**第五節摩頭清腦：**兩手五指自然分開，用小魚際從前額向耳後按摩，從前向後弧線形 32 次。

**第六節擦頸降壓：**先用左手大魚際擦抹右頸部胸鎖乳突肌，再換右手擦左頸各 32 次。

**第七節揉曲降壓**：用左、右手，先後分別按壓左、右肘關節附近的曲池穴（紂橫紋外側端凹陷中）32 次。

**第八節揉關寬胸**：先用右手大拇指按揉左手內關穴（腕橫紋上 2 村兩筋之間），再用左手大拇指按揉右手內關穴各 32 次。

**第九節導血下行**：分別用左、右手拇指按揉左、右小腿的足三里穴，旋轉 32 次。

**第十節收勢**：擴胸調氣，兩手放鬆下垂，然後握空拳，屈肘提肩向後擴胸，最後放鬆還原，做 32 次。

## （2）按摩指甲降壓

人的手指是人全身最靈活的器官，它分佈豐富的血管和神經末梢。

據現代科學研究，給手足指（趾）甲一定的刺激，對原發性高血壓有明顯的改善。手足指（趾）甲根部是中醫經絡的始點和終點。對指尖的刺激，可使「氣」流通活潑，進而促進了血液循環。其中，對於手的拇指指甲根部刺激，有助於血壓降低。

**刺激方法：**

在手的大拇指的指甲根部，沿指甲的底邊肌肉隆起部分兩端，以另一隻手的大拇指與示指夾住，轉動地揉搓。然後，自指甲邊緣朝指甲根方向慢慢揉搓下去。揉搓時應以柔軟的指腹，勿過度用力。

吸氣時放鬆，呼氣時施壓。左右大拇指各搓擦 5 分鐘左右。盡可能於早起、午間、就寢前做 3 次。這樣可使血管擴張，隨之降血壓。

# 十一、高血壓病的自然療法

## 1. 溫泉療法

溫泉療法是利用溫泉洗浴治療疾病的一種方法。

### （1）溫泉療法可防治的疾病

溫泉療法可治療早期高血壓病、早期冠心病、血栓性靜脈炎；慢性腎盂腎炎、泌尿系統結石；慢性氣管炎、哮喘；神經官能症、肥胖、婦科病等。

### （2）溫泉療法注意事項

入浴時不宜空腹或飽餐後，疲勞時也不宜進行溫泉療法。浴水不宜浸沒乳頭以上。沐浴時出現頭暈、心悸應立即出浴。晚期高血壓病不宜進行溫泉浴。

治療時一般每次 10～20 分鐘，15～30 次為 1 個療程。隔 3～7 天再開始下 1 個療程。

溫泉療法分熱水（39 攝氏度）、溫水（35 攝氏度）兩種。熱水浴適宜治療神經痛、風濕性關節炎、腎炎、肥胖等。溫水浴適宜治療高血壓病、神經衰弱、失眠症、皮膚瘙癢症等。

## 2. 冷水浴療法

冷水浴療法是利用 20 攝氏度以下的冷水沐浴而防治某些疾病的方法。

### （1）冷水浴可防治的疾病

冷水浴可防治動脈硬化、血栓形成及哮喘、慢性氣管

炎、高血壓病、冠心病、陽痿、性慾低下、失眠、食慾缺乏、四肢逆冷、感冒等症。

### （2）冷水浴的做法

① 常用的冷水浴有臉頭浴，即用冷水洗頭洗臉。

② 足浴，用冷水洗足。先從溫水開始，以後降到 16～18 攝氏度，最後降到 14 攝氏度，浸泡 1～2 分鐘。

③ 擦浴，用毛巾蘸冷水擦身。用力不宜過猛、過重，時間不宜過長。

④ 淋浴，先從溫水（水溫 34～36 攝氏度）開始，每隔 1～2 週降 1 攝氏度，直降到用自來水溫度為止。有條件的可到江河湖海中游泳。

### （3）冷水浴注意事項

冷水浴應從夏季開始，一直堅持到冬季，中間不能間斷，水溫也要從高到低，逐漸適應。夏秋季可在室外進行，冬春季在室內進行。

冷水浴應由局部逐漸過渡到全身，冷水浴前要作好準備活動，使全身發熱，無冷的感覺。可先用力摩擦皮膚，擦暖後再進行冷水浴。冷水浴以早晨為宜，出水後儘快擦乾、擦紅身體。

### 3. 鬆弛療法

鬆弛療法是由鬆弛機體的緊張狀態而達到治病目的的一種方法。包括肌肉鬆弛療法和日常生活鬆弛法。

### （1）鬆弛療法的方法

第一步，患者安靜臥床，雙目閉合。

第二步，慢慢深呼吸 3 次，要求從鼻孔儘量深吸氣，

再以口儘量慢慢呼出去。

第三步，隨著呼吸使自己的注意力集中，去除頭腦中的各種雜念。

第四步，待注意力集中後，再深吸一口氣，同時儘量用力將左手握拳，隨著緩慢的呼氣，左手又慢慢鬆開，並儘量體驗鬆手的「鬆弛快感」。

第五步，進行其他部位的放鬆，一般順序是左手、左臂、右手、右臂、兩肩、兩眼、左腳、左腿、右腳、右腿等。其方法同第四步，先收縮後放鬆。

第六步，全套動作做完後，靜臥 5～10 分鐘，全身放鬆，認真體會全身的「鬆弛快感」。

### （2）根據不同疾病制訂具體方案

日常生活鬆弛法可採取多種形式，因人而異，因地制宜。例如，清晨或傍晚去公園、樹林、湖邊、河邊、海邊等處散步、慢跑、練氣功或打太極拳；家庭養花種草，寄情於紅花綠葉之間，既美化了環境又陶冶了情操；閒暇時去湖畔、河邊垂釣，鬆弛神經，陶冶性情。

此外，還有養魚、養鳥、練書法、繪畫等鬆弛方法，可以根據自己的愛好選擇。

### （3）鬆弛療法可防治的疾病

該法適用於神經衰弱、失眠、抑鬱症、高血壓病、偏頭痛等症。

### （4）鬆弛療法的注意事項

鬆弛療法應注意選擇幽靜、空氣清新的環境；排除頭腦中的一切雜念，使大腦處於鬆弛狀態。

# 十二、高血壓病的預防

　　高血壓病的預防內容很多很複雜、時間也很長，針對不同人群，採用三級預防方法，預防高血壓病的發生、發展，以及併發症。

## 1. 高血壓病的一級預防

　　高血壓病的一級預防就是對尚未發生高血壓的個體或人群所採取的一些預防措施，使人們充分認識高血壓病對自身健康和家庭的危害，以及導致高血壓病的不良生活方式，從而主動學習預防高血壓病的科學方法，自覺養成健康生活方式，預防或延緩高血壓病的發生。我國目前條件下，可以開展的一級預防有以下幾點。

### （1）控制體重

　　肥胖時的高胰島素血症可造成水鈉瀦留，從而引起高血壓病。因此，控制體重是預防高血壓病的重要措施。

　　① 科學控制體重，一方面控制攝入量，限制脂肪和糖類的攝入，一方面積極參加體育鍛鍊和各種活動。

　　② 堅持體重測量，至少每週 1 次。

　　③ 體重指數應控制在 24 以下，18.5～22.9 較好。

　　④ 超重或肥胖者應科學減肥。

### （2）適量運動

　　運動不僅可以減肥，控制體重。而且有規律的運動可以降低血壓。特別是運動後 30 分鐘降壓益處最大。但停止運動幾週後降壓益處就會消失。必須長期堅持運動才有

效。

① 運動因人而異，循序漸進，持之以恆。

② 科學選擇運動項目，以方便運動、自己喜歡的項目為好。

③ 運動強度。正常人運動的目標心（脈）率＝210－年齡（歲）。高血壓病患者中體格較好可以選擇 70% 以上的強度作為目標心率，有併發症者可以選擇 60%，甚至 50% 的強度作為目標心率。

④ 每週運動 5 次以上，每次 20 分鐘，根據各人情況酌情加減。

⑤ 堅持科學運動。運動後無明顯不適，血壓下降明顯，體重趨於理想，心肺適應能力增強，相關檢查項目正常，說明運動科學和適量，要堅持運動。如運動中或運動後血壓升高，或出現心力衰竭、腎功能衰竭等現象，應立即停止運動，病情好轉後在逐漸恢復運動。

### （3）戒菸、限酒

吸菸對人體的危害已是非常肯定的了，尤其對高血壓病患者的危害更大。吸菸可使正常血壓增高，並可以降低抗高血壓藥物的療效，因此要堅決戒菸。

酒精可導致血管對多種升壓物質的敏感性增加，使血壓升高。尤其在我國許多地區喜好飲用 50 度以上的烈性白酒，這對已有高血壓傾向的患者非常危險，一定要戒除。低度酒也要減量、限量。

### （4）合理膳食

飲食中的營養素要齊全合理，數量充足，比例適當。同時，去除一些不合理的飲食方式，因為不合理的飲食方

式會導致疾病的發生，這一點是藥物所難以控制的。

①補鉀、補鈣、增加優質蛋白質的攝入：補鉀有利排鈉，可以預防因水鈉瀦留而引起的血壓增高，故應注重補鉀。我國傳統的烹飪方法中丟失鉀的現象嚴重，故應提倡多吃水果和新鮮蔬菜，如油菜、菠菜、香蕉、橘子等。含鈣量較多的食品，主要是乳製品及豆類和某些蔬菜。優質蛋白質一般指動物蛋白和豆類蛋白。

據研究證實，蛋白質的品質和高血壓致腦中風的發病率高低有關。而我國人群蛋白質攝入量基本接近於正常，但品質並不理想，必需的氨基酸含量較低，所以，應注意補充優質蛋白質。

②限鹽：鹽的化學成分為氯化鈉，高鈉會造成體內的水、鈉瀦留，使血容量增加，血管發生病變，從而加重心臟的負擔，也使血壓升高。所以應限制鈉鹽的攝入量。我國平均每人每日攝入量為 7～20 克，而世界衛生組織建議，每人每日攝入的食鹽量為 5 克以下。可見我國每人每日攝鹽量明顯高於世界衛生組織的標準。

③限制脂肪：主要限制飽和脂肪酸的攝入，如肥肉、動物內臟、動物油等。烹調油每天在 25 克以內，多選擇蒸、煮、燉、涼拌等方式。糖類也不要攝入過多，一般不超過總熱量的 50%～60%。

④營養要全面：多吃新鮮蔬菜、水果及含有鉀、鈣、鎂、纖維素、維生素豐富的食品，如花生、核桃、瓜子等堅果和杏、香蕉、葡萄、柑橘、西瓜、鳳梨等。

### （5）放鬆精神，平衡心態

精神壓力對血壓的升高起著十分重要的作用。這些壓

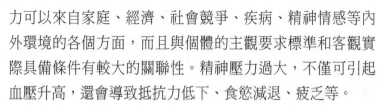

力可以來自家庭、經濟、社會競爭、疾病、精神情感等內外環境的各個方面，而且與個體的主觀要求標準和客觀實際具備條件有較大的關聯性。精神壓力過大，不僅可引起血壓升高，還會導致抵抗力低下、食慾減退、疲乏等。

對抗精神壓力可從身體、思想、行為和精神四個方面著手。

① **身體方面**：做到「一練一鬆」。「一練」就是堅持運動鍛鍊；「一鬆」就是學會精神放鬆。

肌肉放鬆法：靜立或靜坐，從面部肌肉開始逐漸向下使全身肌肉放鬆；做緩慢的深呼吸運動，並隨呼吸節律默念：我的身體（吸氣），是放鬆的（呼氣）；我的精神（吸氣），是愉快的（呼氣）；反覆進行直至感到全身鬆弛。

音樂鬆弛法：在工作間隙，靜聽輕音樂、古典音樂，在舒緩和諧的樂曲中使緊張的精神鬆弛。

② **心理方面**：做到「兩個肯定、一個正確」和「一個控制」。「兩個肯定、一個正確」，即善於肯定自己的優點，善於肯定他人的成績，正確對待社會；「一個控制」，即學習控制情緒，嘗試著改變自己對客觀刺激的感覺。

③ **行為方面**：注意「三不」，即不做大計畫，或將大計畫化整為零，分解實施，適當安排休息，不打疲勞戰；還要果斷處理事宜，不要優柔寡斷。

④ **精神方面**：注意「三多」、「兩樂」。「三多」即多幫助他人，多信任他人，多參加社會活動。「兩樂」即事事知足常樂，慾望不可過高。常常自得其樂，不要顧忌

太多。

## 2. 高血壓病的二級預防

高血壓的二級預防，指對已患有原發性高血壓病的患者，要及早發現、早治療，防止併發心、腦、腎等靶器官的損害，故也稱原發性高血壓的治療預防。主要是醫務人員積極干預，由非藥物和藥物治療，提高原發性高血壓患者的知曉率、治療率、控制率。

① **知曉率**：提高患者對高血壓病的知曉率。即幫助患者認識高血壓病，瞭解高血壓病發病與生活方式的關係，進行有關高血壓病知識的普及和繼續教育。

② **治療率**：提高高血壓病患者的治療率。即幫助患者認識高血壓病是一種慢性的、進行性的疾病，瞭解高血壓病對機體重要器官的損害及產生的後果，提高患者自覺治療的願望，堅定治療的信心，採取科學的方法，積極治療並監督治療的效果。

③ **控制率**：提高對高血壓病的控制率。一般高血壓病的早期對各種降壓措施都是比較敏感的，但是患者及其家屬對高血壓病的緩進性和危害性認識不足，所以常常是血壓一正常，就放鬆了治療，血壓一上升再採取降壓措施。這種間斷的波動性治療可導致血壓忽高忽低，有的甚至產生了耐藥，形成頑固性高血壓或加重心、腦、血管及腎等重要臟器的損害。提高控制率，就是要持之以恆地堅持採取合理的治療措施，保持血壓穩定，最大限度地降低心、腦、腎、血管等併發症及死亡和病殘的危險。

二級預防的具體內容除落實一級預防的措施外，更加

強調非藥物治療和藥物治療。

## （1）非藥物治療

對高血壓病患者的一切致病因素進行積極干預，由改善生活方式達到治療原發性高血壓的目的。

① **更嚴格控制體重：** 由減少體重來降低已經升高的血壓是非藥物治療中最明顯的方法，尤其是肥胖的高血壓病患者，由減輕體重可以使血壓平均下降 15%。超重者只要減少體重 5 公斤，就能使血壓下降。減少體重的主要措施是限制過量飲食，進食低熱量食品，總脂肪的攝入限制在總熱量的 20%以下，定時定量用餐等。

② **更加嚴格限鹽：** 如果每天減少 4～6 毫克食鹽，可以使收縮壓平均下降 4～6 毫米汞柱。用藥物治療的高血壓病患者減少食鹽用量，可以減少降壓藥物的服用量。應該注意的是除了少用食鹽外，食用鹼、小蘇打、食品防腐劑等也要少用，因為他們和食鹽一樣都含有鈉。同時，少吃醃製、發酵類食品。

③ **體力活動更顯重要：** 堅持體力活動可控制高血壓。在安靜狀態下，運動員或經常運動者的血壓低於那些不常運動者。這可能與運動引起周圍血管擴張增加腎臟鈉的排出有關。另外，規律的體育運動還可使機體獲得最大的氧攝取量。所以血壓雖然高了，但運動不能停，提倡多走路、少開車，多爬樓、少坐電梯，而且要當成治療高血壓的一部分。

④ **飲食上更加注意科學合理：** 減少總脂肪和飽和脂肪酸的攝入，增加新鮮水果、蔬菜、纖維素和不飽和脂肪酸的攝入。另外，去除不良的飲食習慣，堅持科學、健康的

生活方式。

## （2）藥物治療

由藥物治療達到使血壓降低至理想水準的目的，控制血壓回升，減少或延緩併發症發生的危險性。藥物治療的原則是規範治療、逐漸調整、堅持用藥、控制其他誘發因素（如降低血脂、積極治療糖尿病等）。

### 3. 高血壓病的三級預防

高血壓病的三級預防是指對重症高血壓病患者採取積極的挽救措施，以避免併發症導致的傷殘、生活品質低下及死亡等。主要依靠醫院實施，主要內容包括預防併發症、藥物治療和康復治療。

## （1）預防併發症

高血壓合併心臟、腦血管、腎臟等重要器官損害時，不僅降低患者的生活品質，還是誘發患者死亡的主要原因。從目前掌握的資料看，原發性高血壓從發現診斷到死亡平均生存時間為 20 年，出現併發症的時間約為 10 年，由併發症出現到死亡的時間只有 5 年。因此，預防併發症的發生是降低高血壓病死亡率的關鍵。預防應注意三個環節：瞭解併發症發生的危險因素，在日常生活中注意觀察併發症的早期症狀，積極採取預防措施。

## （2）藥物治療

除二級預防的內容外，併發症的主要處理離不開藥物治療及相應的醫療措施，原則上要由醫師實施。

## （3）康復治療

高血壓病患者發生了靶器官的損害，並不等於治療無

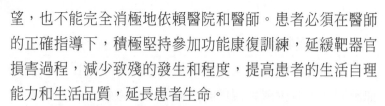

望，也不能完全消極地依賴醫院和醫師。患者必須在醫師的正確指導下，積極堅持參加功能康復訓練，延緩靶器官損害過程，減少致殘的發生和程度，提高患者的生活自理能力和生活品質，延長患者生命。

高血壓併發症的康復原則：

① 在病情穩定的基礎上，早日開始康復訓練；

② 在專業人員指導下，循序漸進地增加運動量或運動難度；

③ 訓練中充分發揮患者自身的能力；

④ 結合日常生活的活動進行訓練。

# 十三、高血壓病患者保健的誤區

### （1）自己測量血壓不如醫院測壓準確

不少患者認為自己測量血壓不準確，而醫生的測量最準確。其實，這是一個誤區。據觀察研究，在醫院這一特殊環境下測量血壓時，有的患者會因看到穿白大衣的醫師、護士而不由自主地緊張，從而使血壓升高，通常收縮壓比平常約高 20 毫米汞柱，舒張壓比平常高 10 毫米汞柱。這就是常常說的「白大衣」高血壓。

假如醫院裏測的血壓達到高血壓標準（ ≧140 / 90 毫米汞柱），而 24 小時動態血壓記錄完全正常，則稱為「白大衣型高血壓」。白大衣型高血壓只是暫時的反應性血壓升高。最典型的是每年高考查體都有一批學生因為「高血壓」而不合格。這種假性高血壓占人群高血壓的 10%左右。雖然白大衣型高血壓是一種假性高血壓，但其中有一

部分人隨著年齡增加，可發展成為真性高血壓。

所以對他們應該進行生活和飲食方面的調整，定期進行血壓監測。若有條件應做 24 小時動態血壓監測，以明確一整天真實的血壓，有助於醫師決定是否需要治療及降壓治療的強度。

可見，遇有「白大衣型高血壓」患者，醫師測的血壓只能供參考，更準確的是動態血壓或自己在家自我測的血壓。為了保證血壓測量值的可靠性，家用血壓計必須在購買時進行準確性測定，如果與標準水銀柱血壓計測量相差不超過 4 毫米汞柱則是合格的。同時，至少每半年到一年應和標準水銀柱血壓計校正一次。

## （2）高血壓一定需要藥物治療

體格檢查中偶然發現血壓有點高，可以暫時不要服藥。首先，對於稍高的血壓，不宜過早下定論。在臨床上，發現有 10%～20%的所謂高血壓，是不必服藥的。其中，有些患者在消除引起高血壓的原因，如酗酒、肥胖後，血壓就逐漸恢復正常了。因此，在發現血壓高出正常標準時，可先採取非藥物治療，觀察 3～6 個月後，再決定是否用藥。

目前研究證明有效的非藥物治療方法有以下幾種：

① 控制體重；

② 飲食療法或改善飲食結構；

③ 避免情緒波動；

④ 戒菸、限酒；

⑤ 合理運動。

在高血壓病的防治，特別是高血壓病的早期，應以非

藥物療法，如調整生活方式、低鹽、低脂、戒菸、限酒及運動鍛鍊等，作為防治基礎。經非藥物治療後血壓下降仍不明顯者，可開始服用降壓藥物。但是，在現實生活中，許多患者對非藥物療法不夠重視，而過多依賴藥物。比如邊吸菸邊降壓者大有人在，既影響降壓藥療效又使心、腦血管等併發症的危險性增加。所以，高血壓病患者必須重視非藥物治療，養成良好的生活習慣，增強運動鍛鍊等。

### （3）血壓降至正常說明已經治癒

在現實生活中，有一部分患者堅持服用降壓藥後，血壓得到了控制，甚至血壓降至正常水準，便認為高血壓治癒了，就自行停藥。其實這是一個誤區。經過堅持服用降壓藥，血壓得到控制並不代表高血壓被治癒。現實中有許多患者在應用降血壓藥物治療一段時間後，血壓得到控制，便認為高血壓好了，不吃降壓藥了。結果沒過多長時間，血壓又升高了，還要再使用藥物降壓。要知道，這樣斷斷續續服藥，不僅達不到治療效果，而且由於血壓較大幅度的波動，將會加速引起心、腦、腎發生嚴重的併發症，如腦出血等。

科學的方法是服藥後出現血壓下降至正常或理想水準後，採用維持量，堅持繼續服藥。或者在醫師的指導下將藥物進行調整，而不應隨意中斷用藥。可依據患者不同病情，靈活選藥，進行個體化治療。

治療高血壓的所有藥物都應自小劑量開始，待血壓下降至理想水準，並平穩一段時間後（6個月），可逐漸減少用藥種類、減少用量，堅持維持量治療，以最大限度地減輕或消除副作用，最終達到預防高血壓併發症的發生和

發展，減少死亡率和病殘率的目的。

## （4）我感覺良好就不需要治療

高血壓病患者中普遍存在一個誤區，他們常認為能吃能喝能幹活，不痛不癢不用吃藥治療。這樣的患者大多數是體檢或看其他病時發現患有高血壓病。

由於血壓的高低並不一定與自身感覺成正比，故而高血壓病患者症狀的輕重與血壓高低程度並不成正比。有些患者血壓很高，卻沒有症狀。相反，有些患者血壓僅輕度升高，症狀卻很明顯。有些無症狀的高血壓病患者，可能病情比較嚴重，並且已經合併了心、腦、腎等器官損害。但是由於病情逐漸發生，身體慢慢適應並產生了一定的耐受性，自己並沒有感覺到不適。因此，憑自我感覺來估計血壓的高低，往往是錯誤的，也容易延誤治療。

不少高血壓病患者以為自我感覺良好，就不服用藥物治療，或自行停藥並不再檢查，直到發生嚴重「靶器官」損傷（腦中風、高血壓腎病、心肌梗塞等）後才醒悟，但悔之晚矣。特別是老年人隨著年齡增長而出現生理性退行性改變，對高血壓的應激反應不敏感，所以臨床上典型的頭痛、頭暈等高血壓症狀不突出。

另外，有的高血壓病患者服了某種藥或經過較系統治療後，血壓暫時處於機體可以承受的程度，其自覺症狀不明顯，但高血壓對人體臟器的傷害卻時刻在悄悄地進行著。因此，千萬不要被這種「無異常」和「良好」的表面現象所迷惑，還是要不間斷治療。

當血壓超過正常範圍（高限為 139 / 89 毫米汞柱）時就應進行降壓治療，因為這時血壓對其靶器官（心、腎、

腦）已開始侵害，只是還處於功能代償期中，也就是說身體本身尚能調節，所以不出現症狀，但不等於沒有病。當然在這段時間不一定要服藥治療，可以採用改變不良的生活習慣，養成健康的生活方式。吃飯時低鹽，每日控制在5克以內。控制體重，低脂、低熱量飲食，多吃蔬菜、水果，加強體育鍛鍊，戒菸、限酒。消除能引起高血壓的各種因素，大多數人的血壓也就能恢復正常。如果這些方法不能降低血壓，必須及時服用降壓藥物降低血壓。而且為進一步預防和減輕各種併發症，如腦中風、心肌梗塞等的發生，藥物治療必須長期堅持。

## （5）輕度高血壓病沒關係

所謂輕度的高血壓，是指血壓在 140～159 / 90～99 毫米汞柱，沒有出現因高血壓導致的器官損害。據統計，輕度高血壓病患者占高血壓病總人數的 70%左右，這些患者普遍存在輕度高血壓病沒關係的錯誤認識，已經構成一個重要的公共健康問題。

研究顯示，治療前舒張壓高於 115 毫米汞柱的高血壓病患者，經過有計劃、系統的治療後，併發症和病死率均遠低於未經治療的患者。舒張壓為 90～114 毫米汞柱的患者，治療效果亦非常顯著，其腦出血人數、死亡人數以及發展為急進型高血壓、左心衰竭和腎功能減退的人數均減少，而且血壓可多年保持穩定，亦不易發生左心室肥厚或心力衰竭。為此，舒張壓高於 105 毫米汞柱的患者，必須服用降壓藥物治療，而舒張壓在 90～104 毫米汞柱的患者，應按具體病情決定治療方案。

據世界衛生組織和國際高血壓協會提出的治療原則，

對舒張壓小於 95～l00 毫米汞柱者，可先採用非藥物療法治療 3～6 個月。如適當限鹽（每天 5 克以下），低脂飲食（節制蛋黃、魚子、肥肉、動物內臟等的攝入），嚴格戒菸、不酗酒，進行健身鬆弛療法（如散步、慢跑、打太極拳、做氣功等）。如經非藥物治療療效不明顯者，可選降壓藥物治療。特別是有冠心病或高血壓病遺傳家族史，有心、腦、腎損害及眼底病變、肥胖、高血脂症、糖耐量異常及吸菸等高危因素的輕度高血壓病患者必須服用降壓藥治療。

由於高血壓病需長期，甚至終生服藥治療，因此，輕度高血壓病患者在選擇降壓藥物時，應根據年齡及有無併發症合理選用。老年高血壓病患者，多伴有全身動脈硬化、腎功能不全、血壓調節功能較差，並常合併哮喘、慢性氣管炎、糖尿病等，應避免使用交感神經節阻滯藥，可選用利尿藥和鈣離子拮抗藥，常用氫氯噻嗪（雙氫克尿塞）12.5～25 毫克，每日 1 次，或硝苯吡啶 5～10 毫克，每日 3 次，對大多數患者有效。

中青年高血壓病患者交感神經反應性及腎素水準一般較高些，且併發症少，可選用 $\beta$－受體阻滯藥或血管緊張素轉換酶抑制藥，如美多洛爾（美多心安）或阿替洛爾（氨酰心安）50～100 毫克，每日 1 次，或卡托普利（巰甲丙脯酸）12.5～25 毫克，每日 3 次。

不論用何藥治療，血壓不宜降得過低過快，以免引起腦血管血流量灌注不足，發生頭暈、暈厥等。一般舒張壓在 ≥l00 毫米汞柱者，以降至 90 毫米汞柱為宜，若＜100 毫米汞柱，則以降低 10 毫米汞柱為妥。當頭昏、頭痛、肢麻等症狀消失及血壓得到控制後，宜逐漸減少用藥劑量，

以最小劑量維持或採用間歇服藥方法。

　　輕度高血壓病患者接受科學的治療是有益處的。在過去5～6年中，由於一些國家和地區重視了輕度高血壓病的治療，腦中風的病死率下降30%以上。許多科學家樂觀地預計，如有更多的輕度高血壓病患者能得到正確的治療指導，使他們的舒張壓控制在90毫米汞柱以下，這些患者的健康狀況和生活品質將得到顯著提高。

### （6）高血壓病用藥的五個誤區

　　隨著生活水準的提高，患有高血壓的患者越來越多。但是調查發現，高血壓病患者在用藥方面存在五個誤區，尤其是廣大農村問題更突出一些。

### ① 急於用藥

　　當前，人們非常關注身體健康，定期進行體檢和經常量血壓，這本是一件好事。但是有的人偶爾一次血壓偏高，就急於用藥，就屬於是誤區。

　　首先，血壓受許多因素影響，測量前運動、飲酒、睡眠不足等都會使血壓偏高。因此應反覆多次測量血壓，看是否偏高。第二，即使多次測量血壓都偏高，也不要急於用藥。一般應先從控制飲食、調理生活、加強鍛鍊、肥胖者減肥等方面，採取措施。如經過一段時間，血壓仍控制不理想，再去請醫師治療。在治療時，一定把自己的病史統統告訴醫師，以便於醫師選擇降壓藥。

### ② 自購同類降壓藥物

　　按照降血壓的原理，降血壓藥物可分成「主要影響血容量的抗高血壓藥、β-受體阻滯藥、鈣通道阻滯藥、血管緊張素轉化酶抑制藥、中樞性降血壓藥、作用於血管平

滑肌的抗高血壓藥」等十幾類，而每一類中又有好多種，如主要影響血容量的抗高血壓藥有雙氫克尿塞、氨苯蝶啶片、布噻嗪等 25 種；$\beta$－受體阻滯藥有心得安、富馬酸比索洛爾（博蘇）等 45 種；鈣通道阻滯藥有硝苯地平、尼卡地平等 14 種，全部加起來有幾百種之多。儘管都有降血壓的作用，但各藥又都有自己的特點和副作用及毒性作用。一般不同類的降血壓藥合用的原則是取其優點，而各自的副作用又可以相互抵消。

在這眾多的降壓藥中，一般群眾很難做到合理的選用和科學的搭配。因此，高血壓病患者最好請醫師治療，不要自購降血壓藥並服用。

③ 憑感覺用藥

高血壓病患者應按照醫囑服用降血壓藥物，並要長期堅持才能收到療效，恢復健康。但是有的患者只是憑自己的感覺，來決定是否服藥。服過一段時間藥物後，頭痛、頭暈的症狀有所好轉，血壓也可能降下來了，就認為病好了，未經醫生許可便停藥。

孰不知，症狀緩解不代表高血壓病已經痊癒。即使經測量，血壓已降至正常範圍，如貿然停藥，血壓還會重新升高。並且血壓反反覆覆升高，對身體影響更大。所以，高血壓病患者要聽醫師的話，不要憑感覺用藥。

④ 只服藥，不復查

還有的高血壓病患者，認認真真地按醫囑用藥，但是從不測量血壓。這也是誤區之一。

高血壓病是一種慢性病，需要長期服藥治療。但是，藥物有沒有效果，藥量大小是否合適，不僅要觀察症狀是

否減輕，比較科學的方法是每天測量血壓的高低，看血壓控制得如何。所以，高血壓病患者自己要有血壓表，並且自己會量血壓，每天至少定點測量一次血壓。測量時最好在每天早晨起床後比較準確。

### ⑤ 經常更換降壓藥

有些高血壓患者，服用降壓藥物後血壓長期穩定，也未見不良反應，但顧慮長期用一種藥物會有副作用，或者出現「耐藥」，也有時候聽說某種藥物效果特別好，於是經常更換藥物。其實這是一大誤區。

用了一種降壓藥，療效滿意，沒有不良反應，就不應該調換。只有該藥療效不佳或出現不良反應，才應該換藥。如果是降壓療效不夠，血壓未降到正常標準，但是沒有不良反應，可能是劑量不足，就應適當增加劑量。如果劑量已達足量，不能再增加，就要加另一種降壓藥，二藥合用。如果有不良反應，且無法耐受，那就必須停用，改用其他類降壓藥。

調換降壓藥還有一個缺點，就是要不斷調整劑量。是否你對任何一種降壓藥都能取得同樣的良好療效，而又沒有不良反應，也只能在實踐中摸索，無法預測。這種不斷調換，不斷摸索劑量會影響療效。

另外，每個人對藥物的適應性各不相同，對別人效果好的藥不一定對你合適。所以，降壓藥物不宜頻繁更換。

# 高 血 脂 症

　　高血脂症是因為血脂高於正常水準所致，其實除大部分種類的血脂升高外，還有一種稱高密度脂蛋白膽固醇的卻降低了，所以稱為血脂代謝異常更準確。血脂升高可以沒有任何症狀，但其最終結果是導致動脈硬化，而引發嚴重的心腦血管併發症，影響健康，威脅生命。因此，必須給予高度重視，堅持健康的生活方式，科學地進行預防，嚴密地監測，患有高血脂症時一定堅持治療，減少、延緩併發症的發生，保護健康，增加壽命。

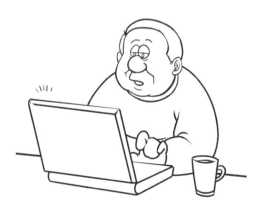

# 一、血脂與高血脂症

## 1. 何謂血脂及其來源

血脂是指血漿中所含脂質的統稱，主要包括三酰甘油（甘油三酯）和膽固醇。血脂是人體中一種重要的物質，有許多非常重要的功能，其中甘油三酯參與人體內能量代謝，而膽固醇主要用於合成細胞膜、類固醇激素和膽汁酸等。血脂只占全身脂類總量極少的一部分，但它運轉於各組織之間，可以反映出體內脂類代謝情況。

正常人的血脂含量相對穩定，但有一定的波動範圍，如果超過這個範圍，就可以致病，甚至造成死亡。血脂主要包括以下幾種成分。

### （1）甘油三酯

甘油三酯即三酰甘油，約占血漿總脂的 1 / 4。一部分來自食物，稱外源性甘油三酯，是構成乳糜微粒的主要成分。另一部分由肝臟合成，凡經肝臟合成或由糖代謝過程中而來的甘油三酯，均稱為內源性甘油三酯。

### （2）膽固醇

膽固醇約占血漿總脂的 1 / 3。血漿中膽固醇分酯化與非酯化兩類，其中約有 2 / 3 與長鏈脂肪酸酯化成膽固醇酯，其餘 1 / 3 為非酯化膽固醇。人體在食物中攝入一部分膽固醇，稱外源性膽固醇。而另一部分膽固醇由體內合成，稱內源性膽固醇。全身許多臟器都能合成膽固醇，但主要是在肝臟合成。

### （3）磷　脂

磷脂約占血漿總脂的 1 / 30。在磷脂中 70%為卵磷脂、20%為神經鞘磷脂、10%為腦磷脂。80%的磷脂由肝臟合成，一小部分來自食物。

### （4）非酯化脂肪酸

非酯化脂肪酸也稱游離脂肪酸，占血漿總脂的 5%～10%。非酯化脂肪酸是人體能量的主要來源，與碳水化合物（糖類）代謝關係密切，饑餓時血中非酯化脂肪酸水準明顯增高，飽餐後或注射胰島素後血中非酯化脂肪酸水準明顯降低。

人體內的血脂有兩個來源：一個是外源性，主要來源於食物；一個是內源性，主要由體內合成。

人體內的膽固醇總量大約占體重的 0.2%，其中 2 / 3 屬於內源性，在體內合成。體內每天合成膽固醇約 1.5 克，比外源性膽固醇多得多。雖然身體的許多組織器官都可以合成膽固醇，但其大部分由肝臟和小腸黏膜合成；1 / 3 屬於外源性，主要來源於食物。因為腸道吸收的數量受到機體的嚴格調控，並不與進食的膽固醇量成正比。

比如每天膽固醇的攝入量增加 100 克，血清膽固醇只升高 3～5 毫克／分升。

甘油三酯與膽固醇相反，主要屬於外源性，來源於食物中的脂肪，經過消化後由小腸吸收。當然，甘油三酯也有內源性的，由肝臟將血液中的某些糖類轉化為甘油三酯。

## 2. 血脂蛋白的正常標準

根據我國 2007 年制訂的《中國成人血脂異常防治指

南》中確定的血脂正常標準如下。

**（1）血清膽固醇**

＜5.18 毫摩／升（200 毫克／分升）

**（2）血清低密度脂蛋白膽固醇**

＜3.37 毫摩／升（130 毫克／分升）

**（3）血清高密度脂蛋白膽固醇**

≥1.04 毫摩／升（40 毫克／分升）

**（4）血清甘油三酯**

＜1.76 毫摩／升（150 毫克／分升）

# 二、血脂代謝異常的原因

## 1. 何謂血脂代謝異常及其原因

正常人的血脂含量相對穩定，但有一定的波動範圍。由於遺傳因素、飲食習慣、生活方式和年齡、停經、疾病及藥物等原因引起的血清膽固醇或甘油三酯的水準過高，超過正常的波動範圍叫高血脂症。但是在血脂中，還有一項指標是高密度脂蛋白膽固醇，它的水準過低時（屬於不正常）可引起有關疾病，此時不能稱為高血脂症。故將血脂指標不正常統稱為血脂代謝異常比較科學合理。

大量的臨床資料分析和觀察研究，發現血脂代謝異常除去先天性缺陷外，多種疾病可以造成血脂代謝異常。其中常見的疾病有以下幾種。

**（1）肥　胖**

肥胖是指體內脂肪過度積蓄，體重超過標準體重 20%

者。肥胖分為單純性肥胖和繼發性肥胖兩類。單純性肥胖多發生在過量攝食及較少運動者。繼發性肥胖多繼發於內分泌—代謝疾病，如下丘腦或垂體、胰源性疾病等。

肥胖容易合併有糖和脂肪代謝異常、動脈粥樣硬化、高血壓病、糖尿病、消化系統疾病（如脂肪肝、膽石症）及痛風等。由於肥胖，脂肪細胞常對胰島分泌的胰島素不敏感，使糖耐量減低，血總脂、膽固醇、甘油三酯及游離脂肪酸增加。根據流行病學調查，肥胖人群較正常同齡人群血清膽固醇、甘油三酯水準升高，高密度脂蛋白膽固醇水準下降。肥胖患者經飲食控制和進行運動療法，在體重下降的同時，血清膽固醇、甘油三酯水準降低和高密度脂蛋白膽固醇水準升高。

### （2）糖尿病

糖尿病患者常伴有血脂代謝異常，特別是 2 型糖尿病（非胰島素依賴性，或稱成年型）者。糖尿病血脂改變與血糖控制程度密切相關。血糖控制良好的糖尿病患者其血脂水準也可在正常水準範圍內，但血糖控制不佳者，則可出現高甘油三酯和高膽固醇血症，與胰島素水準下降、肝內極低密度脂蛋白合成增加、脂蛋白脂酶活性下降、極低密度脂蛋白清除減少有關。

糖尿病時高密度脂蛋白膽固醇水準降低，且其降低值與動脈粥樣硬化性疾患、冠心病患病率呈負相關（即高密度脂蛋白膽固醇水準越低，動脈粥樣硬化性疾患及冠心病患病率越高）。糖尿病腎病也是影響糖尿病患者血脂水準的另一個重要因素。糖尿病腎病患者血漿中甘油三酯、極低密度脂蛋白膽固醇和低密度脂蛋白膽固醇水準增高，高

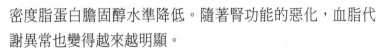
密度脂蛋白膽固醇水準降低。隨著腎功能的惡化，血脂代謝異常也變得越來越明顯。

脂蛋白是冠心病的獨立危險因素，糖尿病患者血漿中脂蛋白水準可能提高。

此外，長期控制不佳的血糖可能影響體內脂蛋白代謝。高血糖狀態可使脂蛋白糖化，低密度脂蛋白糖化可降低低密度脂蛋白膽固醇與受體的親和力，使低密度脂蛋白膽固醇清除減慢。極低密度脂蛋白膽固醇和高密度脂蛋白膽固醇糖化，可影響其功能，促進動脈粥樣硬化的發生，因而要及時控制血糖。

### （3）腎臟疾病

有關腎臟疾病引起血脂代謝異常的原因尚不十分清楚。腎病綜合徵是多種原因引起的以水腫、大量蛋白尿、血漿蛋白過低和血脂過高為特徵的臨床症候，70%均伴有血脂代謝異常。血漿甘油三酯、總膽固醇、極低密度脂蛋白膽固醇和低密度脂蛋白膽固醇均可升高。而高密度脂蛋白膽固醇可升高、正常或降低。腎病綜合徵引起的血脂代謝異常可引起尿蛋白大量喪失、血漿蛋白過低、肝臟合成白蛋白增加、合成脂蛋白也同時增加。

此外，其可能與脂蛋白酯酶活力下降，使脂質清除力降低有關。也有學者認為可能與膽酸代謝障礙使膽固醇從肝臟經膽管排泄減少有關。

慢性腎功能衰竭時血漿中甘油三酯常有升高，高密度脂蛋白膽固醇水準常有下降，但總膽固醇水準多為正常。

非腎病綜合徵所致的慢性腎功能衰竭患者的血漿中脂蛋白酯酶和肝脂肪酶水準均下降，使飲食引起的外源性甘

油三酯清除減慢，使極低密度脂蛋白膽固醇轉化為其他脂蛋白的速度減慢。

### （4）甲狀腺功能減退

甲狀腺激素對於脂蛋白代謝中許多環節的正常運行是必需的。甲狀腺激素對於維持低密度脂蛋白膽固醇受體的功能也是必需的。當甲狀腺功能減退時，低密度脂蛋白膽固醇的分解代謝缺陷，引起低密度脂蛋白膽固醇水準升高。脂蛋白殘粒清除受損，使乳糜微粒及極低密度脂蛋白膽固醇殘粒積聚，並由於脂蛋白酯酶活性降低，最終導致高甘油三酯血症。甲狀腺功能減退引起的血脂代謝異常是可逆的，當應用甲狀腺素進行治療後，血脂代謝異常能恢復到正常水準。

### （5）腎上腺皮質功能亢進症（庫欣綜合徵）

腎上腺皮質功能亢進症患者血清甘油三酯升高較總膽固醇升高更為明顯，極低密度脂蛋白膽固醇和低密度脂蛋白膽固醇也有增高，並伴糖耐量損害。

### （6）肝膽疾病

肝臟是脂蛋白代謝的主要臟器，肝臟疾病時可出現各種脂蛋白代謝異常。在肝炎及肝臟受到實質性損害時，肝臟合成的脂類、載脂蛋白、脂蛋白均呈低下水準。

患肝臟疾病時，與脂蛋白代謝相關的酶，如卵磷脂膽固醇醯基轉移酶、肝甘油三酯酶的活性低下，引起脂蛋白代謝改變。

患有慢性肝炎、脂肪肝及肝糖原沉著症時，主要表現為血清甘油三酯水準增高。患有阻塞性膽道疾病時，由於游離膽固醇經膽道排出受阻，血清膽固醇水準增高。

### （7）妊　娠

從妊娠中期起，由於體內內分泌的改變，胰島素抵抗增加，末梢處理脂質能力低下及脂蛋白脂酶活性降低，血清甘油三酯、膽固醇、磷脂及游離脂肪酸水平均增高。與非妊娠期相比，妊娠期極低密度脂蛋白膽固醇、低密度脂蛋白膽固醇及高密度脂蛋白膽固醇均呈增加傾向，特別是極低密度脂蛋白膽固醇在妊娠末期可增加 3 倍，高密度脂蛋白膽固醇在妊娠中期時呈最高值，低密度脂蛋白膽固醇在妊娠末期有顯著增加。

妊娠高血壓綜合徵時 35%～65%的患者有高血脂症，血清中乳糜微粒、極低密度脂蛋白膽固醇、低密度脂蛋白膽固醇水準增高，高密度脂蛋白膽固醇水準下降。妊娠期糖尿病患者較正常妊娠者有更嚴重的高血脂症。

## 2.影響血脂代謝的因素

人體內的血脂代謝雖然比較穩定，但也受許多因素的影響而波動，常見的因素有以下幾種。

### （1）遺傳因素

一般而言，有血脂代謝異常家族史者的後代患血脂異常的機會較多。特別是有家族性高膽固醇血症、家族性混合型高血脂症、家族性異常 $\beta$－脂蛋白血症、家族性乳糜微粒血症等家族史者，要定期檢測血脂，平時要注意環境因素對血脂的影響。

### （2）環境因素

① 肥胖：單純性肥胖，特別是向心性肥胖（腹部脂肪堆積為主）者，隨著體重的增加，血清膽固醇、低密度脂

蛋白膽固醇、甘油三酯、載脂蛋白均有升高，而高密度脂蛋白膽固醇降低。肥胖促進肝臟輸出載脂蛋白，繼而使低密度脂蛋白膽固醇生成增加。肥胖使全身膽固醇合成增加，使肝內膽固醇池擴大，因而抑制了低密度脂蛋白膽固醇受體的合成。肥胖婦女經過運動鍛鍊，在降低體重的同時，可使高密度脂蛋白膽固醇升高。

②**飲食**：飲食中的脂質經消化吸收後，可直接影響血清脂質及脂蛋白濃度。如進食以飽和脂肪酸（奶油、豬油、牛油等）為主的食物，可升高血清膽固醇及低密度脂蛋白膽固醇。此類食物攝入占總熱量的百分率，每增加1%，可使血清總膽固醇升高20毫克／升。

食入單不飽和脂肪酸（如橄欖油、菜油等）類的食物可降低血清低密度脂蛋白膽固醇水準。食入多價不飽和脂肪酸（如玉米油、棉子油及豆油等）類食物可降低血清膽固醇、低密度脂蛋白膽固醇和甘油三酯。

飲食中每日攝入的膽固醇如達到300～600毫克時，可使血清膽固醇升高。食物中膽固醇每增加100毫克，可使血清低密度脂蛋白膽固醇升高4～5毫克。進食碳水化合物後，肝臟合成極低密度脂蛋白膽固醇增加，血清中極低密度脂蛋白膽固醇明顯增加。

③**吸菸**：嗜菸者冠心病的發病率和病死率是不吸菸者的2～6倍，且與每日吸菸支數呈正比。其原因之一與嗜菸者（每日超2支）血清中總膽固醇、甘油三酯水準升高而高密度脂蛋白膽固醇水準降低有關。被動吸菸者血清高密度脂蛋白膽固醇水準也下降，總膽固醇水準也升高。

④**飲酒**：大量研究表明適當的飲酒（白酒50克／

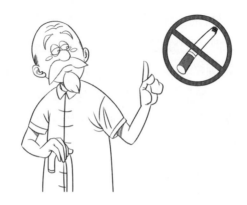

天）對動脈血管壁有一定保護作用，主要是適量飲酒，可使血清中高密度脂蛋白膽固醇明顯增高，低密度脂蛋白膽固醇水準降低。此外，紅葡萄酒中的酚類化合物，是一種強抗氧化劑，具有保護低密度脂蛋白膽固醇使其不被氧化的作用。因此，適量飲酒可使冠心病的患病率下降。

但是，大量飲酒，特別是長期飲酒可能引起明顯的高血脂症。因為飲酒量增多，極易造成能量過剩而導致肥胖，同時酒精在體內經一系列代謝在肝內合成為甘油三酯，而且使極低密度脂蛋白膽固醇的分泌也增多。

⑤ **茶和咖啡：**長期飲茶可以降低血清膽固醇。動物實驗證明，茶可降低血清膽固醇及甘油三酯水準。飲用咖啡可升高血清膽固醇水準，並可促進動脈粥樣硬化發展。

⑥ **運動和體力活動：**生命在於運動。運動不僅能治療疾病，而且還能促進人體各種臟器功能的恢復。

適當強度和運動量的持久鍛鍊，能減輕高血脂症，改善血脂構成，糾正人體生理、生化代謝失調，使脂質代謝朝著有利於健康的方向發展，加速脂質的運轉、分解和排泄。

運動和體力活動能夠消耗體內大量的能量，既可以降低血漿中膽固醇和甘油三酯的含量，又可以提高高密度脂蛋白的水準，甚至可使部分Ⅰ型和Ⅴ型高脂蛋白血症患者的電泳圖譜正常化。健康人，特別是身體偏胖者應加強運動鍛鍊，以預防高血脂症的發生。

另外，近來大多數研究認為，不改變飲食結構而單純運動，並不能顯著降低血脂。如果兩者結合再配以適當的藥物治療，控制血脂水準的效果更好。

⑦ **季節**：在不同季節，血脂水準可有顯著差別。血清膽固醇水準以秋季、冬季最高，夏季最低；甘油三酯水準以冬季、春季最高，夏季、秋季最低；高密度脂蛋白膽固醇以冬末、春初最高，夏季降低。

⑧ **情緒波動和應激**：緊張的情緒可增加血清膽固醇及甘油三酯水準。急性心肌梗塞、重大手術或創傷後 4～8 週內，血脂水準相當不穩定。

⑨ **激素**：更年期婦女容易發生血脂代謝異常，經雌激素替代療法後，血清高密度脂蛋白膽固醇水準升高，血清膽固醇、低密度脂蛋白膽固醇及甘油三酯水準下降。男性血中睪酮水準降低，則高密度脂蛋白膽固醇水準降低，極低密度脂蛋白膽固醇及低密度脂蛋白膽固醇水準升高。

⑩ **藥物**：利尿藥氫氯噻嗪（雙氫克尿塞）使血清膽固醇和甘油三酯水準升高。呋塞米（速尿）使血清高密度脂蛋白膽固醇水準降低。$\beta$-受體阻滯藥使血清甘油三酯水準升高和高密度脂蛋白膽固醇水準降低。呱唑嗪使血清甘油三酯降低而高密度脂蛋白膽固醇水準升高。

### （3）其他因素

① **性別**：停經前，女性血清膽固醇水準低於男性，而高密度脂蛋白膽固醇水準高於男性。雌激素能增加低密度脂蛋白受體的活性。停經後，低密度脂蛋白受體活性下降，女性的血清膽固醇水準高於男性，而血清高密度脂蛋白膽固醇水準與男性相似。

② **年齡**：隨著年齡的增加，血清膽固醇和甘油三酯水準升高，70～80 歲後這種升高趨勢逐漸減少。剛出生的新生兒，血清脂蛋白（a）水準僅為成人的 1 / 10，但 6 個月後即達到成人水準，以後終身不變。

### 3. 哪些人易患血脂代謝異常

由於大多數血脂代謝異常的患者並無自覺症狀及異常體徵，因而確定易患血脂代謝異常的人群，並對其進行重點檢測，有利於及時進行防治。以下 10 種人易患血脂代謝異常，應加強預防，並適時進行血脂檢查。

第一種：有高血脂症家族史者。

第二種：體型肥胖者。

第三種：中老年人，40 歲以上的男性和停經期後的女性。

第四種：長期高糖飲食者。

第五種：長期吸菸、酗酒者。

第六種：習慣靜坐的人。

第七種：生活無規律、情緒易激動、精神處於緊張狀態的人。

第八種：已患有高血壓病、冠心病、糖尿病、腦血管

病或周圍動脈粥樣硬化的患者。患有甲狀腺功能減退症、腎病綜合徵、慢性腎功能衰竭、肝病者。有黃色瘤或黃色疣者。

第九種：有冠心病或動脈粥樣硬化家族史者，尤其是直系親屬中有早發病或早病死者。

第十種：長期應用噻嗪類利尿藥、$\beta$-受體阻滯藥者。

# 三、血脂代謝異常的表現和危害

## 1.血脂代謝異常分類和臨床分型

血脂代謝異常按病因分為原發性血脂代謝異常及繼發性血脂代謝異常兩大類。

### （1）原發性血脂代謝異常

由脂質和脂蛋白代謝先天性缺陷（或遺傳性缺陷）以及某些環境因素（包括飲食、營養等）由未知的機制而引起。

### （2）繼發性血脂代謝異常

主要繼發於某些疾病，如糖尿病、肝臟疾病、腎臟疾病、甲狀腺疾病等，以及受飲酒、肥胖、藥物等環境因素的影響。

據調查，我國成人中血清總膽固醇或甘油三酯升高者占 10%～20%，甚至兒童中也有近 10%的血脂升高者，而且高血脂症的發生率還有逐漸上升的趨勢。這與生活水準明顯提高、飲食習慣發生改變，平時不進行運動等原因有

密切關係。因為患者往往同時還有高密度脂蛋白膽固醇的降低，所以「高血脂症」改稱「血脂異常」更為合適。臨床上高血脂症分成四型。

### （1）高膽固醇血症

高膽固醇血症占高血脂症患者的 40%，血清總膽固醇含量增高，而甘油三酯含量正常。

正常人的血清總膽固醇應低於 5.18 毫摩／升，如超過 6.19 毫摩／升，可診斷為高膽固醇血症。血清總膽固醇含量介乎二者之間者為邊緣性或臨界性升高，也屬不正常情況。

血清總膽固醇升高與家族遺傳有關，其家人中多有血清膽固醇升高者，而且有的很年輕即發生了冠心病。有的患者則可能因長期大量進食含膽固醇甚多的食物，如肥肉、豬油、動物內臟和貝殼類海鮮等，而使血總膽固醇升高。此外，肥胖、年齡增長（老年）和女性停經等也與血清總膽固醇升高有關。

總之，大多數患者的發病是遺傳基因缺陷或者這種缺陷與環境因素相互作用所致，稱為「原發性高膽固醇血症」。少數患者的發病是其他疾病，如甲狀腺功能過低、慢性腎病、糖尿病所致；某些藥物如利尿藥中的雙氫克尿塞、激素類中的潑尼松（強的松）或地塞米松等長期服用也可導致血清膽固醇增高。因為這類患者的發病是在原有的疾病基礎上產生，故稱為繼發性高膽固醇血症。

不論本病為原發或繼發，它們常有血中的低密度脂蛋白膽固醇升高，是促發冠心病的重要危險因素，所以，高膽固醇血症的防治是預防冠心病與動脈粥樣硬化的關鍵措

施之一。

### （2）高甘油三酯血症

高甘油三酯血症占高血脂症患者的 20%，血清甘油三酯含量增高，而總膽固醇含量正常。

凡血清甘油三酯超過 1.76 毫摩／升即為高甘油三酯血症。其病因也與飲食有關，長期進食含糖類過多的食品，飲酒，吸菸，以及體力活動過少都可引起其發生。甘油三酯明顯升高常見於家族遺傳性疾病，與遺傳基因異常有關，這些患者的血液抽出後，上層往往像奶油狀，下層則渾濁。他們較易發生急性胰腺炎。糖尿病、膽道阻塞等疾患也可促使「繼發性甘油三酯血症」的產生。甘油三酯增高也很可能是冠心病和動脈粥樣硬化的危險因素，患者還同時有極低密度脂蛋白膽固醇的升高，如果其高密度脂蛋白膽固醇明顯降低，則更易促發冠心病。

### （3）混合型高血脂症

混合型高血脂症占高血脂症患者的 40%，同時有血清總膽固醇和甘油三酯含量的增高。其病因與遺傳、飲食或其他疾病有關。由於兩種血脂成分均異常，以及高密度脂蛋白膽固醇常常明顯降低，故引發冠心病的可能性更大。

### （4）低高密度脂蛋白血症

血清高密度脂蛋白膽固醇水準降低。這種類型的高血脂症可以單獨存在，也可以伴高膽固醇血症，或伴高甘油三酯血症。

## 2.血脂代謝異常的表現

大多數血脂代謝異常患者並無任何症狀和異常體徵，

常常是在進行血液生化檢驗時被發現。特別是在血脂增高的初期一般無明顯的症狀，但長期高血脂症可造成一些系統和器官的病變，產生相應的症狀。

### （1）肥　胖

約有 2／3 的高血脂症患者體重超標。特別是喜吃動物肉和內臟、活動少的人易出現肥胖。血脂升高之前往往先有體重增加，顯現出腹部肥胖等症狀。

### （2）動脈粥樣硬化

由於脂質代謝異常影響到血管內皮細胞的營養攝取，造成血管內膜損害，脂肪組織很容易沉積在血管內膜下層，日積月累使血管內膜發生潰爛、硬化，甚至形成血栓。

### （3）脂肪肝

血脂過高超出了肝臟代償能力，大量脂肪沉積在肝內，形成脂肪肝，進一步發展還會損害肝細胞，造成肝硬化。

### （4）肝脾大

血脂代謝異常也可引起肝脾大，是由於肝脾內巨噬細胞大量吸收脂蛋白所致。

### （5）血黏度增高

高血脂症可造成血中乳糜顆粒增多，導致血液黏度增加，血液流速減慢，很容易堵塞小血管，是血栓形成的高危因素。

### （6）黃色瘤

血脂異常的早期或血脂升高前可在眼瞼和關節的皮膚上出現黃色、橘黃或棕紅色，觸之柔軟的腫塊，醫學上稱

為黃色瘤。某些特殊類型的血脂代謝異常,如家族性高膽固醇血症,可有肌腱黃色瘤,即在跟腱、手或足背伸側肌腱、膝部、股直肌和肩部三角肌肌腱等處有圓形或卵圓形皮下硬結,與皮膚黏連。這類患者在年輕時即可患冠心病。又如家族性異常 $\beta$ - 脂蛋白血症可發生手掌部線條狀扁平黃色瘤,並在身體伸側,如肘、膝、指關節伸側以及髖、踝、臀部等處發生結節性黃色瘤。

### (7)視力下降

嚴重高血脂症患者的血液中有大量富含甘油三酯的脂蛋白,40歲以下出現明顯角膜老年環或可使視網膜血管顏色變淡而近乳白色。這些脂蛋白有可能進一步從毛細血管中漏出,在視網膜上呈現出黃色斑片。如果脂質滲出侵犯黃斑則可嚴重影響視力。高血脂症引起視網膜靜脈血栓形成,後果更加嚴重,而且不易被及早發現。

高濃度的血脂可以啟動血小板,使其釋放凝血因子,造成血小板聚積性增高,血管內血栓形成。若血栓發生於眼底血管,可以造成視網膜血管阻塞。中央靜脈阻塞可表現為視盤周圍環狀出血和滲出及視網膜靜脈擴張。這種情況可引起視力嚴重下降。

### (8)頭 暈

頭暈是各種高血脂症常見的早期症狀之一。主要原因是長期的腦動脈硬化及血液黏稠度增高導致腦缺血、缺氧。

### (9)腹 痛

反覆發作的飽餐後短暫腹痛可見於高血脂症導致的腸系膜動脈硬化性胃腸缺血;高脂飲食後急性發作的持續性

中上腹痛多為急性胰腺炎。

### （10）肢體乏力

在血脂升高的早期，患者便可有肢體乏力或伴活動後疼痛，與脂肪代謝紊亂及循環障礙有關。

### 3. 血脂代謝異常的危害

血脂過多，容易造成「血液黏稠度增高（血稠）」，在血管壁上沉積，逐漸形成小斑塊，就是我們常說的「動脈粥樣硬化」。這些「斑塊」增多、增大，逐漸堵塞血管，使血流變慢，嚴重時血流被中斷。這種情況如果發生在心臟，就可引起冠心病，促進不穩定型心絞痛、急性心肌梗塞、冠心病猝死的發生；發生在腦，就會出現腦中風；如果堵塞眼底血管，將導致視力下降、失明；如果發生在腎臟，就會引起腎動脈硬化、腎功能衰竭；發生在下肢，會出現肢體壞死、潰爛等。

此外，高血脂症可引發高血壓病，誘發膽結石、胰腺炎，加重肝炎，導致男性性功能障礙和老年癡呆等疾病。

## 四、血脂代謝異常的檢查與監測

### 1. 血脂、脂蛋白

常規檢查血漿（或血清）總膽固醇和甘油三酯含量，以證實是否有高血脂症。

正常血漿中主要有乳糜微粒、極低密度脂蛋白膽固醇、低密度脂蛋白膽固醇及高密度脂蛋白膽固醇。與脂質

結合的蛋白質部分是一種特殊蛋白，稱為載脂蛋白。按載脂蛋白的組成分為載脂蛋白 A、載脂蛋白 B、載脂蛋白 C、載脂蛋白 E 等。由於氨基酸組成的差異又可分為若干亞型。

目前臨床上診斷血脂代謝異常，對血脂測定的項目主要有 4 項：總膽固醇（TC）、甘油三酯（TG）、高密度脂蛋白膽固醇（HDL-C）及低密度脂蛋白膽固醇（LDL-C）。

根據病情的需要，可以選擇一個或幾個項目進行檢查。選用最多的血脂檢查項目是總膽固醇和甘油三酯。

總膽固醇與高密度脂蛋白膽固醇的比值，是目前用來衡量患者發生各種心血管併發症可能性的常用檢測指標。當兩者比值小於 5 時，提示患者併發心血管疾病的可能性比較小；當兩者比值大於 5 時，提示患者罹患各種心血管疾病的可能性比較高。

影響血脂水準的因素包括年齡、性別、體重、吸菸、飲酒、飲食結構、生活方式、各種疾病、藥物、精神狀態、運動、季節以及遺傳因素等，不同的國家、不同的地區均會有所改變。因此，在診斷血脂代謝異常時要結合具體情況全面考慮。

## 2. 高脂蛋白血症診斷標準

我國 2007 年制訂的《中國成人血脂異常防治指南》中確定的高血脂症診斷標準如下。

① **合適範圍：**血清總膽固醇＜5.18 毫摩／升（200 毫克／分升）；血清低密度脂蛋白膽固醇＜3.37 毫摩／升（130 毫克／分升）；血清高密度脂蛋白膽固醇≥1.04 毫

摩／升（40 毫克／分升）；血清甘油三酯＜1.76 毫摩／升
（150 毫克／分升）。

② **邊緣升高：**血清總膽固醇 5.18～6.18 毫摩／升
（200～239 毫克／分升）；血清低密度脂蛋白膽固醇
3.37～4.13 毫摩／升（130～159 毫克／分升）；血清甘油
三酯 1.76～2.26 毫摩／升（150～199 毫克／分升）。

③ **高血脂症：**血清總膽固醇≥6.19 毫摩／升（240 毫
克／分升）；血清低密度脂蛋白膽固醇≥4.14 毫摩／升
（160 毫克／分升）；血清高密度脂蛋白膽固醇≥1.55 毫
摩／升（60 毫克／分升）；血清甘油三酯≥2.27 毫摩／升
（200 毫克分升）。

④ **高密度脂蛋白膽固醇降低：**＜1.04 毫摩／升（40 毫
克分升）。

### 3. 血脂檢測前後的注意事項

由於血脂水準易受許多因素的影響，檢查血脂時務必
注意以下幾點，才能保證化驗結果的準確無誤。

### （1）禁　食

採血前一天晚 10 時開始禁食，次日早上 9～10 時採取
靜脈血，即空腹 12 小時以上晨間取血。非空腹取血可使血
脂含量增高。採血前應維持原來規律的飲食至少 2 週，並
保持體重恒定。若抽血前猛吃大魚大肉或有意素食 2 天，
則所測得的結果並不代表平時的基礎水準。

### （2）禁　酒

取血前 24 小時內不飲酒，因為飲酒能明顯升高甘油三
酯及高密度脂蛋白膽固醇濃度，導致化驗結果有誤差。

### （3）病情穩定

應在生理和病理比較穩定的情況下抽血，4～6 週內應無急性病發作。急性感染、發熱、急性心肌梗塞、婦女月經期和妊娠、應激狀態、創傷以及服用某些藥物等，均可影響血清脂質和脂蛋白含量，應儘量避免在有上述情況時檢查血脂。取血前 24 小時不做劇烈運動。

### （4）不要服藥

不要在服用某些藥物時檢查。如避孕藥、$\beta$－受體阻滯藥（如心得安）、噻嗪類利尿藥（如雙氫克尿塞、氯噻酮）、激素類藥物等可影響血脂水準，導致檢驗誤差。

### （5）坐位取血

除臥床的患者外，一律以坐位 5 分鐘後取血。止血帶使用不超過 1 分鐘，靜脈穿刺成功後即鬆開止血帶，讓血液緩緩進入針管。

### （6）取平均值

由於血脂的個體變動較大，最好測 2～3 次（間隔 1 週），取平均值。

### （7）復　查

如果總膽固醇、甘油三酯高於正常水準，高密度脂蛋白膽固醇低於 0.91 毫摩／升則可認為血脂異常。應在 1～8 週內復查，結果仍屬異常，即可確診為高血脂症。吸菸、肥胖、糖尿病、腎病綜合徵、甲狀腺功能減退症和遺傳因素等都可能引起血脂異常。因此，發現血脂異常後，應在醫師的指導下做進一步的檢查和治療。

### （8）其他檢查

當已明確診斷為高血脂症時，必須查明有無動脈硬化

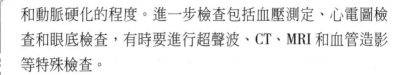

和動脈硬化的程度。進一步檢查包括血壓測定、心電圖檢查和眼底檢查，有時要進行超聲波、CT、MRI 和血管造影等特殊檢查。

### 4. 自我監測

#### （1）檢查個人生活方式

有無養尊處優，不愛活動，極少鍛鍊等情況。如有以上情況，應警惕是否有高血脂症。

#### （2）回顧個人飲食習慣

如有多食甘肥，嗜好洋速食，飲酒無度，常吃過飽，應注意有無高血脂症。

#### （3）注意自我感覺

如有四肢乏力、頭暈目眩、視力下降、工作能力減低，應考慮是否有高血脂症，須做進一步檢查。

#### （4）警惕高血脂症先兆

當發現自己肥胖，且有黃色瘤時，就應去醫院做血脂檢查。

### 5. 血脂代謝異常治療中的監測

#### （1）復查血脂的時間

高血脂症患者在飲食與非調脂藥物治療後 3～6 個月復查血脂水準，如能達到要求則繼續治療，但仍需每 6～12 個月復查 1 次。如持續達到要求，可每年復查 1 次。藥物治療開始後 6 周復查血脂水準 1 次，如能達到要求，逐步改為每 6～12 個月復查 1 次。如開始治療 3～6 個月復查血脂仍未達到要求，則應調整劑量或藥物種類，3～6 個月後

復查 1 次；達到要求後延長為每 6～12 個月復查 1 次，未達到要求則考慮再調整用藥或聯合用藥。

### （2）其他項目的監測

在藥物治療時，必須監測不良反應，包括肝功能、腎功能、血常規等。

# 五、血脂代謝異常的飲食治療

## 1. 調整飲食的原則

調整飲食的原則是，限制攝入富含脂肪、膽固醇的食物；選用低脂食物（植物油、酸牛奶）；增加維生素和膳食纖維（水果、蔬菜、麵包和穀類食物）的攝入。

飲食控制須做到以下幾點。

### （1）減少脂肪的攝入量是控制能量的基礎

減少動物性脂肪，如豬油、肥豬肉、黃油、肥羊、肥牛、肥鴨和肥鵝等的攝入。這類食物含飽和脂肪酸過多，脂肪容易沉積在血管壁上，增加血液的黏稠度。飽和脂肪酸能夠促進膽固醇吸收和肝臟膽固醇的合成，使血清膽固醇水準升高。飽和脂肪酸長期攝入過多，可使甘油三酯升高。並有加速血液凝固的作用，促進血栓形成。

而多不飽和脂肪酸能夠使血液中的脂肪酸譜向著健康的方向發展，能夠減少血小板的凝聚，增加抗血凝作用，能夠降低血液的黏稠度。在海魚魚油中不飽和脂肪酸含量較多，飽和脂肪酸的含量很低。因此，多吃海魚，可以保護心血管系統，降低血脂。植物油中不飽和脂肪酸含量

高，烹調時應採用植物油，如豆油、玉米油、葵花子油、茶子油、香油等，每日烹調油不超過 10～15 毫升。

### （2）限制膽固醇的攝入量

膽固醇是人體必不可少的物質，膳食中的膽固醇每日不超過 300 毫克，忌食含膽固醇高的食物，如動物內臟、蛋黃、魚子、魷魚等食物。

### （3）供給充足的蛋白質

蛋白質的來源非常重要，主要來自於牛奶、雞蛋、瘦肉類、禽類（應去皮）、魚蝦類、大豆和豆製品等食品。但植物蛋白質的攝入量要在 50%以上。

### （4）多吃富含維生素、無機鹽和纖維素的食物

多吃富含維生素、無機鹽和纖維素的食物，如鮮果和蔬菜，它們富含維生素 C，無機鹽和纖維素較多，能夠降低甘油三酯、促進膽固醇的排泄。降脂食物，如酸牛奶、大蒜、綠茶、山楂、綠豆、洋蔥、香菇、蘑菇、平菇、金針菇、木耳、銀耳和猴頭菇等。近年發現菇類中含有豐富的「香菇素」。實驗證明當人們吃進動物性脂肪後，血液中的膽固醇都有暫時升高的現象，如此時吃些香菇，血液中的膽固醇不但沒有升高，反而略有下降，並且不影響對脂肪的消化。

中國菜餚中常用木耳、香菇等配料，是一種科學的配菜方法。每 3～4 朵的香菇中含香菇素 100 毫克，具有降脂和保健作用。山楂、花生、淡菜、蘿蔔、玉米、海帶、豆腐、牛奶和黃豆等食物均有降低血脂的作用。多吃粗糧，如小米、燕麥、豆類等食品，這些食品中纖維素含量高，具有降血脂的作用。要避免飲酒，酒能夠抑制脂蛋白酶，

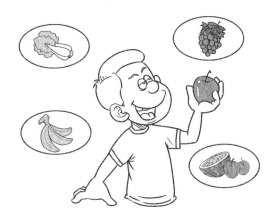

可促進內源性膽固醇和甘油三酯的合成,導致血脂升高。

### (5) 限制甜食

糖可在肝臟中轉化為內源性甘油三酯,使血漿中甘油三酯的濃度增高,所以應限制甜食的攝入,尤其不要過多吃糖和碳水化合物的食物。

另外,儘量用蒸、煮、燉、氽、熬的烹調方法,少用煎、炸、炒法,堅持少鹽飲食,每日食鹽控制在 6 克以下。

## 2. 血脂代謝異常的合理膳食結構

① 保持能量均衡攝入,饑飽不宜過度,不要偏食,切忌暴飲暴食,改掉晚餐豐盛和入睡前吃夜宵的習慣。

② 主食應以穀類為主,粗細糧搭配。粗糧中可適量增加玉米、莜麵、燕麥等成分,保持糖類所供能量占總能量的 55% 以上。

③ 增加豆類食品,提高蛋白質利用率。以乾豆計算,平均每日應攝入 30 克以上,豆腐乾 45 克或豆腐 75～150 克。

④ 動物性蛋白質的攝入量占每日蛋白質總攝入量的 20%。在動物性食物中，增加含飽和脂肪酸較低而蛋白質較高的動物性食物，如魚、禽、瘦肉等，減少陸生動物脂肪的攝入。每日總脂肪供能量不超過總能量的 30%。

⑤ 食用油以植物油為主，每人每日用量以 25～30 克為宜。

⑥ 膳食成分中應減少飽和脂肪酸，增加不飽和脂肪酸（以脫脂奶代替全脂奶），使飽和脂肪酸所供能量不超過總能量的 10%，單不飽和脂肪酸占總能量的 10%～15%，多不飽和脂肪酸占總能量 7%～10%。

⑦ 提高多不飽和脂肪酸與飽和脂肪酸的比值。我國傳統膳食中脂肪含量低，多不飽和脂肪酸與飽和脂肪酸的比值一般在 1 以上。

⑧ 膳食中膽固醇含量不宜超過 300 毫克／天。

⑨ 每人每日攝入的新鮮水果及蔬菜達 400 克以上，並注意增加深色或綠色蔬菜的比例。

⑩ 減少精製米、麵、糖果、甜糕點的攝入，以防攝入能量過多。

⑪ 膳食中應含有足夠的維生素、礦物質、植物纖維及微量元素，但應適當減少食鹽攝入量。

⑫ 戒酒。酗酒或長期飲酒，可以刺激肝臟合成更多的內源性甘油三酯，使血液中低密度脂蛋白的濃度增高而引起高血脂症。因此，還是以少飲不飲酒為好。

⑬ 少飲含糖多的飲料，多喝茶；咖啡可刺激胃液分泌並增進食慾，也不宜多飲。

### 3. 血脂代謝異常的食療藥膳方

#### （1）山楂洋菜糕

【原料】山楂條 100 克、白糖 250 克、洋菜 15 克。

【用法】洋菜放在清水中泡軟撈起，清除雜物洗淨瀝水。取鍋洗淨後放入清水 1000 毫升，上小火把洋菜、山楂條、白糖等慢慢煮化，調勻至微沸，出鍋倒入盤內，冷卻至成形發硬時切片食用。

【主治】高血壓病、高血脂症、冠心病等。

#### （2）玉米粳米糊

【原料】玉米粉、粳米各 30 克。

【用法】粳米加水先煮，玉米粉加水適量調成糊狀，待粳米煮至開花後攪入玉米糊，再煮片刻即可。每日 2 次，每次 1 碗，早、晚餐食用。

【主治】高血脂症、冠心病、動脈硬化等心血管疾病，還具有防癌作用。

#### （3）昆布海藻黃豆湯

【原料】昆布、海藻各 30 克，黃豆 150～200 克，少量調味品（香油、鹽、味精）。

【用法】昆布、海藻、黃豆同入鍋內加水煮湯，豆爛後加少量調味品（香油、鹽、味精）任意服食。

【主治】冠心病合併高血脂症和高血壓病。

#### （4）莎木麵粳米粥

【原料】莎木麵 30 克、粳米 50 克、砂糖適量。

【用法】莎木麵、粳米、砂糖同入沙鍋，用文火煮至米爛粥稠空腹食用。應現煮現吃，不宜存放。

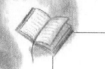

【主治】高血脂症、冠心病及病後體虛。

### （5）山楂漬鯉魚

【原料】鯉魚 1 條，山楂片 25 克，雞蛋 1 個，料酒、蔥段、薑片、精鹽、白糖適量，麵粉 150 克，味精適量。

【用法】將鯉魚去鱗、腮及內臟洗淨切塊，加入料酒、精鹽漬 15 分鐘。在麵粉中加入清水和白糖適量，打入雞蛋攪和成糊。將魚塊下入糊中浸透，取出後蘸上乾麵粉，下入爆過薑片的溫油中翻炸 3 分鐘撈起。山楂片加入少量水上火煮爛，再倒入炸好的魚塊，煮 15 分鐘收汁。撒上蔥段、味精佐餐食用，每日分 2 次食完。

【主治】冠心病及高血脂症。

### （6）綠豆酸梅飲

【原料】綠豆 120 克，酸梅、白糖各 30 克。

【用法】綠豆、酸梅放入鍋中，加適量清水煮開，綠豆、酸梅熟爛後，加入白糖攪勻涼飲，數量隨意。

【主治】高血壓病、高血脂症。

### （7）豆漿大米粥

【原料】新鮮豆漿 500 毫升、大米 100 克、白糖少許。

【用法】新鮮豆漿與大米煮粥，調白糖少許，再煮一二沸，每日清晨空腹食之。

【主治】高血脂症、冠心病、高血壓病、血管硬化等。

### （8）菊花山楂茶

【原料】菊花、茶葉各 10 克，山楂 30 克。

【用法】以上 3 味用沸水沖泡，代茶飲，每日 1 劑，常飲。

【主治】高血壓病、冠心病、高血脂症。

### （9）大蘿蔔粳米粥

【原料】大蘿蔔5個、粳米50克。

【用法】先將蘿蔔煮熟絞汁，與粳米煮成粥，早晚溫熱服食。

【主治】高血脂症、高血壓、中風等。

### （10）紅豆燉鯽魚

【原料】紅豆60克、鮮鯽魚1條（約200克）、大蒜1頭、蔥白1段。

【用法】鯽魚去鱗及內臟，與紅豆、大蒜、蔥白共文火燉熟，食魚喝湯。

【主治】高血脂症。

### （11）涼拌鮮馬齒莧

【原料】鮮馬齒莧100克。

【用法】把鮮馬齒莧在開水中煮約2分鐘撈出，拌成涼菜，每天2次，連續吃多日。

【主治】高血脂症。

### （12）單味苦瓜

【原料】苦瓜若干。

【用法】最好自己在院中種幾棵苦瓜，苦瓜發黃成熟後，每天早晨空腹吃1個苦瓜。吃時將瓜子及外面殷紅的包衣一起吃掉，堅持連續吃20天以上。

【主治】高血脂症。

### （13）單味蔥頭

【原料】洋蔥頭若干。

【用法】每天用1個小個洋蔥頭佐餐，連續吃1個半月。

【主治】高血脂症。

## （14）單味奇異果

【原料】鮮奇異果。

【用法】洗淨生吃，或者榨汁飲用。

【主治】高血脂症。

## （15）水芹黑棗湯

【原料】水芹菜、黑棗各 500 克。

【用法】黑棗去核，水芹菜洗淨切碎，加水煮熟，吃棗及水芹菜、喝湯。

【主治】高血脂症。

## （16）海帶綠豆粥

【原料】海帶、綠豆、紅糖各 150 克。

【用法】海帶浸泡、洗淨、切塊，綠豆淘洗乾淨，共煮至豆爛，用紅糖調服。每日 2 次，連續服用。

【主治】高血脂症。

## （17）黑芝麻桑椹大米粥

【原料】黑芝麻、桑椹各 60 克，大米 30 克，白糖 10 克。

【用法】將黑芝麻、桑椹、大米分別洗淨後，同放入罐中搗爛。沙鍋內加 3 碗清水，煮沸後加入白糖。糖溶化再將水煮沸後，徐徐加入已搗爛的 3 味藥，煮成粥狀食用。

【主治】高血脂症。

## （18）荷葉豬肉大米糕

【原料】鮮荷葉 5 張，瘦豬肉、大米各 250 克，醬油、鹽、澱粉、食油各適量。

【用法】先把鮮荷葉洗淨，切成方塊；瘦豬肉切成厚

片；大米用水浸泡 1 天後，擀成米粉，加醬油、鹽、澱粉、食油拌勻。然後，把肉片和米粉用荷葉包成長方形，放入鍋中蒸 30 分鐘，取出食用。

【主治】高血脂症。

## （19）山楂粳米粥

【原料】山楂 30～45 克（或鮮山楂 60g）、粳米 100克、砂糖適量。

【用法】將山楂煎取濃汁，去渣，與洗淨的粳米同煮，粥將熟時放入砂糖，稍煮一二沸即可。可做點心熱服，每天 1 次，10 天為 1 個療程。

【主治】高血壓病、高血脂症以及習慣性便秘等。

## （20）菊花決明子粳米粥

【原料】菊花 10 克、決明子 10～15 克、粳米 50 克、冰糖適量。

【用法】先將決明子放入沙鍋內炒至微有香氣，取出待冷後與菊花煎汁，去渣取汁，放入粳米煮粥。粥將熟時，加入冰糖再煮一二沸後，即可食用。

【主治】高血脂症、高血壓病、冠心病。

## （21）黑豆粳米粥

【原料】黑豆 30 克、粳米 50 克。

【用法】將淘洗後的黑豆與粳米一齊下鍋，加水 500 毫升，先大火煮沸，再改小火煮至爛熟即成。最好不放油、鹽等調料。可早、晚做主食食用。腹脹者每天只服一次。

【主治】高血脂症及合併動脈粥樣硬化者。

## （22）大蒜泡菜煮草魚

【原料】獨頭大蒜、四川泡菜各 100 克，草魚 1 條，

料酒、生薑、蔥各 10 克，食鹽 2 克。

【用法】將草魚去鰓和內臟後，切成塊；將大蒜、魚塊入鍋，加入泡菜，再放入料酒、生薑、蔥、食鹽，水適量，煮熟即可。吃蒜，食魚，喝湯。

【主治】高血脂症，特別是膽固醇血症。合併高尿酸血症、痛風者禁用。

### （23）紅薯魚肉餅

【原料】紅薯 250 克，麵粉 10 克，魚肉 50 克，薑粒、蔥花各 10 克，醬油 5 克，山茶油或花生油 30 克。

【用法】將紅薯洗淨後蒸熟、去皮，壓成泥狀，加入麵粉。取淨魚肉剁碎，加醬油。鍋中放山茶油或花生油，燒熱後下薑粒、蔥花炒香，再下魚肉略炒，做成餡；將魚肉餡摻入紅薯泥面中，壓成餅，上籠蒸熟即可。早、晚餐代主食食用。

【主治】高膽固醇血症而又便秘者。注意合併痛風者不宜常吃。

### （24）冬瓜海帶湯

【原料】冬瓜 200 克，海帶 50 克，蘇打粉、米醋各少許。

【用法】將冬瓜洗淨去瓤籽，連皮切成塊；將海帶先蒸半小時，用蘇打粉少許搓後放入清水中泡 2 小時，撈起切成絲；將冬瓜塊和海帶煮成湯，起鍋後加米醋少許。吃冬瓜、海帶，喝湯。

【主治】主治高甘油三血脂症或合併肥胖者。

### （25）木耳豆腐

【原料】黑木耳 6 克、豆腐（切成塊）200 克、花生油

15 克、生薑粒 5 克、蔥花 5 克、精鹽 1.5 克。

【用法】將黑木耳泡發去雜質；鍋中放花生油 15 克，燒熱後下薑、蔥花炒香，再下黑木耳炒勻，放豆腐塊，加鹽，大火煮 5 分鐘即佐餐食用。

【主治】高甘油三血脂症。

### （26）山楂黃精粳米粥

【原料】山楂 15 克，黃精 15 克，粳米 100 克，白糖適量。

【用法】山楂、黃精煎取濃汁後去渣，入粳米煮粥，粥熟時加入白糖調味，作早晚餐或點心服食。

【主治】健脾祛瘀，降血脂。

### （27）桂圓蓮子銀耳羹

【原料】桂圓肉 10 克，蓮子 15 克，銀耳 6 克，冰糖適量。

【用法】將蓮子煮熟燉爛，再加桂圓肉和泡開洗淨的銀耳下入湯內稍煮，加入冰糖，早晚各適量飲一次。

【主治】高血脂症。

### （28）蘆筍冬瓜湯

【原料】蘆筍 250 克，冬瓜 300 克，鹽、味精等調料適量。

【用法】蘆筍、冬瓜洗淨，切成塊，放入鍋內，再加入鹽、味精等調料一起煮湯後食用。

【主治】高血壓病、高血脂症等。

### （29）山楂核桃蜜

【原料】山楂 1000 克、核桃仁 100 克、蜂蜜 250 克。

【用法】把山楂洗淨拍碎，去核後與核桃仁一起放入

沙鍋內，加入清水浸泡 1 小時，然後用中火煮沸，改為文火慢煎 45 分鐘，濾出汁液，加入適量清水再煎煮取汁 1 次。兩次煎液合在一起煎濃，加入蜂蜜再煮開，離火冷卻裝瓶。每次服 1 湯匙，每日服 2 次，飯後用溫開水沖服，連服 3 個月為 1 個療程。

【主治】高血脂症。

**（30）蕎麥冰糖糊**

【原料】蕎麥 2500 克、冰糖適量。

【用法】蕎麥磨成粉炒熟，每次取適量放入碗內，再加一些冰糖，用沸水沖調食用。每日 2 次，連續服用。

【主治】高血脂症。

# 六、血脂代謝異常的藥物治療

近二十年來血脂調整藥物種類繁多，各有特點，最好選擇既能明顯降低血總膽固醇和甘油三酯，又可升高具有抗動脈粥樣硬化作用的高密度脂蛋白膽固醇和全面調整血脂代謝的藥物。經過大規模臨床試驗，證明經過 3～5 年調脂藥物的治療，單純高血脂症患者的冠心病發病率減少了 30%以上。

目前常用的調脂藥物，包括他汀類降脂藥、貝特類降脂藥、菸酸類降脂藥等幾大類。

## 1. 他汀類降脂藥

### （1）什麼是他汀類降脂藥

因為我國最早使用的這類藥物都是進口的，其英文名

裏都含有「他汀」這個詞尾，而其學名非常拗口，故將這一類具有降低血脂作用的藥物稱為他汀類降脂藥。

目前上市的他汀類降脂藥有 5 種：其中普伐他汀和辛伐他汀是在美伐他汀基礎上經化學加工而成。氟伐他汀和阿托伐他汀是化學合成的。

① **洛伐他汀**：商品名美降之、羅華寧、洛特－加龍省、洛之特、明維欣。

② **辛伐他汀**：商品名舒降之、理舒達、蘇之、澤之浩、辛可。

③ **普伐他汀**：商品名普拉固、美白樂鎮。

④ **氟伐他汀**：商品名來適可。

⑤ **阿托伐他汀**：商品名立普妥、阿樂。

⑥ **血脂康**：血脂康是中國研製的中藥膠囊，主要含有洛伐他汀，因此列入他汀類。

### （2）他汀類降脂藥的特點

① **他汀類降脂作用強，療效肯定**：他汀類降脂類是目前已知的降低低密度脂蛋白膽固醇的藥物，具有確切的治療冠心病和減少死亡率的作用。

② **他汀類降脂類功能多樣**：他汀類降脂類不僅僅具有降脂作用，還具有其他一些作用，如可以改善血管功能，使血管舒張，能減少和減輕心絞痛發作。他汀類降脂類還可以穩定動脈粥樣斑塊，使它們不容易破裂而形成血栓，從而減少心肌梗塞的發生。此外，他汀類降脂類對治療骨質疏鬆也有好處。

③ **他汀類降脂類副作用小**：服用他汀類降脂類很少因為發生不良反應而停藥的。有少數患者可能會出現胃部不

舒服或便秘等，但這常常比較輕微，並不影響繼續服藥。只有約千分之一的患者可能發生肌病，引起肌肉疼痛，如果有這種反應，應立即請醫師檢查、處理，停藥後大多會恢復。

總之，他汀類降脂類是目前治療冠心病、高血脂症的首選藥物。

### （3）他汀類降脂藥的副作用、注意事項

他汀類降脂藥的主要副作用有兩方面：對肝臟和肌肉的雙重損害，引起肝臟轉氨酶升高和肌肉疼痛、乏力。只要合理服用和注意監測極少引起嚴重不良後果。

① **瞭解患病情況**：患者是否合併有肝腎功能不全、甲狀腺功能減退症等其他疾病；是否合用其他藥物，如貝特類降脂藥、菸酸、環孢素、抗真菌藥、紅黴素、克拉黴素、維拉帕米和胺碘酮等藥物；是否酗酒，大量飲用柚子汁；是否剛做了大手術；有無藥物說明書上所列禁忌證；是否已將上述情況告訴了醫師。有這些情況並非就絕對不能服用他汀類降脂藥，但有增加發生副作用的危險，應請醫師根據病情選用。

② **服藥時間**：他汀類降脂藥宜晚上服用，這樣可以獲得最好的降脂效果。因為人體合成膽固醇在夜間最活躍，而他汀類降脂藥主要是由限制膽固醇的合成起作用的，因此晚上服用效果最好。

③ **副作用的監測**：在開始服用他汀類降脂藥前，需化驗肝臟轉氨酶和肌酸激酶。患者要注意自身的一些反應，有沒有出現肌肉疼痛、不適、乏力，有沒有解棕褐色小便。一旦有這些情況，立即報告醫師，進行化驗檢查，決

定處理方案。

④ **復查血脂，調整劑量**：在服藥 6 週左右，血脂平穩下降。因此，在服藥 1 個月後，可復查血脂，瞭解血脂是否達標。若已達標，可按原劑量繼續服用；若尚未達標，則常需調整劑量，或考慮合用其他降脂藥物。當然，這應在醫師指導下進行，因為盲目增加劑量，其降脂效果並不一定明顯提高，反而增加毒性作用。

## 2. 貝特類降脂藥

### (1) 現有的貝特類降脂藥有哪些

貝特類降脂藥也就是苯氧芳酸類降脂藥。其多數藥物的譯名中含有「貝特」二字，如氯貝特、苯紮貝特和非諾貝特等，故常將此類降脂藥物稱為「貝特類」降脂藥。

這類藥物的突出作用是顯著降低甘油三酯，而抗動脈粥樣硬化。在臨床上，此類藥物常用於動脈粥樣硬化的預防和治療。

貝特類降脂藥有許多種，目前在臨床上常用的有非諾貝特（立平脂）、吉非貝琪、苯紮貝特等。

### (2) 貝特類降脂藥主要有哪些副作用

貝特類降脂藥最常見的不良反應為胃腸道不適，偶見皮膚瘙癢、蕁麻疹、皮疹、脫髮、頭痛、失眠和性慾減退等。這些反應一般比較輕，無須停藥就可自行消失。個別症狀明顯者應減少劑量或停藥。

長期服用貝特類降脂藥時，應該警惕藥物引起的肝、腎功能損害。還有個別患者服藥後可能發生藥物性橫紋肌溶解症，表現為肌肉疼痛、無力，有時還有肌肉抽搐。

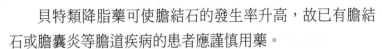

貝特類降脂藥可使膽結石的發生率升高，故已有膽結石或膽囊炎等膽道疾病的患者應謹慎用藥。

貝特類降脂藥對胚胎有一定毒性，可使胚胎生長延遲，所以孕婦、哺乳期婦女最好不要服用。

### （3）服用貝特類降脂藥時應注意哪些事項

貝特類降脂藥是目前臨床上常用的降脂藥物，在服用這類藥物時，應注意下列幾點。

① 貝特類降脂藥的主要作用是降低甘油三酯，所以，是嚴重高甘油三酯血症的患者首選降脂藥物。

② 貝特類降脂藥的副作用少見，但少數患者的肝功能可發生損害，極少數可引起肌肉病變，表現為肌肉疼痛、肌肉抽搐和乏力等。因此，長期服用貝特類降脂藥物時，應定期復查肝功能及肌酶水準，如有明顯異常，應及時減低服藥劑量或停藥。

③ 此類藥有增強抗凝藥（如肝素、低分子肝素或華法林等）藥效及升高血糖的作用，若同時服抗凝藥或降糖藥時，應注意調整藥物的劑量。

### 3. 菸酸類降脂藥

### （1）菸酸類降脂藥有哪些

菸酸屬於 B 群維生素中的一種，別名維生素 $B_3$。常用的菸酸類降脂藥有以下幾種。

① 菸酸：適用於Ⅲ、Ⅳ、Ⅴ型高血脂症患者。

② 菸酸鋁：適用於Ⅲ、Ⅳ、Ⅴ型高血脂症患者。

③ 菸酸肌醇酯：菸酸肌醇酯口服吸收後經酶分解為菸酸和肌醇，從而發揮改善脂質代謝異常、降低總甘油三

酯、總膽固醇的作用。擴張血管作用較為緩和。肌醇尚有抗脂肪肝作用，並能降低毛細血管脆性，防止膽固醇在肝內沉積。

### （2）為什麼菸酸類降脂藥需要大劑量

菸酸具有降低膽固醇及甘油三酯的作用，但要達到預期降脂療效必須服用較大的劑量。研究發現，每日服用菸酸 3 克，才能使總膽固醇和甘油三酯分別下降 9.9%和26.1%。在另一項研究中，患者服用菸酸每次 1 克，每日 4 次，並同時加用考來替泊（降膽寧），兩年半以後低密度脂蛋白膽固醇降低 32%，高密度脂蛋白膽固醇升高 43%，並可防止冠狀動脈病變的進展，促使已有的冠狀動脈病變消退，降低冠心病事件的發生率。

因此，對於高血脂症的治療，菸酸需用大劑量，一般為每次口服 1～2 克，每日 3 次。

### （3）大劑量菸酸類降脂藥的副作用有哪些

由於菸酸類降脂藥需要服用大劑量才有明顯調節血脂的作用，而隨著劑量加大，其副作用也隨之增加。菸酸類降脂藥最多見的副作用是 60%～90%的患者服藥後面色潮紅，可伴隨皮膚瘙癢、頭昏、心悸、氣短、出汗和畏寒等。堅持繼續服藥 2～6 週後，這些不適可以減輕或消失。

菸酸類降脂藥還可以引起和加重胃和十二指腸潰瘍，血中的尿酸增加，導致關節疼痛（痛風）等較嚴重的副作用。

菸酸類降脂藥偶爾傷害肝臟，表現為血清轉氨酶和鹼性磷酸酶升高，甚至可見膽汁淤積性黃疸。

因此，在服用大劑量菸酸類降脂藥的過程中需要定期

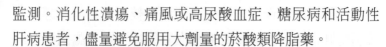

監測。消化性潰瘍、痛風或高尿酸血症、糖尿病和活動性肝病患者，儘量避免服用大劑量的菸酸類降脂藥。

### （4）如何減少菸酸類降脂藥的副作用

大劑量服用菸酸類降脂藥常可引起一些不良反應，如皮膚發紅、瘙癢等不適，多在開始服藥的1～2週時出現，繼續服藥後這些不良反應可逐漸減輕或消失。

為了減少菸酸類降脂藥的不良反應，可採取以下措施：

① 從小劑量開始，如每次 0.1～0.5 克，每日 3 次，以後逐漸增加至常用劑量；

② 飯後服藥，用餐時少喝菜湯，服藥時少飲水；

③ 同時服小劑量的阿司匹林，有減輕潮紅症狀的作用；

④ 服用新型的菸酸類降脂藥製劑，如緩釋片或控釋片，在腸道內緩慢被吸收入血，所以副作用會明顯減少。

### 4.常用降膽固醇藥物

① **貝特類降脂藥：**如氯貝丁酯（安妥明）、非諾貝特（立平脂）、吉非貝琪（康利脂、諾衡）和苯紮貝特（必降脂）等，是目前應用最廣泛的一類藥，它可降低低密度脂蛋白膽固醇和甘油三酯，而對高密度脂蛋白膽固醇則有升高作用。

② **他汀類降脂藥：**如洛伐他汀（美降之）、血脂康（脂必妥）、辛伐他汀（舒降之）和普伐他汀（普拉固）等，對低密度脂蛋白膽固醇的降低作用比苯氧乙酸類降脂藥明顯，降甘油三酯和升高高密度脂蛋白膽固醇的作用不如貝特類降脂藥。

③ **多不飽和脂肪酸**：如魚油製劑（脈東康、多烯康）和亞麻酸等，可降低甘油三酯，但降膽固醇作用較差。

④ **菸酸類降脂藥**：如菸酸、菸酸肌醇酯和戊四菸酯等，但部分患者用後有臉紅、心悸、皮膚瘙癢和胃腸道不適等。

⑤ **彈性酶**：調脂能力較弱，可用於輕度患者。

⑥ **α－受體阻斷藥**：如特拉唑嗪，可升高高密度脂蛋白膽固醇，但易發生體位性低血壓。

⑦ **中藥**：人參、絞股藍和山楂等也有一定的降脂作用。

## 5. 降低甘油三酯的藥物

### （1）菸酸類降脂藥

菸酸類降脂藥降低極低密度脂蛋白膽固醇、低密度脂蛋白膽固醇的確切原因還不清楚，可能降低肝臟合成極低密度脂蛋白膽固醇是原發作用，繼而引起低密度脂蛋白膽固醇的合成減少。包括以下幾種。

① **菸酸**：適用於Ⅲ、Ⅳ、Ⅴ型高血脂症患者。潰瘍病患者禁用。

② **阿西莫司（樂脂平）**：能減少甘油三酯、低密度脂蛋白膽固醇的生成，增加高密度脂蛋白膽固醇水準。

③ **菸酸鋁**：適用於Ⅲ、Ⅳ、Ⅴ型高血脂症患者。

④ **菸酸肌醇酯**：口服吸收後經酶分解為菸酸和肌醇，從而發揮改善脂質代謝異常、降低總甘油三酯、總膽固醇的作用。

四
高
健
康
診
療

### （2）貝特類降脂藥

貝特類降脂藥也稱為貝丁酸類降脂藥。適用於甘油三酯升高為主和存在膽固醇升高的混合型患者。包括以下幾種。

① **吉非貝琪**：可降低甘油三酯、膽固醇及極低密度脂蛋白膽固醇。適用於Ⅲ型高血脂症患者。

② **非諾貝特**：非諾貝特具有顯著的降低血漿甘油三酯和膽固醇的作用，並能升高高密度脂蛋白膽固醇，還可以清除血管壁內膽固醇的沉積，抑制動脈粥樣硬化斑塊的形成。適用於各型高血脂症患者。

③ **苯紮貝特**：被吸收後能明顯降低血漿甘油三酯、膽固醇及極低密度脂蛋白膽固醇，並能升高高密度脂蛋白膽固醇，尚有抗血小板黏性及血液黏度作用。

④ **益多酯（特調酯）**：能降低低密度脂蛋白膽固醇、總膽固醇和甘油三酯，並能升高高密度脂蛋白膽固醇，具有強大的抗血小板聚集作用，還能降低血尿酸，適用於Ⅱ～Ⅴ型高血脂症。

### （3）天然魚油濃縮劑

### 6.常用調脂藥物的用法

### （1）他汀類降脂藥

① 洛伐他丁，每次 20 毫克，每晚 1 次口服，調整劑量應隔 4 週以上，最大劑量每日 80 毫克，一次頓服。

② 辛伐他丁，每次 5～10 毫克，每晚 1 次口服。最大劑量每日 40 毫克，晚上口服。

③ 普伐他丁，每次 10～20 毫克，每晚 1 次口服。最

大劑量每日 40 毫克。

④ 氟伐他丁，每次 20～40 毫克，每晚 1 次口服。

⑤ 阿托伐他丁，每次 10～80 毫克，每晚 1 次口服。

**（2）貝特類降脂藥**

① 非諾貝特（立平脂），每次 100 毫克，每日 3 次口服。

② 非諾貝特（微粒型），每次 200 毫克，每日 1 次口服。

③ 苯紮貝特（必降脂），每次 200 毫克，每日 3 次口服。

④ 吉非貝奇（諾衡），每次 300 毫克，每日 3 次（或每次 600 毫克，每日 2 次）口服。

⑤ 益多酯（特調酯），每次 250 毫克，每日 2～3 次口服。

**（3）菸酸類降脂藥**

① 菸酸，每次 100 毫克，每日 3 次（漸增至每日 1～3 克）口服。

② 阿西莫司（樂脂平），每次 250 毫克，每日 1～3 次口服。

③ 菸酸鋁，每次 1～2 克，每日 3 次，飯後服。

④ 菸酸肌醇酯，每次 0.2～0.4 克，每日 3 次。

**（4）膽酸螯合劑**

① 考來烯胺（消膽胺），每次 4～5 克，每日 3 次，飯前或睡前口服。

② 考來替呱（降膽寧），每次 5～20 克，每晚 1 次（或每日分 2 次）口服。

**（5）其他類降脂藥**

① 普羅布考（丙丁酚），每次 0.5 克，每日 2 次口服。

② 血脂康（由中藥紅麴中提取的純生物製品，主要成

分為洛伐他丁），每次 2 粒，每日 2 次口服。

③ 月見草，每次 1.5 克，每日 3 次口服。

④ 彈性酶，每次 10～20 毫克，每日 3 次口服。

## 7. 藥物治療的注意事項

① 調脂藥物的具體選用和服用劑量應聽從醫師的意見。

② 明確血脂代謝異常屬於哪種類型（如高膽固醇血症、高甘油三酯血症、混合型高血脂症、低高密度脂蛋白血症等），根據不同類型選擇相應的藥物。

③ 按照病因區分原發性高血脂症及繼發性高血脂症。常見的病因為糖尿病、甲狀腺功能低下、腎病綜合徵等。

④ 在對高血脂症患者進行治療的同時，也要注意相關疾病用藥對血脂的影響。如在用降壓藥物治療中注意噻嗪類利尿藥可能增高總膽固醇、低密度脂蛋白膽固醇或甘油三酯；$\beta$ - 受體阻滯藥可能增高甘油三酯和降低高密度脂蛋白膽固醇。

⑤ 瞭解高血脂症防治目標水準。對高血脂症患者的治療，要根據具體情況進行防治，不能僅憑血清化驗的結果，千篇一律地進行治療。

⑥ 在治療過程中，要進行監測。

⑦ 患有高血脂症的老年人在使用降脂藥物過程中應注意劑量及藥物不良反應，一般降脂不宜過量、過急。

⑧ 婦女患有高血脂症時，在停經期前後治療上有所不同。

# 七、高血脂症的血漿淨化療法<br>與外科手術治療

## 1. 什麼叫高血脂症血漿淨化療法

　　高血脂症血漿淨化療法，亦稱血漿分離法，也稱血漿清除法或血漿置換法，就是指去除血漿中含有的高濃度脂蛋白。近幾年發展起來的低密度脂蛋白去除法，其優點是特異性高，副作用很少，無須補充血漿。但需每間隔 7～14 日進行 1 次，且需終生治療。

　　低密度脂蛋白去除法，目前已成為對於難治性高膽固醇血症患者的最有效的治療手段之一，它可使血清膽固醇水準降低到用藥物時無法達到的水準。

　　血漿淨化治療雖然能有效地降低膽固醇，但由於所需費用太高，且需長期進行，還有一些副作用，甚至有導致出血、感染等危險，輕、中度高血脂症患者，不宜採用此方法。

## 2. 何者適用低密度脂蛋白去除法治療

　　① 冠心病患者經最大限度的飲食控制和藥物治療後，血清低密度脂蛋白膽固醇 ＞4.92 毫摩／升。

　　② 無冠心病的 30 歲以上的男性和 40 歲以上的女性患者，經飲食控制和藥物治療後，血清低密度脂蛋白膽固醇 ＞6.48 毫摩／升，在其一些親屬中有早發性冠心病者，以及有一項或一項以上其他冠心病危險因素，包括血漿脂蛋

白（a）＞40毫克／分升者。

③純合子型家族性高膽固醇血症患者，即使無冠心病，若同時有血漿纖維蛋白水準升高者。

④對於純合子型家族性高膽固醇血症患者，凡對降脂藥物治療反應差而血漿膽固醇水準又非常高者。

### 3. 哪些患者需要手術治療

對於由合理調整飲食、改善生活方式及嚴格的降脂藥物治療，不能把血脂控制在一個滿意水準的高血脂症患者，或者由於種種原因無法堅持服用降脂藥物（如服藥後出現嚴重不良反應等）的患者及純合子型家族性高膽固醇血症患者，還可考慮外科手術方法治療。

不過，手術操作複雜，有一定風險，費用也很昂貴，並且會導致腹瀉等併發症和後遺症。因此，不到萬不得已，一般不主張採用手術方法。

治療血脂代謝異常的手術方法，外科手術包括部分回腸末端切除術、門腔靜脈分流吻合術和肝臟移植術。

# 八、高血脂症的中醫治療

### 1. 中藥治療

中醫認為高血脂症是因痰濕、濕濁及痰瘀所致，主要與肝、脾、腎的功能失調密切相關，可用以下方法治療。

#### （1）益氣健脾祛瘀降脂法

【適應證】原發性高血脂症患者，先天脾胃虛弱，脾

胃運化輸布水液功能失調，以致痰濕內生，血脈瘀阻。運用益氣健脾祛瘀降脂法，可振奮脾胃，疏通脈絡，達到降脂目的。

【組方】黨參、三棱各 30 克，茯苓、牛膝各 15 克，白朮 20 克，甘草 9 克，莪朮 60 克。

## （2）平肝潛陽法

【適應證】高血脂症並伴有高血壓、動脈硬化等症的患者，證見頭昏、頭脹痛、耳鳴、面潮紅、易怒、口苦、失眠多夢、便秘尿赤、舌紅苔黃、脈弦數，治用天麻鉤藤飲加減。

【組方】天麻 12 克，牛膝、桑寄生、茯苓、何首烏、菊花、蔓荊子各 15 克，鉤藤、石決明、益母草、夜交藤各 20 克，黃芩、山梔子各 10 克。便秘者加大黃、芒硝；手足震顫者加龍骨、牡蠣、珍珠母；肝火偏盛者加龍膽草、牡丹皮。

## （3）清熱利濕法

【適應證】高血脂症患者伴發熱、口乾煩渴、尿少便秘、頭暈脹、血壓偏高，時有心悸、水腫、舌紅苔黃膩、脈滑數，治用龍膽瀉肝湯加減。

【組方】龍膽草 12 克，玉米鬚 50 克，山梔子、黃芩各 10 克，澤瀉、蔓荊子各 18 克，車前子、菊花、地龍、虎杖各 15 克，草決明、夏枯草各 20 克。

## （4）滋陰養血法

【適應證】高血脂症伴頭暈頭痛、耳鳴目眩、半身不遂或手足震顫或語言謇澀、舌紅、脈弦滑等證，治用補陽還五湯加味。

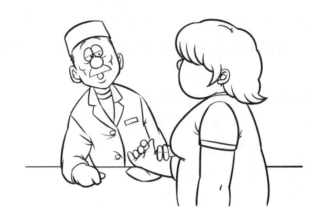

　　【組方】黃芪60 克，赤芍 12 克，地龍 30 克，當歸、紅花各 10 克，川芎、丹參、生地各 15 克，鉤藤、山楂、石決明各 20 克，全蠍、甘草各 8 克。

　　（5）溫經通陽法

　　【適應證】高血脂症伴胸痛胸悶、氣短自汗、心悸、四肢厥冷、舌苔白、脈沉細，常見於冠心病曾經出現過心肌梗塞的患者，治用加味瓜蔞薤白半夏湯。

　　【組方】瓜蔞、薤白、半夏、丹參、蘇梗、棗仁、川芎各 15 克，桂枝、厚朴各 12 克，當歸 10 克，黃芪30克，炙甘草 8 克。

　　（6）活血化瘀法

　　【適應證】高血脂症伴有胸痹心痛、痛處固定，或兼有健忘、失眠、心悸、精神不振、面色或唇色紫暗，舌有紫斑或瘀點，脈弦澀或細澀，常見冠心病或心肌梗塞患者，治宜通心通腦通脈絡，藥用血府逐瘀湯加味。

　　【組方】當歸、人參、水蛭、土鱉蟲、炙甘草各 10 克，生地、赤芍、瓜蔞各 15 克，桃仁、紅花、枳殼、五靈

脂各 12 克，全蠍 8 克。

### （7）溫腎益陽法

【適應證】高血脂症伴頭暈、小便頻數、腰膝酸軟、陽痿、舌淡苔白、脈沉細無力，多見於糖尿病患者，治以溫補腎陽、充養腦髓，藥用河車大造丸加減。

【組方】黨參、茯苓、熟地、杜仲、牛膝、製首烏各 15 克，山茱萸、紫河車各 12 克，菟絲子 20 克，肉桂 8 克，銀杏葉 18 克，枸杞子 20 克，甘草 6 克。

### （8）祛瘀導滯法

【適應證】單純高血脂症患者，治宜用祛瘀導滯法。

【組方】丹參、山楂各 15 克，鉤藤、決明子、益母草各 30 克。水煎代茶飲用，有很好的降血脂作用。

### （9）祛痰化濁法

【適應證】高血脂症患者一般都形體肥胖，平日嗜食高脂肪、高蛋白飲食，使得平日頭重眩暈，胸腹憋，噁心，肢體麻木，時吐痰涎，倦怠，少食，多寐，走路時步履沉重，舌苔厚膩有瘀斑，脈滑，藥用半夏白朮天麻湯。

【組方】半夏、白朮、生薑、代赭石各 12 克，天麻、陳皮、膽南星各 10 克，茯苓、白芥子、石菖蒲、澤瀉、瓜蔞各 15 克，甘草 6 克。

若脘悶納差者加白蔻仁、砂仁，痰熱者加黃芩、竹茹、天竺黃等，若兼有濕熱內蘊而便秘者，加火麻仁 9 克，大黃 6 克，川芎 9 克；兼血壓高者，可加羅布麻 9 克，黃柏 9 克，這樣效果更佳。

另外，還有不少高血脂症患者頭部昏眩暈痛、視力模糊、耳鳴心悸、失眠多夢、腰酸背痛、肢體麻木、舌苔紅

而薄白、脈象細而弦滑。這種高血脂症為肝腎虧虛之症，可用熟地、枸杞子各 12 克，決明子、澤瀉、牛膝各 9 克，黃精 10 克組成基本藥方。若頭眩暈痛較重者，可加天麻 9 克；血壓高者，可加桑寄生 15 克；大便秘結者，可加火麻仁 12 克，肉蓯蓉 9 克。

如果患者面色蒼白，少動懶言，胃口不佳，乏力，心悸怔忡，心前區偶有憋悶感，舌苔淡而薄白，脈象細弱或者無力，這類症狀為氣血雙虛之症，宜用八珍湯（當歸、川芎、熟地、白芍、人參、白朮、茯苓、炙甘草各 6 克，加生薑 3 片，大棗 2 枚），再加生山楂 12 克，天門冬 12 克，黃芪 9 克，若大便秘結加白朮 12 克。還可根據患者的具體情況加減用藥。

## 2. 高血脂症的偏方、驗方

### （1）方1

【藥物】山楂 30 克，草決明、荷葉各 12 克，花椒 1 克。

【用法】以上劑量為 1 付，每次服半付，每日 2 次。加水 500 毫升，煮沸後當茶飲。服用 30 天後測血脂，如正常則去掉花椒，其餘 3 味量減半，開水沖後當茶飲，可長期飲用。

### （2）方2

【藥物】生澤瀉、山楂、野菊花各 25 克。

【用法】開水浸泡當茶飲，每日數次。

### （3）方3

【藥物】丹參 10 克，銀杏葉、柿樹葉（均切絲）、茶

葉適量。

【用法】沸水浸泡，代茶飲。

（4）方 4

【藥物】山楂 15 克、白菊花 10 克。

【用法】開水浸泡代茶飲。

（5）方 5

【藥物】決明子 20 克、生地黃 15 克、檸檬 10 克、茶葉 3 克。

【用法】水煎，代茶飲。

（6）方 6

【藥物】菊花 6 克、決明子 12 克、香櫞 10 克、茶葉 3 克、甘草 1 克。

【用法】水煎或開水浸泡代茶飲。

（7）方 7

【藥物】枸杞子 12 克，杜仲（炒）、菊花各 10 克，決明子 15 克。

【用法】水煎代茶飲。

（8）方 8

【藥物】茶樹根 20 克（切片）、山楂 25 克、紅花 3 克。

【用法】茶樹根、山楂先用沸水浸泡取汁，後入紅花一同沸水浸泡，再加入前汁，代茶飲。

（9）方 9

【藥物】槐花、山楂各 10 克。

【用法】水煎，每日 1 劑。

四高健康診療

（10）方 10

【藥物】何首烏 15 克、決明子 30 克、枸杞子 9 克。

【用法】水煎，每日 1 劑，分 2 次服。

（11）方 11

【藥物】香菇 180 克、決明子 80 克。

【用法】以上 2 味烤黃後共研成末，每次服 6 克，每日服 2 次，連服 20 日。

（12）方 12

【藥物】生蒲黃、槐花各 100 克。

【用法】以上 2 味共研成細末，加蜂蜜為丸，每丸 6 克。每次服 1 丸，每日 2 次。

（13）方 13

【藥物】女貞子 5 克。

【用法】研成末，加蜂蜜為丸，每次服 1 丸，每日 2 次。

（14）方 14

【藥物】山楂、澤瀉各 15 克，枸杞子 30 克。

【用法】水煎，每日 1 劑，分 2 次服。

（15）方 15

【藥物】玉竹、黨參各適量。

【用法】以上 2 味共研成細末，加蜂蜜為丸，每丸 16 克，每次服 1 丸，每日 2 次。

（16）方 16

【藥物】枸杞子 10 克，黃精、桑椹各 15 克，黑芝麻 30 克。

【用法】用以上 10 倍數量，加水分數次煎熬取汁，將

汁合併加熱濃縮。另用適量蜂蜜煎熬至能挑起絲後，混入藥汁濃縮液中，每次吃1～2湯匙。注意此藥不可久貯。

（17）方17

【藥物】生薑、橘皮各6克，豆漿250～300毫升。

【用法】生薑、橘皮切絲，水煎取汁，同豆漿共煮沸，分2次飲用。

（18）方18

【藥物】丹參、淨蟬衣各15克，廣鬱金9克。

【用法】水煎，每日1劑。分2次服。一般服10劑可以見效。

（19）方19

【藥物】乾花生殼100克。

【用法】把花生殼洗淨，放入沙鍋內，加水適量煎煮，取汁飲服，每日1劑。

（20）方20

【藥物】三七3克，山楂24克，澤瀉18克，草決明、虎杖各15克。

【用法】水煎，每日1劑，分2次服用。

## 3. 足療法

中醫認為，足與經絡系統密切關聯，人體許多經脈源於足或止於足，全身經脈都直接或間接地達到足心部和湧泉穴。足部與人體的五臟六腑有著非常密切的表裏關係，各個器官在足部都有一定的分佈區域及各自的反射區，因此刺激足部的某個區域或某個點，都可對相應的器官產生影響，從而加強器官的活動，達到治療器官疾病的目的。

　　足療一直被作為中醫外治療法的一類，它包括足部穴位及反射區按摩療法、足浴療法、敷貼療法等。因為施治於足部某些穴位能起到去脂、減肥、降壓等作用，所以足療可以治療高血脂症。

## （1）足部按摩的部位

　　① 足底部反射區：包括腦垂體、甲狀腺、甲狀旁腺、心、脾、腎上腺、腎、輸尿管、膀胱、盲腸（闌尾）、回盲瓣、升結腸、橫結腸、降結腸、乙狀結腸及直腸、小腸和肛門。

　　② 足外側反射區：包括膝、肘關節、肩（關節）、下腹部。

## （2）常用手法

　　為示指外側緣刮法、拇指推法、按法、拇指指端點法、示指指間關節點法和叩擊法等。

## （3）具體按摩的部位和方法

　　① 足底部：手指彎曲成空拳，大拇指壓於示指之上，然後用自己可以接受的力度，從足趾根部向足根部做輕柔的旋轉按壓，並由輕至重，按摩 3～5 分鐘，以出現透熱感為好。

　　② 足內側：足內側是指由大腳趾內側至足根內側的整個部分，可用刺激足底部的同樣手法和力度，做從前向後的直刮或旋轉按摩，時間以 3～5 分鐘為宜，也以透熱為好。

　　③ 足趾部：用手掌握住腳上五趾，使腳趾做屈伸及左右旋轉的被動活動。由於做了有節律的伸縮和旋轉，血液循環就得以改善，從而增強了心臟、血管、呼吸、消化、

神經以及內分泌等系統的新陳代謝，提高了機體的免疫功能，有助於預防高血壓病、冠心病、動脈粥樣硬化和糖尿病等。

### （4）注意事項

① 每晚臨睡前先用溫水洗腳後，再做足部按摩。

② 兩隻腳可分先後或交替進行按摩，務必循序漸進，量力而行。

③ 長期進行足部按摩，雙腳感覺遲鈍是常有的現象，可用鹽水泡腳 30 分鐘，以增強其知覺敏感度，同時也會使防治與保健效果明顯提高。

## 4. 中藥足浴療法

### （1）什麼是中藥足浴療法

中藥足浴療法是採用中藥煎煮取汁泡腳進行疾病治療的一種綠色康復療法，也是中醫內病外治法的一個重要組成部分。

主要由藥液的溫熱作用及借助藥物蒸汽和藥液的薰洗和治療作用，使藥物離子由各種途徑進入血液，從而達到調理陰陽平衡、疏通經脈、改善血液循環和加速體內新陳代謝產物排出的效果，進而達到防病、治病的目的。

中藥足浴療法不同於傳統的溫水足浴及足底保健按摩，首先是患者要在中醫專家辨證施治原則的指導下，根據患者不同的疾病而採用不同的中藥配方進行治療。

這種療法因藥物不經胃腸破壞，所以，和內服藥相比具有療效快、針對性強、無毒性作用的優點，同時不會增加肝腎的負擔。

## （2）足浴療法的要求

① **要辨證論治**：中藥藥浴必須在中醫師指導下，在辨證論治的基礎上，選取中草藥。經合理配伍，煎取藥液，才能進行有效藥浴。否則，會影響足浴的效果，甚至出現副作用。

② **足浴的溫度及時間**：足浴前先在水裏放入煎煮過的藥液（可兌水稀釋），再將腳放入 37 攝氏度左右的水中，然後讓浴水逐漸變熱至 42 攝氏度左右即可保持水溫，浴足時水通常要淹過踝部，且要時常搓動。藥浴時間養生保健每次 20 分鐘即可，康復治療每次可 30～60 分鐘，最好能遍身微汗為佳，否則會影響療效。不能時間太短，但亦不可遍身大汗淋漓，以防耗散正氣。一般 15 天為 1 個療程。足浴時間內水溫要保持，只有保持一定的水溫和確保規定的足浴時間，再加上對症治療的中藥及相應的濃度，才能保證藥物效力的最大發揮，從而起到最佳的治療效果。

③ **足浴護理要點**：中藥足浴可加強胃腸蠕動，為保證足浴的治療時間，足浴前應排盡大小便。足浴前應對患者進行心理調護，詳細解釋足浴的作用及方法，取得患者的配合。病室環境宜安靜舒適，室溫適中，不要直接吹風，最好配以柔和的燈光和音樂，讓患者心曠神怡，精神放鬆。水溫保持溫熱，太冷易引起感冒等不適，太熱會燙傷皮膚，尤其糖尿病患者浸泡水溫更不宜太高。凡燒傷、膿皰瘡、水痘、麻疹及足部外傷者不宜足浴。足部皮膚皸裂者水溫不宜太高，洗後擦乾應塗上凡士林等。冬天應在膝蓋上加蓋大毛巾保暖，足浴後立即擦乾雙腳，冬天注意足部保暖。足浴過程中應加強病情觀察，注意患者神志、面

色、出汗等情況，發現異常應立即停止。

## （3）足浴療法注意事項

① 中藥足浴時要注意溫度適中（最佳溫度在 37～45 攝氏度），要防止水溫過熱灼傷皮膚。中藥足浴藥液至少要浸過踝關節，一般藥液多比少好，並要保證有一定濃度。

② 中藥足浴時間每次以 30～40 分鐘為宜，有條件者應使用具有加熱、按摩及磁療功能的足浴盆進行足浴，使足部得到適當的物理刺激，如按摩、捏腳或搓腳等效果更佳。

③ 飯前、飯後 30 分鐘不宜進行足浴，由於足浴時，足部血管擴張，血容量增加，造成胃腸及內臟血液減少，影響胃腸的消化功能。飯前足浴可能抑制胃液分泌，對消化不利，飯後立即足浴可造成胃腸的血容量減少，影響消化。

④ 中藥足浴治療時，有的患者屬特異體質，有些藥物外用後出現起疱，或局部皮膚發紅、瘙癢等症狀，此為過敏反應。出現這些症狀後，應停止用藥。

⑤ 中藥足浴所用的為外治藥物，劑量較大，其中有些藥物只能外用，故一般不宜入口。同時，足浴治療完畢後，應洗淨患處，拭乾。

⑥ 有傳染性皮膚疾病者，如足癬患者，應注意自身傳染和交叉傳染的可能。故最好要用專用的一次性塑膠袋，把稀釋好的中藥裝入塑膠袋，再用塑膠袋將足連及小腿套在裏面，最後放入調好溫度的浴盆中浸泡，這樣不但可以防止交叉感染或傳播傳染病，更主要的是能保持中藥的有

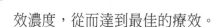

效濃度，從而達到最佳的療效。

⑦ 在進行中藥足浴時，由於足部及下肢血管擴張，血容量增加，有時可引起頭部急性貧血，出現頭暈、目眩。出現上述症狀時，請立即平臥躺下，同時可用冷水洗足，使足部血管收縮，血流充分流向頭部，消除頭部急性貧血，緩解症狀。

⑧ 有出血等症狀患者，不宜足浴。有嚴重心臟病患者，腦溢血未治癒者，足部有炎症、皮膚病、外傷或皮膚燙傷者，出血性疾病、敗血病等患者，對溫度感應失去知覺者，嚴重血栓患者，心臟病患者，孕婦、小孩（應在成人幫助下使用）均不宜足浴。

⑨ 藥浴不可能包治百病，藥浴只是眾多療法之一，當此法難以達到完全治療效果時，應儘早配合或改換其他更好的治療方法，以免耽擱病情。

⑩ 在人體極度虛弱，站立不穩，意識不清，不能自理時，以及過度勞累、饑餓都不宜藥浴。藥浴後當避免受涼受風，因其腠理疏鬆，汗孔開放，易受外邪侵襲。

### （4）常用足浴方

方1

【組方】山楂 30 克，川芎、吳茱萸各 10 克，米醋 50 毫升。

【用法】前三味入鍋加水浸泡一會兒，然後水煎取汁，與米醋一起入盆，趁熱洗浴雙腳，每次 20 分鐘左右，以睡前浸洗為宜。

方2

【組方】紅花、桃仁（打碎）各 10 克，柴胡 12 克，

四 高健康診療

赤芍 30 克。

【用法】各味入鍋，用冷水浸泡一會兒，然後水煎取汁，趁熱入盆泡洗雙腳，每次 20 分鐘左右，以睡前浸洗為宜。

方 3

【組方】桃樹葉 50 克，薑黃 10 克，食醋 100 毫升。

【用法】前兩味水煎取汁，與食醋一起入盆和勻，趁熱洗浴雙腳，每日 1 劑，每次 20 分鐘左右。可重複使用兩次，但需加熱。

方 4

【組方】女貞子、白芍各 30 克，草決明 40 克，磁石 50 克。

【用法】各味入鍋，加水浸泡一會兒，然後水煎取汁，入盆，趁熱洗浴雙腳，每日 1 劑，每次 20 分鐘左右（注意保持適宜的水溫）。

方 5

【組方】當歸、生地黃、石決明、白芍、磁石各 30 克，菊花 10 克。

【用法】各味入鍋浸泡，水煎取汁，入盆。趁熱洗浴雙腳，每日 1 劑，每次 20 分鐘左右。可重複使用兩次，但需加熱。

方 6

【組方】當歸、女貞子各 50 克，桑寄生、生地黃各 30 克。

【用法】各味入鍋浸泡，水煎取汁，入盆。趁熱洗浴雙腳，每日 1 劑，每次 20 分鐘左右。可重複使用兩次，但

需加熱。

方 7

【組方】枸杞子、女貞子各 30 克，菊花、決明子各 20 克。

【用法】各味入鍋浸泡，水煎取汁，入盆。趁熱洗浴雙腳，每日 1 劑，每次 20 分鐘左右。可重複使用兩次，但需加熱。

方 8

【組方】磁石 40 克，槐花、野菊花各 50 克，米醋 60 毫升。

【用法】前三味水煎取汁加米醋，趁熱洗浴雙腳，每日 1 劑，每次 20 分鐘左右。可重複使用兩次，但需加熱。

方 9

【組方】桑葉、夏枯草各 30 克，菊花、鉤藤各 20 克。

【用法】各味入鍋，水煎取汁，趁熱洗浴雙腳，每日 1 劑，每次 20 分鐘左右。可重複使用兩次，但需加熱。

方 10

【組方】半夏、石菖蒲各 15 克，薏苡仁 20 克，絞股藍 10 克。

【用法】各味入鍋，水煎取汁，趁熱洗浴雙腳，每日 1 劑，每次 20 分鐘左右。可重複使用兩次，但需加熱。

方 11

【組方】茯苓、白朮各 30 克，車前草、刺五加各 20 克。

【用法】各味入鍋，水煎取汁，趁熱洗浴雙腳，每日 1 劑，每次 20 分鐘左右。可重複使用兩次，但需加熱。

## 方 12

【組方】白礬 50 克，黃芪20 克，澤瀉 15 克。

【用法】後兩味入鍋，水煎取汁，入盆加入白礬溶化，趁熱洗浴雙腳，每日 1 劑，每次 20 分鐘左右。可重複使用兩次，但需加熱。

### 5. 呼吸操

坐於能使膝關節彎成 90 度的凳上，雙足著地，雙膝分開與肩同寬，雙肘放膝上，右手握拳，左手抱右拳，上身略前傾，低頭，額頭輕放拳心，微閉眼，全身放鬆。

思想意識、神經系統完全進入鬆靜狀態。想像自己最愉快的事情，面部微帶笑容，進入心靜神怡的狀態。

慢慢地，思想集中到呼吸上。先隨意吸口氣到腹部，再用嘴細小、緩慢、均勻地吐出，全身隨之放鬆，感覺腹部變得鬆軟。接著，再用鼻細、慢、勻地吐出，全身隨之放鬆，感覺小腹四周有飽滿感，停止吸氣 2 秒後，再呼吸一下，立即將氣徐徐呼出，整個過程胸部要求沒有起伏。

持續上動作 15 分鐘。結束後，不睜眼，抬頭，雙手在胸前相搓十餘次，再用雙手十指自前向後梳頭十餘次。再睜眼，握拳，上舉伸腰，深吸一口氣，徐徐呼出，隨後雙手鬆開放下。

### 6. 按摩療法

先調整呼吸，調心、調身、調息降脂，然後可以進行以下按摩治療。

**（1）乾梳頭**

十指指尖腹部貼於前髮際，先梳前髮際經頭頂至後髮際，再梳兩側頭部，每次堅持 20～30 次。

**（2）鳴天鼓**

雙手掊耳，手指貼於枕部，示指疊中指上，向下滑動敲於枕部兩側，耳中有「咚」聲即可，每次堅持 20～30 次。

**（3）乾洗面**

雙手搓熱，掌心貼於額部，沿鼻旁、下頜、下頜角、耳前、目外眥、額角擦動，每次堅持 20～30 次。

# 九、血脂代謝異常的預防

## 1. 血脂代謝異常可以預防

引起血脂代謝異常的原因很多，但歸納起來主要有遺傳因素、飲食因素、內分泌和代謝因素。

大多數患者的血脂異常是由於飲食不當造成的。糖類攝入過多，可影響胰島素分泌，加速肝臟對低密度脂蛋白膽固醇的合成，容易引起高甘油三酯血症。膽固醇和動物脂肪攝入過多，則與高膽固醇血症的形成有關。

運動和體力活動可以使高血脂症患者血清低密度脂蛋白膽固醇和極度密度脂蛋白膽固醇以及甘油三酯水準明顯下降，並可以有效地提高血清高密度脂蛋白膽固醇水準。因此，對於大多數由於飲食因素所致的血脂代謝異常患者來說，採取適當的飲食措施結合長期規則的體育鍛鍊和維

持理想的體重，血脂代謝異常是可以預防的。

## 2. 血脂代謝異常的三級預防

血脂代謝異常的預防內容很多很複雜、時間也很長，針對不同人群，採用三級預防方法，預防血脂異常的發生、發展，以及併發症。

### （1）一級預防

① 定期進行健康體檢。對於高危人群一定要定期監測血脂水準，以期早防早治。高危人群包括中老年男性，停經後的婦女，有血脂異常、冠心病、腦血管病家族史的健康人，各種黃色瘤患者，以及超重或肥胖者。

② 要注意自我保健。注意學習保健知識，加強自我保健。

③ 積極治療可引起血脂異常的疾病，如腎病綜合徵、糖尿病、肝膽疾病和甲狀腺功能減退症等。

### （2）二級預防

① **飲食治療**：當血脂異常被確診後，首先應進行非藥物治療，包括飲食調整、生活方式改善及對影響因素的控制。大多數輕度或中度患者都可以通過飲食治療得到很好的控制。重症血脂異常患者或經過半年飲食治療無效者，則應聯合藥物治療。

② **藥物治療**：在非藥物治療基礎上進行藥物治療，近年來無論西藥還是中藥都有不少進展。

③ **適當鍛鍊**：在進行飲食治療和藥物治療的同時，不能忘記堅持有規律的體育鍛鍊，關鍵是如何進行科學的運動鍛鍊。

（3）三級預防

主要是針對冠心病、胰腺炎和腦血管病等併發症的治療。

# 十、高血脂症的誤區

高膽固醇血症患者的數量逐年上升，但目前高膽固醇血症的治療率仍很低。即使是在接受降血脂治療的患者中，大約有一半人並沒有達標。這是因為在降脂領域存在誤區造成的。

## 1. 重視甘油三酯和血液黏度，忽視膽固醇

膽固醇和甘油三酯都是血液脂肪含量的指標，只重視降低甘油三酯和血液黏度的指標，而忽視膽固醇，這是個誤區。因為膽固醇是重要的血脂指標之一。膽固醇高對人體有很大危害，必須降至正常標準。尤其是高血壓病、冠心病等高危患者，膽固醇指標需要降到一般標準以下。

關於血液黏度過高而去醫院打點滴稀釋的做法，也是對高血脂症認識上的誤區之一。血液黏度過高的危害被過分誇大了，到目前為止，並沒有真正有效的所謂降血黏度的藥物。其實，只要平時多喝點水稀釋血液就可以降低血黏度。

## 2. 過分害怕他汀類降脂藥的副作用

由於他汀類降脂藥在降脂領域出現過副作用：肝損傷

和橫紋肌溶解。很多患者因為害怕這些副作用，不敢長期使用他汀類降脂藥，這是人們的誤區。

其實，他汀類降脂藥的這些副作用被過分渲染，在臨床上並不多見。服用他汀類降脂藥，只要定期監測血脂，尤其是在服用早期觀察肝功能和肌肉情況，就能對副作用問題進行一定程度的遏制。他汀類降脂藥是降膽固醇的一線藥，而用他汀類降脂藥降血脂是可以長期服用的。

### 3. 高血脂症沒什麼要緊的

高血脂症不就是血中的脂肪多一點，沒有什麼要緊的，這是一個誤區。事實證明，高血脂症並不是一個「不要緊」的疾病。

血液中過多的脂質沉積於血管壁，使血管逐漸狹窄甚至阻塞，引起心絞痛、心肌缺血、腦梗塞和腦軟化等疾病，甚至心肌梗塞、猝死等。可見高血脂症是一個嚴重影響健康，可以致殘、致死的疾病。

### 4. 高血脂症患者沒有異常感覺就是 沒有疾病

在早期的時候高血脂症患者沒有任何感覺，必須透過化驗才能發現。

其實，血中脂肪在青年時代就開始侵蝕血管，中年時病情發展，但可能沒有任何感覺，直至中老年時，發生了心腦血管疾病，甚至危及生命的時候，人們才真正感覺到，而這時治療的效果遠遠不及最初的預防。

### 5. 只要血脂降至正常，就不用再治療

高血脂症經過控制飲食、適量運動、服用降脂藥等，血脂完全可以降到接近正常或正常水準。如果認為血脂已經正常，就可以不用再治療了，這是一個誤區。因為，血脂正常是控制飲食、適量運動、服用降脂藥等方法治療的結果。而膽固醇、甘油三酯等在不斷產生，如果不再治療，正常了的血脂仍會升高。所以，血脂降至正常水準，仍需注意調節和控制，否則有復發的可能。

### 6. 高血脂症的危害就是血液黏度高，血流緩慢

高血脂症造成血液黏度高，血流緩慢，對人體是一種危害。但高血脂症造成的危害遠遠不止這些。實際上，血液中過多的脂質沉積於血管壁，形成動脈粥樣硬化斑塊，而斑塊不斷長大，使血管逐漸狹窄甚至阻塞，引起心絞痛、心肌缺血、腦梗塞和腦軟化等疾病。斑塊破裂會引發一連串的反應，使動脈迅速堵塞，引起急性心肌梗塞甚至猝死等，這才是最大的危害。

### 7. 控制飲食、改善生活方式後血脂就能降至正常

血脂高，只要控制飲食、改善生活方式而不用服降脂藥，血脂就能降至正常水準，這是誤區。

研究表明，單純飲食控制和運動僅能使膽固醇降低 7%～9%。此外，膽固醇只有少部分來自食物，大部分在肝臟

合成，而單純飲食控制只能減少來自食物的膽固醇。對於膽固醇輕度升高的患者，由飲食調整和積極運動可以將膽固醇控制在正常範圍，但大部分患者還需要加用降膽固醇藥物，尤其是膽固醇升高明顯或與遺傳因素相關的患者。對於已有冠心病或糖尿病的高膽固醇血症患者，由於發生嚴重事件的危險性非常高，因此，除生活方式改善的同時，使用降膽固醇藥物是十分必要的。

## 8. 膽固醇越低越好

膽固醇可以使人動脈硬化，患高血壓等疾病，所以對其恨之入骨，常常覺得膽固醇越低越好。實際上這是一個誤區。因為膽固醇廣泛存在於人體內，尤以腦及神經組織中最為豐富，在腎、脾、皮膚、肝和膽汁中含量也高。膽固醇是人體組織細胞所不可缺少的重要物質，可形成膽酸，構成細胞膜及合成激素。

同時，人體的免疫系統只有在膽固醇的協作下，才能完成其防禦感染、自我穩定和免疫監視三大功能。

當然，膽固醇也並非越高越好。多餘的膽固醇沉積在血管壁上，會導致心血管疾病的發生。因此，要少量攝入含飽和脂肪酸與膽固醇高的食物。中老年人，尤其患有冠心病、高血壓病、動脈粥樣硬化者尤應注意慎食或不食豬油、黃油、動物內臟、鵪鶉蛋及墨魚等高膽固醇食物。正常人膽固醇日攝入量以控制在 300 毫克以下為宜。

## 9. 老年再防高血脂也不遲

因為老年人血脂高的比較多，因此一般人認為等到老

年再防高血脂也不遲。實際這是一個誤區。

據醫學觀察，不少 7 歲以下兒童，其動脈血管壁上已出現因過量膽固醇或甘油三酯沉積而形成的黃色條紋與斑塊，這些動脈斑塊雖無症狀，卻成為成年後患冠心病的基礎。由於冠心病是一種起源於少年、植根在青年、發展在中年、發病在老年的慢性疾病，因此，防治動脈粥樣硬化要從兒童期抓起，而防治的重點就是從小養成良好生活方式和飲食習慣，控制體重和防範高血脂症。從實際情況看，等到老年在防高血脂的發生已經晚矣。

## 10. 瘦人不會患高血脂症

胖人中患有高血脂症者多一些，瘦人的血脂是不會高的。事實上這是一個誤區，血脂高低與體型並無必然聯繫。

高血脂症分為原發性和繼發性。原發性高血脂症與環境及遺傳有關。繼發性高血脂症常繼發於其他疾病，如糖尿病、腎病綜合徵、甲狀腺功能低下、胰腺炎、痛風等，而瘦人同樣可以得這些病。所以，瘦人也可以出現高血脂症，且並不少見。

瘦人的高血脂症的特點多為低密度脂蛋白膽固醇升高，程度多較輕，而高密度脂蛋白膽固醇多低於正常水準，這類病人也很容易患心腦血管疾病。

因此，無論胖瘦，40 歲以上的男性和停經後婦女每年應進行血脂檢查。以便早期發現血脂代謝異常，早期進行防治。

大展好書　好書大展
品嘗好書　冠群可期